化学药品通用名称词干及其应用

国家药典委员会　编

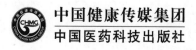

中国健康传媒集团

中国医药科技出版社

图书在版编目（CIP）数据

化学药品通用名称词干及其应用 / 国家药典委员会编. —北京：中国医药科技出版社，2022.2
ISBN 978-7-5214-2902-2

Ⅰ.①化… Ⅱ.①国… Ⅲ.①化学药剂–药物名称–中国 Ⅳ.①R97

中国版本图书馆 CIP 数据核字（2022）第 014416 号

美术编辑　陈君杞
版式设计　易维鑫

出版　**中国健康传媒集团**｜中国医药科技出版社
地址　北京市海淀区文慧园北路甲 22 号
邮编　100082
电话　发行：010-62227427　邮购：010-62236938
网址　www.cmstp.com
规格　889×1194mm　¹⁄₁₆
印张　12 ¾
字数　470 千字
版次　2022 年 2 月第 1 版
印次　2022 年 2 月第 1 次印刷
印刷　三河市万龙印装有限公司
经销　全国各地新华书店
书号　ISBN 978-7-5214-2902-2
定价　**168.00 元**

获取新书信息、投稿、
为图书纠错，请扫码
联系我们。

前　言

药品通用名称是药品的专有名称，对应着相应的药物活性物质、治疗领域、药理作用、类别和剂型，一般采用"[原料药名称][给药途径][剂型]"形式表示。中国药品通用名称一般由研发者提出，国家药品监督管理部门审核确定。

中国药品通用名称中的原料药名称一般采用世界卫生组织（World Health Organization，WHO）发布的"药物国际非专利名称"[International Nonproprietary Names (INN) for Pharmaceutical Substances]。INN 是国际公认的药物通用名称，1953 年 WHO 发布第 1 期 INN 名录（INN list1），迄今已持续近 70 年，共发布 120 多期。WHO 的有关网站提供了药物的结构式、分子式及 INN 等有关信息，其中 INN 分别有拉丁文、英文、法文、西班牙文、阿拉伯文、中文和俄文表示的名称。INN 的中文名称由国家药品监督管理部门的药典委员会负责审核确定。

在 INN 中文名称确定过程中，国家药典委员会基本采用与 WHO 相接轨的模式，根据 WHO 确定的 INN 英文名称、药品性质和化学结构及药理作用等特点，主要采用以音译为主，也采用意译、音意合译等方法，确定其中文名称，中文名称尽量与英文名称的发音相对应，同时要求简短且尽可能避免歧义。

WHO 在 INN 命名过程中，逐渐形成了根据申请者所提供的有关该药物作用机制或靶标、药理作用等信息来构成和确定 INN 词干的命名原则，积累了相关的 INN 的词干（stem）。为了规范新药名称申请与审核，国家药典委员会根据 WHO 发布的 "The use of stems in the selection of International Nonproprietary Names (INN) for pharmaceutical substances 2018 (Stem Book 2018)"（简称：INN 词干手册 2018 版）和 2020 年 7 月发布的 Addendum to "The use of stems in the selection of International Nonproprietary names (INN) for pharmaceutical substances"（简称：INN 词干增补版 2020），对其中的化学药物 INN 词干和相对应的药名、化学药物 INN 词干定义，以及 INN 词干的分类及其相应的实例与定义等进行整理，编译出版了《化学药品通用名称词干及其应用》。

WHO 所使用的 INN 词干是根据该药物所属的相关药理学类别进行确定和定义的，INN 命名委员会在选择词干时需避免可能表达解剖、生理、病理或治疗含义的字母或字节，在此基础上提出适宜的建议名称。词干的选用是一个复杂的过程，在具体的词干定义、选用的长期历程中逐步形成了自身的体系和规则，在"化学药物 INN 词干和相对应的药名"中可以看出其中的变化和规律。国家药典委员会在 INN 中文名称的命名过程中，也在归纳和总结 WHO INN 英文名称的命名体系和规则。《化学药品通用名称词干及其应用》的出版，填补了我国在药品通用名称命名领域的空白，将为进一步规范 INN 中文名称命名起到关键的作用，同时也为我国创新药物通用名称命名奠定良好基础。

随着国内创新药物研发速度的加快，国内企业的创新药物通用名称申请越来越多，国内企业向 WHO 申请 INN 的品种也越来越多，希望提出新药名称申请的企业、研究单位和研究者认真、合理选用适宜的通用名称词干，科学、规范地提出药品通用名称的建议或意见。

《化学药品通用名称词干及其应用》由国家药典委员会组织、药典委员会名称与术语专业委员会编译，书中的中文词干与药品中文通用名称均经药典委员会名称与术语委员会讨论和核准，药典委员会名称与术语专业委员会主任尤启冬教授负责具体的编写工作和最后的校核。

国家药典委员会

2021 年 11 月

使用说明

世界卫生组织（World Health Organization，WHO）指定的"药物国际非专利名称"［International Nonproprietary Names (INN) for Pharmaceutical Substances］是国际公认的药品通用名称。在 INN 名称的命名过程中最重要的是如何选择该名称的词干（stem）。INN 词干是根据该药物所属的相关药理学类别进行确定和定义，是由 WHO 相关专家委员会根据申请者所提供的有关该药物作用机制或靶标、药理作用等信息来确定 INN 词干，在词干的选择中需避免使用可能表达解剖、生理、病理或治疗含义的字母或字节。

1953 年 WHO 发布第 1 期 INN 名录（INN list1），INN 命名工作已持续近 70 年，目前每年确认和公布两期 INN 名录，截至目前已有 120 多期，在此基础上也总结和积累了一批 INN 词干。国家药典委员会根据 WHO 发布的 "The use of stems in the selection of International Nonproprietary Names (INN) for pharmaceutical substances 2018 (Stem Book 2018)"（简称：INN 词干手册 2018 版）和 2020 年 7 月发布的 Addendum to "The use of stems in the selection of International Nonproprietary names (INN) for pharmaceutical substances"（简称：INN 词干增补版 2020），翻译和编写了《化学药品通用名称词干及其应用》，包括"化学药物 INN 词干和相对应的药名""化学药物 INN 词干定义""INN 词干的分类及其相应的实例与定义"，便于在进行新药名称申请、命名、审核、使用等领域的研究者、管理者等使用。

"化学药物 INN 词干和相对应的药名"中，所列的词干和药名包括了 WHO 已正式公布的第 1～119 期 INN 名录。这些 INN 的中文名称均经国家药典委员会审定并报送 WHO，INN 中文名称构成了中国药品通用名称的主体。

在"化学药物 INN 词干和相对应的药名"中，每个词干均给出了中英文名称、词干的定义以及英国药品通用名称（British Approved Names，BAN）词典和收集有美国药品通用名称（the United States Adopted Name，USAN）和国际药品名称的美国药典会药名词典（USP Dictionary of USAN and International Drug Names）对词干的定义、词干的分类以及与此相对应的中英文 INN。

在"化学药物 INN 词干和相对应的药名"中，每个词干所对应的 INN 被分为 a、b、c 三类，其具体分类与解释见图例。

词干（stem）

词干分类
(stem classification)

词 干 定 义
(stem definition)

国家名称
[National Name(s)]

USAN

calci 骨化

N.8.0.0

Vitamin D analogues/derivatives
维生素 D 类似物/衍生物

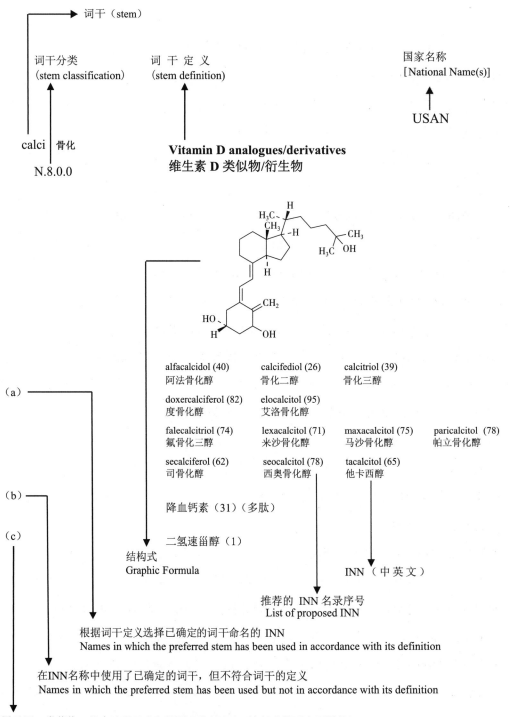

alfacalcidol (40) calcifediol (26) calcitriol (39)
阿法骨化醇   骨化二醇   骨化三醇

doxercalciferol (82) elocalcitol (95)
度骨化醇   艾洛骨化醇

falecalcitriol (74) lexacalcitol (71) maxacalcitol (75) paricalcitol (78)
氟骨化三醇   米沙骨化醇   马沙骨化醇   帕立骨化醇

secalciferol (62) seocalcitol (78) tacalcitol (65)
司骨化醇   西奥骨化醇   他卡西醇

降血钙素（31）（多肽）

二氢速甾醇（1）

(a)

(b)

(c)

结构式
Graphic Formula

INN （中英文）

推荐的 INN 名录序号
List of proposed INN

根据词干定义选择已确定的词干命名的 INN
Names in which the preferred stem has been used in accordance with its definition

在INN名称中使用了已确定的词干，但不符合词干的定义
Names in which the preferred stem has been used but not in accordance with its definition

属于同一类药物，没有选用已确定的词干进行命名（这部分的列表不详尽）
Names which belong to the same group of pharmaceutical substances and in which no preferred stem has been used
(this part of the list is not exhaustive)

目　录

1 化学药物 INN 词干和相对应的药名

-abine	参见 -arabine, -citabine
-ac (x)　-酸	anti-inflammatory agents, ibufenac derivatives 抗炎药，布洛芬衍生物类

A.4.2.0　　　[USAN: anti-inflammatory agents (acetic acid derivatives)]［USAN：抗炎药（乙酸类衍生物类）］

$$CH_3-CH-CH_2-C_6H_4-CH_2-COOH$$
（结构式：H_3C、CH_3、苯环、CH_2COOH）

(a)

-clofenac:　　aceclofenac (52)　　alclofenac (23)　　diclofenac (28)　　diclofenac
-氯芬酸　　　醋氯芬酸　　　　　阿氯芬酸　　　　　双氯芬酸　　　　　etalhyaluronate
(111)
双氯芬酸玻璃酸酯

fenclofenac (30)
芬氯酸

-dolac:　　　dexpemedolac (71)　etodolac (45)　　pemedolac (58)
-度酸　　　　右培美酸　　　　　依托度酸　　　　培美酸

-fenac:　　　amfenac (38)　　　bromfenac (55)　　furofenac (40)　　ibufenac (14)
-芬酸　　　　氨芬酸　　　　　　溴芬酸　　　　　呋罗芬酸　　　　　异丁芬酸
lexofenac (38)　　　nepafenac (78)
来克芬酸　　　　　奈帕芬胺

-zolac:　　　bufezolac (39)　　isofezolac (39)　　lonazolac (34)　　mofezolac (64)
-唑酸　　　　丁苯唑酸　　　　　三苯唑酸　　　　氯那唑酸　　　　　莫苯唑酸
pirazolac (43)　　　rovazolac (117)　　trifezolac (34)
吡拉唑酸　　　　　罗伐唑酸酯　　　　曲非唑酸

others:　　　anirolac (52)　　　bendazac (22)　　cinfenoac (41)　　clidanac (39)
阿尼罗酸　　　　　苄达酸　　　　　辛芬酸　　　　　环氯茚酸
clofurac (42)　　　clopirac (30)　　eltenac (53)　　　felbinac (54)
氯呋酸　　　　　　氯吡酸　　　　　依尔替酸　　　　联苯乙酸
fenclorac (33)　　　fentiazac (32)　　isoxepac (37)　　ketorolac (51)
苯克洛酸　　　　　芬替酸　　　　　伊索克酸　　　　酮咯酸
oxepinac (36)　　　oxindanac (54)　　quinclorac (ISO　　sulindac (33)
奥昔平酸　　　　　羟吲达酸　　　　name for a herbicide)　舒林酸
tianafac (31)　　　tifurac (57)　　　tiopinac (40)　　　zomepirac (37)
噻那酸　　　　　　替呋酸　　　　　硫平酸　　　　　佐美酸

(b)　　bufexamac (20)　丁苯羟酸　 (anti-inflammatory; acetohydroxamic acid group instead of acetic acid group)
（抗炎药；乙酰羟肟酸基团代替乙酸基团）

(c)　　amtolmetin　　　clamidoxic　　　fenclozic acid (22)　metiazinic　　　prodolic acid (29)
guacil (65)　　　acid (17)　　　芬克洛酸　　　　acid (20)　　　普罗度酸
呱氨托美丁　　　克拉度酸　　　　　　　　　　　甲嗪酸

tolmetin (23)
托美丁

-acetam	参见 -racetam

-actide　-克肽	synthetic polypeptides with a corticotropin-like action 具有促肾上腺皮质激素样作用的合成多肽类

Q.1.1.1	(USAN: synthetic corticotropins)（USAN：人工合成促肾上腺皮质激素类）				
(a)	alsactide (45) 阿沙克肽	codactide (24) 可达克肽	giractide (29) 吉拉克肽	norleusactide (18) 正亮克肽	seractide (31) 丝拉克肽
	tetracosactide (18) 替可克肽	tosactide (24) 托沙克肽	tricosactide (44) 曲可克肽	tridecactide (97) 曲卡克肽	

-adenant　-地南	adenosine receptors antagonists 腺苷受体拮抗药				
	ciforadenant (118) 昔福地南	preladenant (99) 普瑞地南	taminadenant (120) 塔那地南	tozadenant (106) 托扎地南	vipadenant (103) 维帕地奈

-adol (x) / -adol- -多 / -多-	analgesics 镇痛药				
A.4.1.0					
A.4.2/3.0	[USAN: analgesics (mixed opiate receptor agonists/antagonists)]［USAN：镇痛药（混合型阿片受体激动药或拮抗药）］				
(a) A.4.1.0	acetylmethadol (5) 醋美沙多	alimadol (39) 阿利马多	alphacetyl- methadol (5) 阿醋美沙多	alphamethadol (5) 阿法美沙多	axomadol (87) 阿索马多
	betacetylmethadol (5) 倍醋美沙多	betamethadol (5) 倍他美沙多	indantadol (94) 茚他多	levacetyl- methadol (27) 左醋美沙多	noracymethadol (12) 诺美沙多
	tapentadol (87) 他喷他多				
A.4.2/3.0	apadoline (74) 阿帕多林	asimadoline (74) 阿西马多林	befiradol (99) 贝非拉多	bromadoline (49) 溴多林	cebranopadol (107) 西博帕多
	ciprefadol (41) 环丙法多	ciramadol (39) 西拉马多	cloracetadol (16) 氯西他多	desmetramadol (117) 去甲曲马多	dibusadol (24) 地布沙多
	dimenoxadol (7) 地美沙多	diproxadol (34) 地丙沙多	eluxadoline (109) 艾沙多林	enadoline (68) 依那多林	faxeladol (97) 法塞拉多
	filenadol (47) 非来那多	flumexadol (36) 氟甲沙多	fluradoline (48) 氟多林	gaboxadol (48) 加波沙多	isalmadol (92) 伊沙马多
	levonantradol (43) 左南曲多	lexanopadol (109) 雷沙帕多	lorcinadol (57) 洛西那多	moxadolen (45) 莫沙多林	moxifadol (47) (deleted in List 48)
	myfadol (17) 麦法多	nafoxadol (50) 萘克沙多	nantradol (42) 南曲多	nerbacadol (56) 那巴卡多	oxapadol (40) 奥沙帕多
	picenadol (47) 哌西那多	pinadoline (50) 匹那多林	pipradimadol (42) 哌地马多	pipramadol (42) 哌马多	pravadoline (60) 普拉多林
	vadoline (60) 伐多林	profadol (20) 普罗法多	radolmidine (82) → fadolmidine	ruzadolane (71) 芦扎多仑	spiradoline (53) 螺多林

A

	tazadolene (52)	tolpadol (48)	tramadol (22)	veradoline (47)
	他扎多林	托帕多	曲马多	维拉多林
(b)	alfadolone (27)	hexapradol (12)	nadolol (34)	quinestradol (15)
	阿法多龙	(CNS stimulant),	纳多洛尔	(estrogenic)
		己普拉醇（中枢神		奎雌醇（雌激素）
		经系统兴奋剂）		
(c)	dimepheptanol (5)

A.4.1.0   地美庚醇

-adom   -朵   analgesics, tifluadom derivatives 镇痛药，替氟朵衍生物类

A.4.3.0

(a)	lufuradom (50)	tifluadom (48)
	鲁夫拉朵	替氟朵

-afenone   -非农   antiarrhythmics, propafenone derivatives 抗心律失常药，普罗帕酮衍生物类

H.2.0.0

(a)	alprafenone (62)	berlafenone (63)	diprafenone (48)	etafenone (19)	propafenone (29)
	阿普非农	柏拉非农	地丙非农	依他非农	普罗帕酮

-afil   -非   inhibitors of phosphodiesterase PDE5 with vasodilator action 具有血管舒张作用的磷酸二酯酶 PDE5 抑制药

F.2.0.0   (USAN: PDE5 inhibitors)（USAN: PDE5 抑制药）

(a)	avanafil (92)	beminafil (90)	dasantafil (91)	gisadenafil (101)	lodenafil
	阿伐那非	贝米那非	达生他非	吉地那非	carbonate (94)
					碳酸洛地那非
	mirodenafil (95)	sildenafil (75)	tadalafil (85)	udenafil (93)	vardenafil (82)
	米罗那非	西地那非	他达拉非	乌地那非	伐地那非

-aj-   -义-   antiarrhythmics, ajmaline derivatives 抗心律失常药，印度罗芙木碱衍生物类

H.2.0.0

| (a) | detajmium bitartrate (34) 重酒石酸地他义铵 | lorajmine (34) 氯拉义明 | prajmalium bitartrate (23) 重酒石酸普义马林 | | |

-al (d) aldehydes 醛类

-aldrate -铝盐 antacids, aluminium salts 抗酸药，铝盐

N.5.2.0

(a)	carbaldrate (53) 卡巴铝	potassium glucaldrate (14) 葡铝酸钾	magaldrate (49) 镁加铝	simaldrate (15) 硅镁铝	sodium glucaspaldrate (17) 葡柳铝酸钠
	algeldrate (15) 水合氢氧化铝	almadrate sulfate (15) 铝硫酸镁	almagodrate (52) 铝镁屈特		
(c)	alexitol sodium (45) 铝糖醇钠	almagate (41) 铝镁加	almasilate (43) 铝硅酸镁	dosmalfate (110) 多司马酯	glucalox (13) 羟甘铝
	hydrotalcite (23) 铝碳酸镁	lactalfate (53) 乳铝硫	sucralox (13) 羟糖铝		

-alol 参见 -olol

-alox 参见 -ox

-amivir 参见 -vir

-ampanel -帕奈 antagonists of the ionotropic non-NMDA (N-methyl-D-aspartate) glutamate receptors [Namely the AMPA (amino-hydroxymethyl-isoxazole-propionic acid) and/or KA (kainite antagonist) receptors] 离子通道型非 NMDA（N-甲基-D-天冬氨酸）谷氨酸受体［即 AMPA（氨基羟甲基-异噁唑-丙酸）］和/或 KA 受体（钾盐镁矾拮抗剂）拮抗药

B.0.0.0 [USAN: ionotropic non-NMDA glutamate receptors (AMPA and/or KA receptors) antagonists] ［USAN：离子通道型非 NMDA 谷氨酸受体（AMPA 和/或 KA 受体）拮抗药］

(a)	becampanel (90) 贝坎帕奈	dasolampanel (105) 达兰帕奈	fanapanel (80) 法那帕奈	irampanel (82) 伊仑帕奈	perampanel (97) 吡仑帕奈
	selurampanel (104) 司芦帕奈	talampanel (80) 他仑帕奈	tezampanel (95) 替占帕奈	zonampanel (85) 唑南帕奈	

andr (d) 雄 steroids, androgens 甾体类，雄激素类

(USAN: -andr- androgens)（USAN：-andr- 雄激素类）

(a)	i. andr: 雄	androstanolone (4) 雄诺龙	methandriol (1) 美雄醇	nandrolone (22) 诺龙	norethandrolone (6) 诺乙雄龙
		ovandrotone albumin (52) 卵雄酮白蛋白	silandrone (18) 硅雄酮		
	ii. -stan- (d): -司坦-	androstanolone (4) 雄诺龙	drostanolone (13) 屈他雄酮	epitiostanol (31) 环硫雄醇	mestanolone (10) 美雄诺龙
		stanozolol (18) 司坦唑醇	epostane (51) (contraceptive) 环氧司坦		

	iii. -ster- (d): -睾-	calusterone (23)	cloxotestosterone (12)	fluoxymesterone (6)	mesterolone (15)
		卡芦睾酮	氯索睾酮	氟甲睾酮	美睾酮
		methyltestosterone (4)	oxymesterone (12)	penmesterol (14)	prasterone (23)
		甲睾酮	羟甲睾酮	戊甲睾醇	普拉睾酮
		testosterone (4)	testosterone	tiomesterone (14)	
		睾酮	ketolaurate (16)	硫甲睾酮	
			十二酮酸睾酮		
(b)	i. andr: 雄	oxandrolone (12)	propetandrol (13)		
		氧雄龙	普罗雄醇		
	ii. ster: 睾	aldosterone (6)	bolasterone (13)	dihydrotachysterol (1)	dimethisterone (8)
		醛固酮	勃拉睾酮	二氢速固醇	地美炔酮
		ethisterone (4)	norethisterone (6)	norvinisterone (6)	stercuronium iodide (21)
		炔孕酮	炔诺酮	诺乙烯酮	(neuromuscular blocking agent)
					司库碘铵
(c)		metandienone (12)	oxymetholone (11)	trestolone (25)	
		美雄酮	羟甲烯龙	(antineoplastic androgen)	
				曲托龙	

-anib   -尼布   **angiogenesis inhibitors 血管生成抑制药**

L.0.0.0

(a)	acrizanib (116)	alofanib (113)	beloranib (100)	bevasiranib (108)	brivanib alaninate (97)
	阿克尼布	阿洛尼布	贝洛拉尼	贝伐拉尼	丙氨酸布立尼布
	cediranib (95)	crenolanib (105)	foslinanib (119)	motesanib (97)	nintedanib (105)
	西地尼布	克拉尼布	磷那尼布	莫替沙尼	尼达尼布
	linifanib (102)	lucitanib (107)	pazopanib (94)	pegaptanib (88)	pegdinetanib (103)
	林法尼布	卢他尼布	培唑帕尼	培加尼布	培地尼布
	necuparanib (112)	opaganib (117)	pegpleranib (112)	rivoceranib (117)	semaxanib (85)
	奈库帕拉尼	奥帕尼布	培乐拉尼	利伏尼布	司马尼布
	tivozanib (102)	toceranib (100)	trebananib (106)	vandetanib (91)	vatalanib (84)
	替伏扎尼	托西尼布	曲巴尼布	凡他尼布	伐拉尼布
	vorolanib (115)				
	伏罗尼布				

-anide   -尼特

***-etanide* -他尼**   **diuretics, piretanide derivatives 利尿药，吡咯他尼衍生物类**

N.1.2.0   [USAN: diuretics (piretanide type)]〔USAN：利尿药（吡咯他尼类）〕

A

(a)	bumetanide (24)	piretanide (33)
	布美他尼	吡咯他尼
(c)	besunide (30)	
	贝舒尼特	

-oxanide	**-沙奈**	**antiparasitics, salicylanilides and analogues 抗寄生虫药，水杨酰苯胺及其类似物类**

S.3.0.0　　　　　[USAN: antiparasitics (salicylanilide derivatives)]［USAN：抗寄生虫药（水杨酰苯胺衍生物）］

(a)	bromoxanide (31)	clioxanide (19)	rafoxanide (24)		
	溴沙奈	氯碘沙奈	雷复沙奈		
	thioanalogues:	brotianide (24)			
		溴替尼特			
	related:	diloxanide (8)	nitazoxanide (45)		
		二氯沙奈	硝唑沙奈		
(b)	closantel (36)	flurantel (25)	niclosamide (13)	resorantel (23)	salantel (29)
	氯生太尔	氟仑太尔	氯硝柳胺	雷琐太尔	沙仑太尔
(c)	oxyclozanide (16)				
	羟氯扎胺				
other　**–anides:**	aurothioglycanide (1)	ceforanide (39)	oglufanide (86)	polihexanide (24)	tiprostanide (48)
	(antiarthritic;	(antibiotic)	(immunomodulator)	(antibacterial)	(antihypertonic)
	goutremedy)	头孢雷特	奥谷法奈	聚己缩胍	替前列胺
	金硫醋苯胺				

-anserin	**-色林**	**serotonin receptor antagonists (mostly 5-HT₂)　5-羟色胺受体拮抗药（主要为 5-HT₂）**

C.7.0.0　　　　　(USAN: serotonin 5-HT₂ receptor antagonists)（USAN: 5-HT₂ 受体拮抗药）

(a)	adatanserin (70)	altanserin (50)	blonanserin (76)	butanserin (51)	eplivanserin (80)
	阿达色林	阿坦色林	布南色林	布坦色林	依利色林
	fananserin (69)	flibanserin (75)	iferanserin (89)	ketanserin (46)	lidanserin (62)
	法南色林	氟班色林	艾夫色林	酮色林	利丹色林
	nelotanserin (101)	opiranserin (117)	pelanserin (57)	pimavanserin (97)	pruvanserin (90)
	奈坦色林	奥匹色林	培兰色林	哌马色林	普凡色林
	seganserin (56)	trelanserin (97)	tropanserin (55)	volinanserin (95)	
	司更色林	曲兰色林	托烷色林	氟利色林	
(b)	*serotonin receptor*	cinanserin (17)	glemanserin (68)	mianserin (20)	ritanserin (51)
	antagonists,	辛那色林	格来色林	米安色林	利坦色林
	psychoactive				
	5-羟色胺受体拮抗				
	剂，精神活跃的				

-antel	-太尔	**anthelminthics (undefined group)**驱虫药（未定义类别）		
S.3.1.0				
(a)	amidantel (40)	antelmycin (15)	atelocantel (116)	carbantel (35)	closantel (36)
	阿米太尔	安太霉素	阿特洛太尔	卡班太尔	氯生太尔
	derquantel (99)	epsiprantel (57)	febantel (38)	flurantel (25)	monepantel (98)
	德奎太尔	依西太尔	非班太尔	氟仑太尔	莫奈太尔
	morantel (22)	oxantel (3l)	pexantel (22)	praziquantel (34)	pyrantel (17)
	莫仑太尔	奥克太尔	哌克太尔	吡喹酮	噻嘧啶
	resorantel (23)	salantel (29)	zilantel (33)		
	雷琐太尔	沙仑太尔	齐仑太尔		

-antrone	-蒽醌	**antineoplastics, anthraquinone derivatives** 抗肿瘤药，蒽醌衍生物类		

L.0.0.0/ [USAN:-antrone as above, and -(x)antrone with following definition:antineoplastics, L.5.0.0 mitoxantrone derivatives aza-anthracenedione class of antitumor agents]

〔USAN：上述的-antrone 和-(x)antrone 的定义如下：抗肿瘤药，L.5.0.0 米托蒽醌衍生物氮杂蒽醌类抗肿瘤药〕

(a)	ametantrone (45)	banoxantrone (90)	butantrone (49)	ledoxantrone (76)	losoxantrone (68)
	阿美蒽醌	巴诺蒽醌	布蒽醌	来多生琼	洛索蒽醌
	mitoxantrone (44)	nortopixantrone (87)	piroxantrone (59)	pixantrone (89)	sepantronium
	米托蒽醌	诺托生琼	吡罗蒽醌	匹克生琼	bromide (105)
					溴塞派铵
	teloxantrone (68)	topixantrone (87)			
	替洛蒽醌	托匹生琼			

-apine		参见 -pine		

-apt-		**aptamers, classical and mirror ones** 寡核苷酸适配子，经典的和镜像物		
(a)	avacincaptad pegol (113)	egaptivon pegol (111)	emapticap pegol (108)	lexaptepid pegol (108)	olaptesed pegol (109)
	培阿普特	培戈依加替奉	培艾马替卡	培雷沙泰派	培奥拉特塞
	pegaptanib (88)				
	培加尼布				
(b)	-*vaptan* 词干:	conivaptan (82)	lixivaptan (83)	mozavaptan (87)	nelivaptan (98)
		考尼伐坦	利赛伐坦	莫扎伐坦	奈利伐坦
		relcovaptan (82)	ribuvaptan (110)	satavaptan (93)	tolvaptan (83)
		瑞考伐坦	瑞布伐坦	沙他伐坦	托伐坦
	others:	aptazapine (50)	aptiganel (72)	aptocaine (21)	captamine (18)
		阿普氮平	阿替加奈	阿托卡因	卡普他明
		captodiame (6)	captopril (39)	danegaptide (101)	daptomycin (58)
		卡普托胺	卡托普利	达奈加肽	达托霉素
		icrocaptide (89)	mercaptamine (1)	mercaptomerin (1)	mercaptopurine (6)
		艾罗卡肽	巯乙胺	硫汞林	巯嘌呤
		naptumomab estafenatox (96)	rotigaptide (94)	sodium borocaptate $[^{10}B](62)$	sodium stibocaptate (17)
		他那莫单抗	罗替加肽	硼$[^{10}B]$卡钠	锑卡酸钠

A

	taplitumomab
	paptox (84)
	帕他莫单抗
(c)	pegnivacogin (106)
	培尼伐可近

-(ar)abine -拉滨 arabinofuranosyl derivatives 阿拉伯呋喃糖衍生物类

L.4.0.0/S.5.3.0   [USAN: -arabine: antineoplastic (arabinofuranosyl derivatives)] [USAN：-arabine：抗肿瘤药物（阿拉伯呋喃糖衍生物）]

(a)	clofarabine (90)	cytarabine (14)	fazarabine (56)	fludarabine (48)	nelarabine (80)
	氯法拉滨	阿糖胞苷	法扎拉滨	氟达拉滨	奈拉滨
	vidarabine (23)				
	阿糖腺苷				
	也可参见词干	ancitabine (36)	apricitabine (95)	capecitabine (73)	decitabine (61)
	-citabine： -西他滨	安西他滨	阿立他滨	卡培他滨	地西他滨
		dexelvucitabine (95)	elvucitabine (89)	emtricitabine (80)	enocitabine (46)
		右艾夫他滨	艾夫他滨	恩曲他滨	依诺他滨
		fiacitabine (59)	flurocitabine (38)	fosgemcitabine	galocitabine (65)
		非西他滨	氟西他滨	palabenamide (119)	加洛他滨
				帕拉磷吉西他滨	
		gemcitabine (62)	guadecitabine (113)	ibacitabine (57)	lumicitabine (115)
		吉西他滨	鸟地西他滨	伊巴他滨	卢米西他滨
		mericitabine (108)	sapacitabine (94)	tezacitabine (84)	torcitabine (87)
		美西他滨	沙帕他滨	替扎他滨	托西他滨
		troxacitabine (81)	valopicitabine (93)	valtorcitabine (90)	zalcitabine (66)
		曲沙他滨	伐洛他滨	伐托他滨	扎西他滨
(c)	S.5.3.0:	ribavirin (31)	taribavirin (95)		
		利巴韦林	他立韦林		

-arit -利 antiarthritic substances, acting like clobuzarit and lobenzarit (mechanism different from anti-inflammatory type substances, e.g. -fenamates or -profens)抗关节炎药物，作用与氯丁扎利和氯苯扎利类似（机制不同于抗炎类型的药物，如-fenamates -芬那酯类或-profens -洛芬类）

A.4.2.0   [USAN: antirheumatic (lobenzarit type)] [USAN：抗风湿药（氯苯扎利类）]

(a)	actarit (62)	bindarit (64)	clobuzarit (44)	lobenzarit (46)	romazarit (60)
	阿克他利	宾达利	氯丁扎利	氯苯扎利	氯马扎利
(c)	tarenflurbil (97)				
	他氟比尔				

-arol (d) -香豆素   anticoagulants, dicoumarol derivatives 抗凝血药，双香豆素衍生物类

I.2.1.0   [USAN: anticoagulants (dicoumarol type)]（USAN：抗凝血药，双香豆素衍生物类）

(a)	acenocoumarol (6)	clocoumarol (31)	coumetarol (13)	dicoumarol (23)	tioclomarol (31)
	醋硝香豆素	氯香豆素	库美香豆素	双香豆素	噻氯香豆素
	xylocoumarol (15)				
	甲苄香豆素				
(b)	cloridarol (29)	fluindarol (16)			
	(coron. vasodil.)	(anticoag. of			
	氯达香豆素	indonedione-type)			
		氟茚香豆素			
(c)	diarbarone (15)	ethyl bis-	phenprocoumon (11)	tecarfarin (101)	warfarin (23)
	地阿巴隆	coumacetate (4)	苯丙香豆素	替卡法林	华法林
		双香豆乙酯			

-arone -隆

(USAN: antiarrhythmics)（USAN：抗心律失常药）

amiodarone (16)	benzarone (13)	benzbromarone (13)	benziodarone (11)	brinazarone (64)
(antiarrhythmic)	苯扎隆	(uricosuric)	苯碘达隆	(calcium channel
胺碘酮		苯溴马隆		blocker)
				布吲扎酮
bucromarone (48)	budiodarone (101)	celivarone (94)	diarbarone (15)	dronedarone (75)
(antiarrhythmic)	布碘酮	塞利伐隆	地阿巴隆	(antianginal,
布色酮				antiarrhythmic)
				屈奈达隆
etabenzarone (17)	fantofarone (65)	furidarone (19)	inicarone (27)	mecinarone (30)
依他扎隆	(calcium	呋碘达隆	吡香豆酮	美西那隆
	channelblocker)			
	泛托法隆			
pyridarone (16)	rilozarone (58)			
吡达隆	利洛扎隆			

-arotene -罗汀   arotinoid derivatives 芳香维甲酸衍生物类

P.1.0.0   (USAN:-arot-: arotinoids,and -arotene:arotinoid derivatives) (USAN: -arot: 芳香维甲酸类，和 arotene：芳香维甲酸衍生物类)

(a)	adarotene (100)	amsilarotene (98)	betacarotene (38)	bexarotene (80)	etarotene (64)
	阿达罗汀	安拉罗汀	倍他胡萝卜素	贝沙罗汀	依他罗汀
	linarotene (65)	mofarotene (70)	palovarotene (99)	sumarotene (64)	tamibarotene (73)
	林那罗汀	莫法罗汀	帕拉罗汀	舒马罗汀	他米巴罗汀

tazarotene (72)	temarotene (54)	trifarotene (107)
他扎罗汀	替马罗汀	曲法罗汀

arte- 青蒿（蒿）- antimalarial agents, artemisinin related compounds 抗疟药，与青蒿素相关的化合物类

S.3.3.0

(a)	artefenomel (109)	arteflene (70)	artemether (61)	artemisone (95)	artemisinin (56)
	阿泰诺美	青蒿氟	蒿甲醚	青蒿酮	青蒿素
	artemotil (80)	artenimol (81)	arterolane (97)	artesunate (61)	
	蒿乙醚	青蒿醇	青蒿氧烷	青蒿琥酯	

-ast (x) -司特 anti-allergic or anti-inflammatory, not acting as anti-histaminics 抗过敏或抗炎药，不是通过抗组胺起作用

K.0.0.0

(BAN: antiasthmatics, antiallergics when not acting primarily as antihistamines)（BAN: 止喘药和抗过敏药，主要不是通过抗组胺产生作用）

(USAN: antiasthmatics / antiallergics: not acting primarily as antihistamines; leukotriene biosynthesis inhibitors)（USAN: 止喘药/抗过敏药:主要不是通过抗组胺产生作用；白三烯生物合成抑制药类）

(a)	acitazanolast (72)	acreozast (77)	andolast (67)	asobamast (63)	ataquimast (82)
	阿扎司特	阿瑞司特	安多司特	阿索司特	阿喹司特
	bamaquimast (76)	batebulast (66)	bunaprolast (60)	carotegrast (102)	dametralast (54)
	巴马司特	巴布司特	布那司特	卡罗司特	达美司特
	dazoquinast (54)	doqualast (48)	eflumast (61)	enofelast (67)	enoxamast (52)
	达唑司特	多夸司特	乙氟司特	乙诺司特	依诺司特
	fenprinast (48)	filaminast (75)	firategrast (96)	ibudilast (58)	idenast (58)
	苯吟司特	非明司特	非拉司特	异丁司特	艾地司特
	loxanast (46)	melquinast (62)	oxalinast (49)	pemirolast (61)	picumast (47)
	洛沙司特	甲喹司特	草氨司特	吡嘧司特	哌香豆司特
	pirodomast (64)	quinotolast (64)	raxofelast (68)	repirinast (55)	revenast (51)
	吡咯司特	喹托司特	雷索司特	瑞吡司特	瑞那司特
	scopinast (76)	suplatast tosilate (64)	tazanolast (59)	tiacrilast (52)	tibenelast (58)
	司考匹司特	甲磺司特	他扎司特	硫克司特	硫苯司特
	tioxamast (53)	tiprinast (50)	tranilast (46)	valategrast (93)	zaprinast (46)
	噻草司特	替普司特	曲尼司特	伐拉司特	扎普司特
	zaurategrast (101)				
	札拉特				

-lukast -鲁司特 leukotriene receptor antagonists 白三烯受体拮抗药类

(a)	ablukast (61)	cinalukast (70)	gemilukast (110)	iralukast (70)	masilukast (94)
	阿鲁特	西鲁司特	吉鲁司特	伊鲁司特	马鲁司特

	montelukast (73)	pobilukast (70)	pranlukast (67)	ritolukast (64)	sulukast (63)
	孟鲁司特	泊鲁司特	普鲁司特	利鲁司特	硫鲁司特
	tipelukast (95)	tomelukast (59)	verlukast (65)	zafirlukast (71)	
	泰鲁司特	托鲁司特	维鲁司特	扎鲁司特	

-milast -米司特 phosphodiesterase Ⅳ (PDE Ⅳ) inhibitors 磷酸二酯酶 Ⅳ (PDE Ⅳ)抑制药类

(a)	apremilast (97)	catramilast (95)	cilomilast (82)	difamilast (118)	elbimilast (107)
	阿普米司特	卡曲米司特	西洛司特	地法米司特	埃比司特
	indimilast (112)	lavamilast (112)	lirimilast (86)	lotamilast (118)	oglemilast (94)
	英米司特	拉米司特	利米司特	洛他米司特	奥米司特
	piclamilast (73)	revamilast (102)	roflumilast (77)	tetomilast (91)	tofimilast (85)
	吡拉米司特	瑞米司特	罗氟司特	替托司特	妥非司特

-tegrast -替司特 integrin antagonists 整合素拮抗药类

(a)	carotegrast (102)	firategrast (96)	lifitegrast (107)	valategrast (93)	zaurategrast (101)
	卡罗司特	非拉司特	利非司特	伐拉司特	札拉特

-trodast -曲司特 thromboxane A2 receptor antagonists, antiasthmatics 血栓素 A2 受体拮抗药类，平喘药

(USAN: thromboxane A2 receptor antagonists)（USAN: 血栓素 A2 受体拮抗药类）

(a)	imitrodast (70)	seratrodast (70)			
	咪曲司特	塞曲司特			

-zolast -唑司特 leukotriene biosynthesis inhibitors 白三烯生物合成抑制药类

(USAN: benzoxazole derivatives)（USAN: 苯并噁唑衍生物类）

(a)	binizolast (60)	eclazolast (55)	ontazolast (72)	quazolast (55)	tetrazolast (67)
	比尼司特	乙唑司特	昂唑司特	喹唑司特	四唑司特
(c)	bufrolin (34)	oxarbazole (38)	pirolate (44)		
	丁夫罗林	奥沙巴唑	匹罗酯		

-astine (x) -斯汀 antihistaminics 抗组胺药

G.2.0.0 (BAN: antihistamines, not otherwise classifiable)（BAN: 抗组胺药，无其他分类）

[USAN: antihistaminics (histamine-H_1 receptor antagonists)]［USAN: 抗组胺药（组胺 H_1 受体拮抗药）］

(a)	acrivastine (51)	alinastine (74)	azelastine (36)	bamirastine (91)	barmastine (59)
	阿伐斯汀	阿利那斯汀	氮䓬斯汀	巴麦斯汀	巴马斯汀
	bepiastine (19)	bepotastine (78)	bilastine (82)	cabastinen (50)	carebastine (52)
	贝匹斯汀	贝他斯汀	比拉斯汀	卡巴斯汀	卡瑞斯汀
	clemastine (22)	dorastine (23)	ebastine (52)	emedastine (59)	epinastine (55)
	氯马斯汀	多拉斯汀	依巴斯汀	依美斯汀	依匹斯汀
	flezelastine (67)	levocabastine (50)	linetastine (74)	mapinastine (72)	mizolastine (64)
	氟斯汀	左卡巴斯汀	利奈他斯汀	马哌斯汀	咪唑斯汀
	moxastine (15)	noberastine (59)	octastine (37)	perastine (15)	piclopastine (22)
	莫沙斯汀	诺柏斯汀	辛斯汀	哌拉斯汀	吡氯斯汀
	rocastine (57)	setastine (39)	talastine (18)	temelastine (54)	zepastine (26)
	罗卡斯汀	司他斯汀	他拉斯汀	替美斯汀	帕斯汀
(b)	cloperastine (18)	vinblastine (12)			
	(antitussive)	(vinca-alkaloid)			
	氯哌斯汀	长春碱			

(c)	astemizole (45)	carbinoxamine (4)
	阿司咪唑	卡比沙明

-asvir	参见 -vir
-azam	参见 -azepam

-azenil	-西尼	benzodiazepine receptor antagonists/agonists (benzodiazepine derivatives) 苯二氮䓬受体拮抗药/激动药（苯二氮䓬衍生物类）

C.1.0.0   (USAN: benzodiazepine receptor antagonists/agonists)（USAN：苯二氮䓬受体拮抗药/激动药）

(a)	bretazenil (60)	flumazenil (55)	iomazenil ¹²³I (66)	sarmazenil (59)
	溴他西尼	氟吗西尼	碘[¹²³I]西尼	沙马西尼
(b)	nabazenil (49)			
	大麻泽尼			

-carnil	-卡尔	benzodiazepine receptor antagonists/agonists (carboline derivatives)苯二氮䓬受体拮抗药/激动药（咔啉衍生物类）

(a)	abecarnil (60)	gedocarnil (61)
	阿贝卡尔	吉多卡尔

-quinil	-奎尼	benzodiazepine receptor agonists, also partial or inverse (quinoline derivatives)苯二氮䓬受体激动药，也包括部分激动药或可逆激动药（喹啉衍生物类）

[USAN: benzodiazepine receptor agonists, partial agonists, inverse agonists (quinoline derivatives)]

[USAN：苯二氮䓬受体激动药，部分激动药，可逆激动药（喹啉衍生物类）]

(a)	lirequinil (72)	radequinil (93)	terbequinil (63)
	利瑞奎尼	[replaces resequin (90)]	特贝奎尼
		雷地奎尼	

-azepam (x)	-西泮	diazepam derivatives 地西泮衍生物类

C.1.0.0   (BAN: substances of the diazepam group)（BAN：地西泮基团类药）

[USAN: antianxiety agents (diazepam type)]〔USAN：抗焦虑药（地西泮类）〕

A

(a)	bromazepam (22)	camazepam (30)	carburazepam (39)	cinolazepam (46)	clonazepam (22)
	溴西泮	卡马西泮	卡布西泮	西诺西泮	氯硝西泮
	cyprazepam (16)	delorazepam (40)	diazepam (12)	doxefazepam (43)	elfazepam (36)
	环丙西泮	地洛西泮	地西泮	度氟西泮	依法西泮
	fletazepam (31)	fludiazepam (36)	flunitrazepam (24)	flurazepam (20)	flutemazepam (58)
	氟乙西泮	氟地西泮	氟硝西泮	氟西泮	氟替马西泮
	flutoprazepam (45)	fosazepam (27)	halazepam (29)	iclazepam (37)	lorazepam (23)
	氟托西泮	膦西泮	哈拉西泮	伊氯西泮	劳拉西泮
	lormetazepam (38)	meclonazepam (44)	medazepam (20)	menitrazepam (22)	metaclazepam (46)
	氯甲西泮	甲氯西泮	美达西泮	甲硝西泮	美氯西泮
	motrazepam (31)	nimetazepam (26)	nitrazepam (16)	nordazepam (39)	nortetrazepam (20)
	莫曲西泮	尼美西泮	硝西泮	去甲西泮	诺替西泮
	oxazepam (13)	pinazepam (32)	pivoxazepam (34)	prazepam (14)	proflazepam (31)
	奥沙西泮	匹那西泮	匹伏西泮	普拉西泮	丙氟西泮
	quazepam (36)	reclazepam (53)	sulazepam (14)	temazepam (22)	tetrazepam (17)
	夸西泮	瑞氯西泮	硫西泮	替马西泮	四氢西泮
	tolufazepam (51)	tuclazepam (40)	uldazepam (30)		
	甲磺西泮	妥氯西泮	乌达西泮		
	not true	bentazepam (33)	clotiazepam (30)	lopirazepam (36)	premazepam (45)
	benzodiazepines:	苯他西泮	氯噻西泮	氯吡西泮	普瑞西泮
	非真实的苯二氮䓬类:				
		ripazepam (33)	zolazepam (28)		
		利帕西泮	唑拉西泮		
	related:	adinazolam (45)	alprazolam (30)	arfendazam (39)	clazolam (29)
		阿地唑仑	阿普唑仑	阿芬达占	克拉唑仑
		climazolam (51)	clobazam (25)	clobenzepam (25)	cloxazolam (29)
		氯马唑仑	氯巴占	氯苯西泮	氯噁唑仑
		ecopipam (80)	estazolam (31)	flutazolam (32)	haloxazolam (38)
		依考匹泮	艾司唑仑	氟他唑仑	卤沙唑仑
		ketazolam (26)	levotofisopam (92)	lofendazam (36)	loprazolam (44)
		凯他唑仑	左托非索泮	洛芬达占	氯普唑仑
		mexazolam (40)	midazolam (40)	nefopam (25)	oxazolam (25)
		美沙唑仑	咪达唑仑	奈福泮	奥沙唑仑
		razobazam (52)	remimazolam (102)	tofisopam (26)	trepipam (38)
		雷唑巴占	瑞马唑仑	托非索泮	曲匹泮
		triazolam (30)	triflubazam (28)	zapizolam (43)	zomebazam (49)
		三唑仑	三氟巴占	扎吡唑仑	唑美巴占
(c)	brotizolam (40)	chlordiazepoxide (11)	ciclotizolam (40)	demoxepam (23)	dipotassium clorazepate (17)
	溴替唑仑	氯氮䓬	环氯唑仑	地莫西泮	氯草酸钾
	ethyl carfluzepate (43)	ethyl dirazepate (44)	ethyl loflazepate (43)	etizolam (40)	potassium nitrazepate (17)
	卡氟草乙酯	地草乙酯	氯氟草乙酯	依替唑仑	硝草酸钾

	not related:	anxiolytic:	fenobam (36)	muscle relax:	xilobam (36)
			非诺班		希洛班

-azepide　　-西派　　cholecystokinin receptor antagonists, benzodiazepine derivatives 缩胆囊素受体拮抗药，苯二氮䓬类衍生物类

J.1.0.0	(USAN: cholecystokinin receptor antagonists)（USAN：缩胆囊素受体拮抗药）				
(a)	ceclazepide (116)	devazepide (62)	nastorazepide (113)	netazepide (106)	pranazepide (75)
	塞可拉西派	地伐西派	那托西派	奈塔西派	普拉西派
	tarazepide (68)				
	他拉西派				
(c)	lorglumide (56)				
	氯谷胺				

-azocine　　-佐辛　　narcotic antagonists/agonists related to 6,7-benzomorphan 与 6,7-苯并吗喃相关的麻醉性拮抗药/激动药

A.4.1.0	(USAN: narcotic antagonists/agonists, 6,7-benzomorphan derivatives)（USAN：麻醉性拮抗药/激动药，6,7-苯并吗喃类衍生物类）				

(a)	anazocine (30)	bremazocine (43)	butinazocine (53)	carbazocine (16)	cogazocine (36)
	阿那佐辛	布马佐辛	布替佐辛	卡巴佐辛	可加佐辛
	cyclazocine (14)	eptazocine (45)	gemazocine (29)	ibazocine (36)	ketazocine (34)
	环佐辛	依他佐辛	吉马佐辛	伊巴佐辛	酮佐辛
	metazocine (9)	moxazocine (38)	pentazocine (14)	phenazocine (9)	quadazocine (54)
	美他佐辛	莫沙佐辛	喷他佐辛	非那佐辛	夸达佐辛
	tonazocine (46)	volazocine (19)			
	托那佐辛	伏拉佐辛			
	related compounds:	dezocine (35)			
		地佐辛			
(b)	streptozocin (33)				
	链佐星				

-azolam　　参见 -azepam

-azoline　　-唑啉　　antihistaminics or local vasoconstrictors, antazoline derivatives 抗组胺药或局部血管收缩药，安他唑啉衍生物类

E.4.0.0	[USAN: antihistamines/local vasoconstrictors (antazoline type)]〔USAN：抗组胺药/局部血管收缩药（安他唑啉衍生物类）〕				

(a)	antazoline (1)	cilutazoline (61)	cirazoline (38)	clonazoline (18)	coumazoline (26)
	安他唑啉	西鲁唑啉	西拉唑啉	氯萘唑啉	库马唑啉

domazoline (30)	fenoxazoline (12)	indanazoline (42)	lerimazoline (110)	metrafazoline (33)
多马唑啉	非诺唑啉	茚唑啉	来玛唑啉	美曲唑啉
naphazoline (1)	nemazoline (63)	oxymetazoline (13)	phenamazoline (6)	prednazoline (22)
萘甲唑啉	奈马唑啉	羟甲唑啉	非那唑啉	泼那唑啉
tefazoline (24)	tinazoline (39)	tolazoline (1)	tramazoline (15)	xylometazoline (8)
替法唑啉	替那唑啉	妥拉唑林	曲马唑啉	赛洛唑啉

(b)   cefazolin (25)
       (antibiotic)
       头孢唑林

(c)   metizoline (22)   tetryzoline (6)
       美替唑啉   四氢唑啉

-azone	参见 -buzone

-azosin -唑嗪	**antihypertensive substances, prazosin derivatives 抗高血压药，哌唑嗪衍生物类**

H.3.0.0   [USAN: antihypertensives (prazosin type)]〔USAN：抗高血压药（哌唑嗪衍生物类）〕

(a)	bunazosin (50)	doxazosin (47)	neldazosin (60)	prazosin (22)	quinazosin (17)
	布那唑嗪	多沙唑嗪	奈达唑嗪	哌唑嗪	喹唑嗪
	terazosin (44)	tiodazosin (41)	trimazosin (31)		
	特拉唑嗪	硫达唑嗪	曲马唑嗪		
	related:	alfuzosin (49)	tamsulosin (65)	tipentosin (55)	
		阿夫唑嗪	坦索罗辛	噻戊托辛	

-bactam -巴坦	**β-lactamase inhibitors β-内酰胺酶抑制药**

S.6.5.0

(a)	brobactam (53)	durlobactam (119)	nacubactam (115)	relebactam (112)	sulbactam (44)
	溴巴坦	度洛巴坦	那库巴坦	瑞来巴坦	舒巴坦
	taniborbactam (119)	tazobactam (60)	vaborbactam (113)	zidebactam (113)	
	他尼硼巴坦	他唑巴坦	法硼巴坦	齐特巴坦	

(c)   clavulanic acid (44)
       克拉维酸

-bamate -氨酯	**tranquillizers, propanediol and pentanediol derivatives 安定药，丙二醇和戊二醇衍生物类**

C.1.0.0   [USAN: tranquilizers/antiepileptics (propanediol and pentanediol groups)]〔USAN：安定药/抗癫痫药（丙二醇和戊二醇衍生物类）〕

(a)	carisbamate (96)	cenobamate (113)	cyclarbamate (13)	felbamate (54)	meprobamate (6)
	卡立氨酯	西诺氨酯	环拉氨酯	非尔氨酯	甲丙氨酯

B

nisobamate (21)	pentabamate (13)	tybamate (14)	
尼索氨酯	喷他氨酯	泰巴氨酯	

(b)	difebarbamate (16)	febarbamate (12)	lorbamate (24)	phenprobamate (10)
	苯巴氨酯	非巴氨酯	劳氨酯	苯丙氨酯

(c)	mebutamate (12)	metaglycodol (12)
	美布氨酯	(not a carbamate)
		美他二醇

barb (d)　巴比　hypnotics, barbituric acid derivatives 催眠药，巴比妥酸衍生物类

A.2.1.0 　　　(BAN: -barb, -barb-: for barbiturates)（BAN：-barb,-barb-:巴比妥类）

　　　　　　　(USAN: -barb; or -barb-: barbituric acid derivatives)（USAN：-barb;或-barb-:巴比妥酸衍生物）

(a)	allobarbital (1)	amobarbital (1)	aprobarbital (1)	barbexaclone (16)	barbital (4)
	阿洛巴比妥	异戊巴比妥	阿普比妥	巴比克隆	巴比妥
	barbital sodium (4)	benzobarbital (25)	brallobarbital (41)	carbubarb (14)	cyclobarbital (1)
	巴比妥钠	苯佐巴比妥	溴烯比妥	卡布比妥	环己巴比妥
	difebarbamate (16)	eterobarb (32)	febarbamate (12)	heptabarb (14)	hexobarbital (1)
	苯巴氨酯	依特比妥	非巴氨酯	环庚比妥	海索比妥
	methylpheno-barbital (1)	nealbarbital (11)	pentobarbital (1)	phenobarbital (4)	phenobarbital sodium (4)
	甲苯比妥	尼阿比妥	戊巴比妥	苯巴比妥	苯巴比妥钠
	probarbital sodium (1)	proxibarbal (33)	secbutabarbital (12)	secobarbital (4)	tetrabarbital (4)
	普罗比妥钠	丙羟巴比	仲丁比妥	司可巴比妥	替曲比妥
	thialbarbital (4)	thiotetrabarbital (4)	vinbarbital (1)		
	硫烯比妥	硫替比妥	戊烯比妥		

(c)	butalbital (4)	buthalital sodium (8)	metharbital (1)	methitural (6)	methohexital (8)
	布他比妥	丁硫妥钠	美沙比妥	美西妥拉	美索比妥
	phetharbital (10)	talbutal (17)	thiopental sodium (4)	vinylbital (12)	
	非沙比妥	他布比妥	硫喷妥钠	乙烯比妥	

(c)	bucolome (17)	prazitone (19)
	(barbituric acid derivative used as anti-inflammatory uricosuric)	(barbituric acid derivative used as antidepressive)
	布可隆	哌拉齐通

-begron	-贝隆	β₃-adrenoreceptor agonists	β₃-肾上腺素受体激动药	

-begron   -贝隆 β_3-adrenoreceptor agonists β_3-肾上腺素受体激动药

M.3.2.1

(a)

amibegron (94)	fasobegron (98)	lubabegron (109)	mantabegron (88)	mirabegron (98)
阿米贝隆	法索贝隆	卢巴贝隆	金刚贝隆	米拉贝隆
rafabegron (88)	ritobegron (91)	solabegron (90)	talibegron (86)	vibegron (108)
雷法贝隆	利托贝隆	索拉贝隆	他利贝隆	维贝隆

-bendan   参见 -dan

-bendazole   anthelminthics, tiabendazole derivatives 驱虫药，噻苯达唑衍生物类
-苯达唑

S.3.1.0   [USAN: anthelmintics (tiabendazole type)]〔USAN：驱虫药（噻苯达唑类）〕

(a)

albendazole (35)	albendazole	bisbendazole (29)	cambendazole (24)	ciclobendazole (31)
阿苯达唑	oxide (56)	双苯达唑	坎苯达唑	环苯达唑
	氧阿苯达唑			
dribendazole (49)	etibendazole (49)	fenbendazole (29)	flubendazole (34)	lobendazole (28)
屈苯达唑	依苯达唑	芬苯达唑	氟苯达唑	洛苯达唑
luxabendazole (52)	mebendazole (24)	oxibendazole (30)	parbendazole (19)	subendazole (31)
鲁苯达唑	甲苯咪唑	奥苯达唑	帕苯达唑	舒苯达唑
tiabendazole (13)	triclabendazole (45)			
噻苯达唑	三氯苯达唑			

(b)

bendazol (12)
(vasodilator, also
benzimidazole
derivative)
地巴唑

L.0.0.0:	nocodazole (36)	procodazole (36)
	诺考达唑	(also benzimidazole
		derivative)
		丙考达唑

(c)

oxfendazole (35)	tioxidazole (39)
奥芬达唑	噻昔达唑
related:	furodazole (37)
	(S.3.1.0)
	呋罗达唑

-bersat   -博沙   anticonvulsants, benzoylamino-benzpyran derivatives 抗惊厥药，苯甲酰氨基-苯并吡喃衍生物类

A.3.1.0   [USAN: anticonvulsants; antimigraine (benzoylamino-benzpyran derivatives)]〔USAN：抗痉挛药；抗偏头痛药（苯甲酰氨基-苯并吡喃衍生物类）〕

(a)

carabersat (85)	tidembersat (84)	tonabersat (85)
卡拉博沙	替旦博沙	托那博沙

-betasol	参见 **pred**			
bol (x)　勃	**anabolic steroids 蛋白同化激素类**			
M.4.1.0	(BAN: steroids, anabolic)（BAN：甾体，蛋白同化激素类）			
	(USAN: bol- or -bol- : anabolic steroids)(USAN: bol- or -bol- : 蛋白同化激素类)			
(a)	bolandiol (16)	bolasterone (13)	bolazine (21)	boldenone (20)	bolenol (19)
	勃雄二醇	勃拉睾酮	勃拉嗪	勃地酮	勃来诺
	bolmantalate (16)	clostebol (22)	enestebol (22)	furazabol (16)	mebolazine (21)
	勃金刚酯	氯司替勃	依奈替勃	夫拉扎勃	美勃嗪
	mibolerone (27)	norboletone (15)	norclostebol (22)		
	米勃酮	诺勃酮	诺司替勃		
	-bolone: -勃龙	formebolone (31)	mesabolone (29)	metribolone (17)	oxabolone
		甲酰勃龙	美沙勃龙	美曲勃龙	cipionate (14)
					环戊丙羟勃龙
		quinbolone (14)	roxibolone (40)	stenbolone (17)	tibolone (22)
		奎勃龙	罗昔勃龙	司腾勃龙	替勃龙
		trenbolone (24)			
		群勃龙			
(c)	ethylestrenol (13)	hydroxystenozole (10)	metandienone (12)	metenolone (12)	oxandrolone (12)
	乙雌烯醇	羟雄唑	美雄酮	美替诺龙	氧雄龙
	propetandrol (13)	tiomesterone (14)			
	普罗雄醇	硫甲睾酮			

-bradine　-布雷定	**bradycardic agents 减慢心率药**		
H.0.0.0			
(a)	cilobradine (63)	ivabradine (75)	zatebradine (62)
	西洛布雷定	伊伐布雷定	扎替布雷定

-brate	参见 **-fibrate**
-brutinib	参见 **-tinib**

-bufen　-布芬	**non-steroidal anti-inflammatory agents, arylbutanoic acid derivatives 非甾体抗炎药，芳基丁酸衍生物类**			
A.4.2.0	(USAN: non-steroidal anti-inflammatory agents, fenbufen derivatives)（USAN：非甾体抗炎药，芬布芬衍生物类）			
(a)	butibufen (32)	fenbufen (30)	furobufen (30)	indobufen (39)	metbufen (43)
	丁布芬	芬布芬	呋罗布芬	吲哚布芬	甲布芬

-bulin　-布林	**antineoplastics; mitotic inhibitors, tubulin binders 抗肿瘤药；有丝分裂抑制药，微管蛋白结合药**			
L.0.0.0				
(a)	batabulin (90)	cevipabulin (96)	crolibulin (104)	denibulin (95)	entasobulin (110)
	巴他布林	西维布林	克罗布林	德尼布林	恩他布林
	eribulin (97)	fosbretabulin (100)	indibulin (91)	lexibulin (105)	lisavanbulin (115)
	艾立布林	福他布林	吲地布林	来西布林	利沙布林
	mivobulin (77)	ombrabulin (99)	plinabulin (102)	plocabulin (118)	rosabulin (95)
	米伏布林	奥拉布林	匹那布林	普洛布林	罗沙布林

	taltobulin (91)	tirbanibulin (119)	valecobulin (119)	verubulin (103)
	他托布林	特班布林	伐莱布林	维芦布林
(b)	thyroglobulin (26)			
	甲状球蛋白			

-butazone	参见 -buzone
-buvir	参见 -vir

-buzone	-布宗	anti-inflammatory analgesics, phenylbutazone derivatives 抗炎镇痛药，保泰松衍生物类

A.4.2.0

(a)	feclobuzone (27)	kebuzone (19)	pipebuzone (25)	suxibuzone (24)	tribuzone (33)
	苯氯布宗	凯布宗	哌布宗	琥布宗	曲布宗

-butazone	-布宗	[USAN: anti-inflammatory analgesics (phenylbutazone type)]［USAN: 抗炎镇痛药（苯基丁氮酮衍生物）］		
		mofebutazone (15)	oxyphenbutazone (8)	phenylbutazone (1)
		莫非布宗	羟布宗	保泰松

-azone	-宗	aminophenazone (13)	bisfenazone (33)	famprofazone (21)	morazone (12)	nifenazone (15)
		氨基比林	双苯那宗	泛普法宗	吗拉宗	尼芬那宗
		nimazone (20)	niprofazone (29)	phenazone (4)	propyphenazone (1)	sulfinpyrazone (8)
		尼马宗	烟丙法宗	安替比林	异丙安替比林	磺吡酮

-zone	-宗	clofezone (17)	proxifezone (24)			
		氯非宗	丙酯非宗			
related:		azapropazone (18)	benhepazone (15)	bumadizone (24)	cinnopentazone (17)	isamfazone (37)
		阿扎丙宗	苯庚宗	布马地宗	辛喷他宗	伊胺法宗
		metamfazone (12)	osmadizone (26)	ruvazone (26)		
		美坦法宗	氧马地宗	芦伐腙		
(c)		benzpiperylone (12)	butopyrammonium iodide (8)	dibupyrone (17)	metamizole sodium (53)	metazamide (16)
		苄哌立隆	布托碘铵	地布匹隆	安乃近	美他扎咪
		piperylone (11)				
		哌立酮				

-caftor	-卡托	cystic fibrosis transmembrane regulator (CFTR) protein modulators, correctors, and amplifiers 囊性纤维化跨膜通道调节蛋白（CFTR）调控药，中和药和增强药			
		bamocaftor (121)	deutivacaftor (118)	elexacaftor (121)	galicaftor (119)	icenticaftor (122)
		巴莫卡托	氘替卡托	依来卡托	加利卡托	艾思卡托
		ivacaftor (104)	lumacaftor (105)	navocaftor (121)	nesolicaftor (122)	olacaftor (119)
		艾伐卡托	芦马卡托	那伏卡托	奈索卡托	奥拉卡托
		posenacaftor (122)	tezacaftor (114)			
		泊森卡托	替扎卡托			

C

-caine (x) **-卡因**	**local anaesthetics 局部麻醉药**			
E.0.0.0				

(a)

ambucaine (6) 氨布卡因	amoxecaine (1) 阿莫卡因	aptocaine (21) 阿托卡因	articaine (47) [previously carticaine (27)] 阿替卡因	benzocaine (42) 苯佐卡因
betoxycaine (13) 贝托卡因	bucricaine (49) 丁吁卡因	bumecaine (25) 布美卡因	bupivacaine (17) 布比卡因	butacaine (4) 布他卡因
butanilicaine (16) 布坦卡因	chloroprocaine (6) 氯普鲁卡因	cinchocaine (1) 辛可卡因	clibucaine (14) 氯丁卡因	clodacaine (13) 氯达卡因
clormecaine (17) 氯美卡因	cyclomethycaine (6) 环美卡因	dexivacaine (20) 地昔卡因	diamocaine (22) 二胺卡因	edronocaine (84) 依屈卡因
elucaine (29) 依鲁卡因	etidocaine (29) 依替卡因	fexicaine (25) 苯氧卡因	fomocaine (18) 福莫卡因	hexylcaine (4) 海克卡因
hydroxyprocaine (1) 羟普鲁卡因	hydroxytetracaine (1) 羟丁卡因	ipravacaine (85) 艾拉卡因	ketocaine (15) 凯托卡因	leucinocaine (17) 亮氨卡因
levobupivacaine (74) 左布比卡因	lidocaine (1) 利多卡因	lotucaine (27) 洛土卡因	mepivacaine (11) 甲哌卡因	meprylcaine (4) 美普卡因
myrtecaine (15) 麦替卡因	octacaine (14) 奥他卡因	oxetacaine (13) 奥昔卡因	oxybuprocaine (8) 奥布卡因	parethoxycaine (1) 对乙氧卡因
paridocaine (8) 哌多卡因	phenacaine (4) 非那卡因	pinolcaine (32) 哌诺卡因	piperocaine (1) 哌罗卡因	piridocaine (1) 匹多卡因
pramocaine (4) 普莫卡因	pribecaine (32) 丙贝卡因	prilocaine (14) 丙胺卡因	procaine (10) 普鲁卡因	propanocaine (6) 丙泮卡因
propipocaine (16) 丙哌卡因	propoxycaine (4) 丙氧卡因	proxymetacaine (6) 丙美卡因	pyrrocaine (13) 吡咯卡因	quatacaine (18) 夸他卡因
quinisocaine (4) 奎尼卡因	risocaine (26) 利索卡因	rodocaine (27) 罗多卡因	ropivacaine (50) 罗哌卡因	tetracaine (4) 丁卡因
tolycaine (16) 托利卡因	trapencaine (56) 曲喷卡因	trimecaine (11) 三甲卡因	vadocaine (57) 伐多卡因	

(c)

amolanone (6) 阿莫拉酮	benzyl alcohol (1) 苯甲醇	cryofluorane (6) 克立氟烷	diperodon (1) 地哌冬	dyclonine (6) 达克罗宁
midamaline (6) 咪达马林				

-cain- (x) **-卡-**	**Class Ⅰ antiarrhythmics, procainamide and lidocaine derivatives Ⅰ类抗心律失常药,普鲁卡因胺和利多卡因衍生物类**
H.2.0.0	(BAN: antifibrillants with local anaesthetic activity)(BAN：有局麻活性的抗纤颤药物)

C

(a)	acecainide (39)	asocainol (47)	barucainide (52)	bucainide (35)	carcainium
	乙酰卡尼	阿索卡诺	巴芦卡尼	布卡尼	chloride (36)
					卡氯铵
	carocainide (46)	droxicainide (47)	encainide (40)	epicainide (40)	erocainide (50)
	卡罗卡尼	羟卡尼	恩卡尼	依吡卡尼	依罗卡尼
	flecainide (37)	guafecainol (38)	indecainide (48)	itrocainide (54)	ketocainol (32)
	氟卡尼	呱非卡诺	[originally ricainide (47)]	伊曲卡尼	凯托卡诺
			英地卡尼		
	lorcainide (38)	milacainide (77)	modecainide (63)	murocainide (46)	nicainoprol (46)
	劳卡尼	米拉卡尼	莫地卡尼	莫罗卡尼	尼卡普醇
	nofecainide (44)	pilsicainide (62)	pincainide (49)	procainamide (1)	quinacainol (50)
	诺非卡尼	吡西卡尼	平卡尼	普鲁卡因胺	喹那卡诺
	recainam (54)	solpecainol (55)	stirocainide (47)	suricainide (55)	tocainide (36)
	瑞卡南	索培卡诺	司替卡尼	舒立卡尼	妥卡尼
	transcainide (51)	verocainine (42)	zocainone (41)		
	群司卡尼	(replaced by tiapamil in List 43)	佐卡酮		
		噻帕米			

-calcet/-calcet- -卡塞/-卡塞-	**calcium-sensing receptors (CaSR) agonists 钙敏感受体（CaSR）激动药**			
	cinacalcet (88)	evocalcet (113)	tecalcet (87)	upacicalcet (118)
	西那卡塞	依伏卡塞	替卡塞	尤帕卡塞

calci 骨化	**Vitamin D analogues/derivatives 维生素 D 类似物/衍生物**			
N.8.0.0	(USAN: calci- or -calci-: Vitamin D analogues)(USAN: calci- or -calci-: 维生素 D 类似物)			

(a)	alfacalcidol (40)	atocalcitol (88)	becocalcidiol (92)	calcifediol (26)	calcipotriol (61)
	阿法骨化醇	阿托骨化醇	贝骨化醇	骨化二醇	卡泊三醇
	calcitriol (39)	colecalciferol (13)	doxercalciferol (82)	ecalcidene (85)	eldecalcitol (97)
	骨化三醇	→vitamin D$_3$ 维生素 D$_3$	度骨化醇	依卡西啶	艾地骨化醇
	elocalcitol (95)	ergocalciferol (13)	falecalcitriol (74)	inecalcitol (87)	lexacalcitol (71)
	艾洛骨化醇	→vitamin D$_2$ 维生素 D$_2$	氟骨化三醇	依奈骨化醇	来沙骨化醇
	lunacalcipol (102)	maxacalcitol (75)	paricalcitol (78)	pefcalcitol (107)	secalciferol (62)
	鲁骨化醇	马沙骨化醇	帕立骨化醇	五氟骨化醇	司骨化醇

	seocalcitol (78)	tacalcitol (65)
	西奥骨化醇	他卡西醇
(b)	calcitonin (31)	
	(polypeptide)	
	降钙素	
(c)	dihydrotachysterol (1)	
	二氢速固醇	

C

-capone	**-卡朋**	**catechol-*O*-methyltransferase (COMT) inhibitors** 儿茶酚-*O*-甲基转移酶（COMT）抑制药			
	entacapone (65)	nebicapone (96)	neluxicapone (119)	nitecapone (62)	opicapone (103)
	恩他卡朋	奈比卡朋	奈卢卡朋	硝替卡朋	奥吡卡朋
	tolcapone (66)				
	托卡朋				

-carbef	**-碳头孢**	**antibiotics, carbacephem derivatives** 抗生素，碳头孢烯衍生物类
S.6.1.0		
(a)	loracarbef (60)	
	氯碳头孢	

-carnil	**参见 -azenil**

-castat	**参见 -stat**

-catib	**-卡替**	**cathepsin inhibitors** 组织蛋白酶抑制药			
M.0.0.0					
(a)	balicatib (92)	dutacatib (94)	odanacatib (98)	petesicatib (117)	relacatib (95)
	巴利卡替	度他卡替	奥达卡替	派特卡替	瑞拉卡替

-cavir	**参见 -vir**

cef- (x)	**头孢-**	**antibiotics, cefalosporanic acid derivatives** 抗生素，头孢烷酸衍生物类
S.6.1.0	(USAN: cephalosporins)(USAN: 头孢烷酸类)	

(a)	cefacetrile (25)	cefaclor (36)	cefadroxil (33)	cefalexin (18)	cefaloglycin (16)
	头孢乙腈	头孢克洛	头孢羟氨苄	头孢氨苄	头孢来星
	cefalonium (16)	cefaloram (16)	cefaloridine (15)	cefalotin (14)	cefamandole (30)
	头孢洛宁	头孢洛仑	头孢噻啶	头孢噻吩	头孢孟多
	cefaparole (33)	cefapirin (23)	cefatrizine (34)	cefazaflur (36)	cefazedone (36)
	头孢帕罗	头孢匹林	头孢曲秦	头孢氮氟	头孢西酮
	cefazolin (25)	cefbuperazone (48)	cefcanel (60)	cefcanel	cefcapene (68)
	头孢唑林	头孢拉宗	头孢卡奈	daloxate (59)	头孢卡品
				头孢卡奈酯	
	cefclidin (64)	cefdaloxime (64)	cefdinir (61)	cefditoren (66)	cefedrolor (53)
	头孢克定	头孢达肟	头孢地尼	头孢托仑	头孢屈洛

cefempidone (58)	cefepime (57)	cefetamet (49)	cefetecol (63)	cefetrizole (44)
头孢吡酮	头孢吡肟	头孢他美	头孢替考	头孢三唑
cefiderocol (114)	cefilavancin (111)	cefivitril (52)	cefixime (53)	cefluprenam (71)
头孢德罗	头孢拉凡星	头孢维曲	头孢克肟	头孢瑞南
cefmatilen (81)	cefmenoxime (44)	cefmepidium	cefmetazole (39)	cefminox (53)
头孢替林	头孢甲肟	chloride (57)	头孢美唑	头孢米诺
		头孢氯铵		
cefodizime (44)	cefonicid (42)	cefoperazone (42)	ceforanide (39)	cefoselis (71)
头孢地秦	头孢尼西	头孢哌酮	头孢雷特	头孢噻利
cefotaxime (42)	cefotetan (48)	cefotiam (40)	cefovecin (87)	cefoxazole (34)
头孢噻肟	头孢替坦	头孢替安	头孢维星	头孢噁唑
cefoxitin (29)	cefozopran (66)	cefpimizole (50)	cefpiramide (47)	cefpirome (50)
头孢西丁	头孢唑兰	头孢咪唑	头孢匹胺	头孢匹罗
cefpodoxime (58)	cefprozil (62)	cefquinome (59)	cefradine (26)	cefrotil (34)
头孢泊肟	头孢丙烯	头孢喹肟	头孢拉定	头孢罗替
cefroxadine (42)	cefsulodin (38)	cefsumide (38)	ceftaroline	ceftazidime (44)
头孢沙定	头孢磺啶	头孢舒米	fosamil (97)	头孢他啶
			头孢罗膦	
cefteram (55)	ceftezole (34)	ceftibuten (60)	ceftiofur (53)	ceftiolene (49)
头孢特仑	头孢替唑	头孢布烯	头孢噻呋	头孢噻林
ceftioxide (43)	ceftizoxime (59)	ceftizoxime	ceftobiprole (92)	ceftobiprole
头孢噻氧	头孢唑肟	alapivoxil (77)	头孢比罗	medocaril (92)
		头孢唑肟酯		头孢比罗酯
ceftolozane (105)	ceftriaxone (44)	cefuracetime (45)	cefuroxime (34)	cefuzonam (55)
头孢洛生	头孢曲松	头孢呋汀	头孢呋辛	头孢唑南

-oxef -氧头孢	**antibiotics, oxacefalosporanic acid derivatives** 抗生素，氧头孢烷酸衍生物类			
S.6.1.0	(USAN: antibiotic, oxacefalosporanic acid derivatives)(USAN: 抗生素，氧头孢烷酸衍生物类)			

(a)	flomoxef (55)	latamoxef (46)		
	氟氧头孢	拉氧头孢		

cell- / cel-	**cellulose derivatives** 纤维素衍生物类			
纤维-	[cel- in Spanish] [cel- 用于西班牙文]			
U.4.0.0				
(a)	celucloral (40)			
	纤维氯醛			
(c)	celiprolol (35)			
	塞利洛尔			

cell-ate 纤维-酯	cellulose ester derivatives for substances containing acidic residues 含有酸性残基的纤维素酯衍生物类				
U.4.0.0	[cel-ato in Spanish] [cel-ato 用于西班牙文]				
(a)	cellaburate (23) 纤维醋丁酯	cellacefate (18) 纤维醋法酯			

-cellose -纤维素	cellulose ether derivatives 纤维素醚衍生物类				
U.4.0.0	[-celosa in Spanish] [celosa 用于西班牙文]				
(a)	-				
(c)	carmellose (45) 羧甲纤维素	croscarmellose (48) 交联羧甲纤维素	ethylcellulose (80) 乙基纤维素	hyetellose (80) 羟乙纤维素	hymetellose (80) 羟乙甲纤维素
	hyprolose (80) 羟丙纤维素	hypromellose (18) 羟丙甲纤维素	methylcellulose (4) 甲基纤维素		

-cerfont -舍封	corticotropin-releasing factor (CRF) receptor antagonists 促皮质素释放因子（CRF）受体拮抗药				
	crinecerfont (120) 可瑞舍封	emicerfont (102) 依咪舍封	pexacerfont (97) 培沙舍封	tildacerfont (119) 替达舍封	verucerfont (102) 维芦舍封

-cetrapib -塞曲匹	cholesteryl ester transfer protein (CETP) inhibitors 胆固醇酯转运蛋白（CETP）抑制药				
	anacetrapib (98) 安塞曲匹	dalcetrapib (96) 达塞曲匹	evacetrapib (105) 依塞曲匹	obicetrapib (115) 奥比塞曲匹	rocacetrapib (119) 罗卡塞曲匹
	torcetrapib (87) 托塞曲匹				

-cic -西克	hepatoprotective substances with a carboxylic acid group 具有羧酸基团的保肝药			
J.1.2.0	[USAN: hepatoprotectives (timonac group)]〔USAN：保肝药（噻莫西酸类）〕			
(a)	limazocic (69) 利马西克	tidiacic (33) 噻二西酸	timonacic (33) 噻莫西酸	tiofacic (45) [replaced by stepronin (46)] 司替罗宁
(b)	bisorcic (34) (psychostimulant) 比索西克			
(c)	stepronin (46) 司替罗宁			

-ciclib -西利	cyclin dependant kinase inhibitors 细胞周期依赖激酶抑制药				
L.0.0.0	abemaciclib (112) 阿贝西利	atuveciclib (117) 阿维西利	briciclib (111) 布瑞西利	dinaciclib (102) 地那西利	milciclib (105) 嘧西利
	palbociclib (109) 哌柏西利	ribociclib (111) 瑞波西利	riviciclib (109) 利维西利	roniciclib (111) 罗尼西利	seliciclib (92) 塞利西利
	trilaciclib (117) 曲拉西利	voruciclib (109) 伏罗西利			

-ciclovir	参见 -vir

-cidin -西定	naturally occurring antibiotics (undefined group) 天然存在的抗生素（未确定类别）(14th Report, l964)

S.6.0.0   [USAN: natural antibiotics (undefined group)]〔USAN：天然抗生素（未确定类别）〕

(a)   brilacidin (108)   candicidin (17)   gramicidin (1)   gramicidin S (26)   methocidin (6)

            布拉菌素   克念菌素   短杆菌肽   短杆菌肽 S   美索菌素

(b)   guancidine (18)

            (hypotensive)

            胍西定

-ciguat -西呱	**guanylate cyclase activators and stimulators** 鸟苷酸环化酶激活药和刺激药

F.2.0.0   (USAN: guanaline cyclase activators)(USAN:鸟苷酸环化酶激活药)

C

(a)   ataciguat (88)   cinaciguat (97)   etriciguat (88)   lificiguat (95)   nelociguat (105)

            阿他西呱   西那西呱   依曲西呱   利非西呱   奈洛西呱

            olinciguat (117)   praliciguat (116)   riociguat (98)   vericiguat (109)

            奥林西呱   普拉西呱   利奥西呱   维立西呱

-cillide	参见 **-cillin**

-cillin (x) -西林	**antibiotics, 6-aminopenicillanic acid derivatives** 抗生素，6-氨基青霉烷酸衍生物类

S.6.1.0   (USAN: penicillins)（USAN：青霉素类）

(a)   adicillin (14)   almecillin (14)   amantocillin (17)   amoxicillin (27)   ampicillin (13)

            阿地西林   阿美西林   金刚西林   阿莫西林   氨苄西林

            apalcillin (39)   aspoxicillin (50)   azidocillin (19)   azlocillin (36)   bacampicillin (32)

            阿帕西林   阿扑西林   阿度西林   阿洛西林   巴氨西林

            benethamine   benzathine   benzylpenicillin (53) carbenicillin (20)   carfecillin (30)

            penicillin (1)   benzylpenicillin (18) 苄青霉素   羧苄西林   卡非西林

            苯明青霉素   苄星青霉素

            carindacillin (29)   ciclacillin (22)   clemizole   clometocillin (12)   cloxacillin (13)

            卡茚西林   环己西林   penicillin (8)   氯甲西林   氯唑西林

                                                     克咪西林

            dicloxacillin (16)   epicillin (25)   fenbenicillin (13)   fibracillin (30)   flucloxacillin (17)

            双氯西林   依匹西林   芬贝西林   非布西林   氟氯西林

            fomidacillin (55)   fumoxicillin (47)   furbucillin (31)   fuzlocillin (47)   hetacillin (16)

            福米西林   呋莫西林   呋布西林   呋洛西林   海他西林

            isopropicillin (12) lenampicillin (50)   levopropicillin (12) metampicillin (20)   meticillin (12)

            异丙西林   仑氨西林   左普匹西林   美坦西林   甲氧西林

            mezlocillin (34)   nafcillin (13)   oxacillin (15)   oxetacillin (33)   penamecillin (16)

            美洛西林   萘夫西林   苯唑西林   氧他西林   培那西林

            pheneticillin (11)   phenoxymethyl   phenyracillin (8)   piperacillin (38)   pirbenicillin (35)

            非奈西林   penicillin (6)   苯拉西林   哌拉西林   吡苄西林

                                 青霉素 V

piridicillin (43)	piroxicillin (49)	pivampicillin (23)	prazocillin (27)	propicillin (13)
吡地西林	匹罗西林	匹氨西林	普唑西林	丙匹西林
quinacillin (14)	rotamicillin (35)	sarmoxicillin (41)	sarpicillin (36)	sulbenicillin (26)
喹那西林	罗坦西林	沙莫西林	沙匹西林	磺苄西林
sultamicillin (48)	suncillin (25)	talampicillin (31)	tameticillin (35)	temocillin (46)
舒他西林	森西林	酞氨西林	他甲西林	替莫西林
ticarcillin (29)	tifencillin (12)	tobicillin (78)		
替卡西林	替芬西林	托比西林		

(b)　　xantocillin (12)

　　　　咕托西林

(c)　　penimepicycline (16)　　penimocycline (22)

　　　　青哌环素　　　　　　　培莫环素

-cillide　　-西来

S.6.1.0　　libecillide (32)

　　　　　　利贝西来

-cillinam　　-西林

S.6.1.0　　bacmecillinam (38)　　mecillinam (32)　　pivmecillinam (32)

　　　　　　巴美西林　　　　　　美西林　　　　　　匹美西林

-cillinam	参见　**-cillin**
-cilpine	参见　**-pin(e)**
-cisteine	参见　**-steine**
-citabine　　-西他滨	**nucleosides antiviral or antineoplastic agents, cytarabine or azacitidine derivatives　核苷类抗病毒或抗肿瘤药，阿糖胞苷或阿扎胞苷衍生物类**

(USAN: nucleoside antiviral or antineoplastic agents, cytarabine or azarabine derivatives)（USAN：核苷类抗病毒或抗肿瘤药，阿糖胞苷或阿扎胞苷衍生物类）

L.4.0.0/S.5.5.0

(a)	ancitabine (36)	apricitabine (95)	capecitabine (73)	decitabine (61)	dexelvucitabine (95)
	安西他滨	阿立他滨	卡培他滨	地西他滨	右艾夫他滨
	elvucitabine (89)	emtricitabine (80)	enocitabine (46)	fiacitabine (59)	flurocitabine (38)
	艾夫他滨	恩曲他滨	依诺他滨	非西他滨	氟西他滨
	fosgemcitabine	galocitabine (65)	gemcitabine (62)	gemcitabine	guadecitabine (113)
	palabenamide (119)	加洛他滨	吉西他滨	elaidate (106)	鸟地西他滨
	帕拉磷吉西他滨			反油酸吉西他滨	
	ibacitabine (57)	lumicitabine (115)	mericitabine (108)	sapacitabine (94)	tezacitabine (84)
	伊巴他滨	卢米西他滨	美西他滨	沙帕他滨	替扎他滨

	torcitabine (87)	troxacitabine (81)	valopicitabine (93)	valtorcitabine (90)	zalcitabine (66)
	托西他滨	曲沙他滨	伐洛他滨	伐托他滨	扎西他滨
(c)	azacitidine (40)	cytarabine (14)			
	阿扎胞苷	阿糖胞苷			

-citinib	**参见 -tinib**

clidine/-clidinium	**muscarinic receptor agonists/antagonists 毒蕈碱受体激动药/拮抗药**
-利定	

E.1.0.0

	aceclidine (13)	benzoclidine (25)	eticyclidine (44)	gacyclidine (76)	phencyclidine (11)
	醋克利定	苯佐利定	乙环利定	加环利定	苯环利定
	procyclidine (1)	rolicyclidine (44)	talsaclidine (72)	tenocyclidine (44)	vedaclidine (76)
	丙环定	咯环利定	他沙利定	替诺环定	维克利定
	aclidinium bromide (100)	clidinium bromide (6)	droclidinium bromide (33)	umeclidinium bromide (106)	
	阿地溴铵	克利溴铵	羟奎溴铵	乌美溴铵	

-clone　-克隆	**hypnotic tranquillizers 催眠安定药**

A.2.2.0　[USAN: hypnotics / tranquillizers (zopiclone type)]〔USAN：催眠药物/镇定药物（佐匹克隆类）〕

(a)	barbexaclone (16)	eszopiclone (87)	pagoclone (74)	pazinaclone (70)	suproclone (46)
	巴比克隆	艾司佐匹克隆	帕戈克隆	帕秦克隆	舒普克隆
	suriclone (43)	zopiclone (39)			
	舒立克隆	佐匹克隆			
(b)	gestaclone (23)	pimeclone (20)			
	孕氯酮	哌美酮			

-conazole (x)	**systemic antifungal agents, miconazole derivatives 全身抗真菌药，咪康唑衍生物类**
-康唑	

S.4.0.0　(BAN: systemic antifungals of the miconazole group)（BAN：咪康唑类全身抗真菌药）

[USAN: systemic antifungals (miconazole type)]〔USAN：全身抗真菌药（咪康唑类）〕

(a)	albaconazole (87)	aliconazole (43)	alteconazole (53)	arasertaconazole (93)	azaconazole (45)
	阿巴康唑	阿利康唑	阿替康唑	阿拉康唑	阿扎康唑
	becliconazole (65)	brolaconazole (58)	butoconazole (40)	cisconazole (59)	croconazole (55)
	贝康唑	溴康唑	布康唑	顺康唑	氯康唑

C

cyproconazole (ISO)	dapaconazole (111) 达帕康唑	democonazole (42) 地莫康唑	diniconazole (ISO $C_{17}H_{17}Cl_2N_3O$)	doconazole (37) 多康唑
eberconazole (64) 依柏康唑	econazole (27) 益康唑	efinaconazole (104) 艾非康唑	embeconazole (92) 恩贝康唑	enilconazole (44) 恩康唑
etaconazole (ISO)	fenticonazole (44) 芬替康唑	fluconazole (54) 氟康唑	fosfluconazole (83) 磷氟康唑	fosravu-conazole (110) 磷雷夫康唑
furconazole (ISO/TC 81 N 872 $C_{15}H_{14}Cl_2F_3N_3O_2$)	hexaconazole (ISO $C_{14}H_{17}Cl_2N_3O$)	isavuconazole (96) 艾沙康唑	isoconazole (30) 异康唑	itraconazole (50) 伊曲康唑
ketoconazole (43) 酮康唑	lanoconazole (66) 拉诺康唑	levoketoconazole (114) 左酮康唑	luliconazole (86) 氯利康唑	miconazole (22) 咪康唑
neticonazole (63) 奈康唑	omoconazole (45) 奥莫康唑	orconazole (40) 奥康唑	oteseconazole (115) 奥特康唑	oxiconazole (42) 奥昔康唑
parconazole (39) 帕康唑	penconazole (ISO)	posaconazole (82) [propiconazole (ISO)] 泊沙康唑	pramiconazole (95) 普拉康唑	quilseconazole (116) 奎司康唑
ravuconazole (83) 雷夫康唑	saperconazole (59) 沙康唑	sertaconazole (56) 舍他康唑	sulconazole (38) 硫康唑	tebuconazole (ISO $C_{16}H_{22}ClN_3O$)
terconazole (45) (originally triaconazole) 特康唑	tioconazole (40) 噻康唑	uniconazole (ISO $C_{15}H_{18}ClN_3O$)	valconazole (40) 戊康唑	voriconazole (73) 伏立康唑
zinoconazole (50) 齐诺康唑	zoficonazole (43) 佐非康唑			

(c)	bifonazole (44) 联苯苄唑	isavuconazonium chloride (96) 氯艾沙康唑

-copan	**-可泮**	**complement receptor antagonists/ complement inhibitors 补体受体拮抗药/补体抑制剂**

	avacopan (114) 阿伐可泮	danicopan (119) 达尼可泮	iptacopan (122) 伊普可泮	nomacopan (119) 诺玛库安
(c)	pegcetacoplan (120) 培西考布仑	zilucoplan (118) 齐芦克布仑		

-corat	**-考特**	**glucocorticoid receptor agonists 糖皮质激素受体激动药**

	dagrocorat (111) 达格考特	fosdagrocorat (111) 福达考特	mapracorat (102) 马普考雷	tomicorat (108) 托米可特	velsecorat (121) 维塞考特

cort (x)　可的	**corticosteroids, except prednisolone derivatives** 肾上腺皮质激素类药物，除泼尼松龙衍生物类之外			
Q.3.0.0	(USAN: -cort-: cortisone derivatives)(USAN: -cort-: 可的松衍生物)			

(a)	amebucort (54) 安布可特	anecortave (80) 阿奈可他	benzodro- cortisone (116) 苯甲酸氢化可的松	butixocort (63) 布替可特	cicortonide (28) 西可奈德
	corticotropin (68) 促皮质素	corticotropin-zinc hydroxide (68) 促皮质素锌	cortisone (1) 可的松	cortisuzol (30) 可的磺唑	cortivazol (23) 可的伐唑
	cortodoxone (15) 可托多松	deflazacort (39) [previously azacort (38)] 地夫可特	desoxycortone (4) 去氧皮质酮	fluazacort (30) 氟扎可特	fludrocortisone (6) 氟氢可的松
	fludroxycortide (12) 氟氢缩松	fluocortin (31) 氟可丁	formocortal (18) 福莫可他	hydrocortamate (6) 氢可他酯	hydrocortisone (1) 氢化可的松
	hydrocortisone aceponate (54) 醋丙氢可的松	locicortolone dicibate (60) 地西洛可龙	naflocort (50) 萘非可特	nicocortonide (40) 尼可奈德	nivacortol (24) 尼伐可醇
	resocortol (74) 瑞索可托	tixocortol (38) 替可的松			
(b)	*prednisolone derivatives:* 泼尼松龙衍生物：	clocortolone (16) 氯可托龙	difluocortolone (18) 二氟可龙	fluocortolone (15) 氟可龙	halocortolone (31) 卤可托龙
(c)	aldosterone (6) 醛固酮	algestone (22) (also progest. when used as algestone acetophenide) 阿尔孕酮	medrysone (16) 甲羟松		

-coxib (x) -考昔/-昔布	**selective cyclo-oxygenase inhibitors** 选择性环氧合酶抑制药			
A.4.2.0	(USAN: cyclooxygenase-2 inhibitors)(USAN: 环氧化酶-2 抑制药)			
(a)	apricoxib (99) 阿利考昔	celecoxib (80) 塞来昔布	cimicoxib (89) 西米考昔	deracoxib (80) 地拉考昔	etoricoxib (84) 依托考昔

firocoxib (89)	lumiracoxib (87)	mavacoxib (94)	parecoxib (80)	polmacoxib (111)
非罗考昔	芦米考昔	马伐考昔	帕瑞考昔	帕马考昔
robenacoxib (91)	rofecoxib (80)	tilmacoxib (84)	valdecoxib (80)	
罗贝考昔	罗非考昔	替马考昔	伐地考昔	

-crinat -利那   diuretics, etacrynic acid derivatives 利尿药，依他尼酸衍生物类

N.1.2.2   [USAN: diuretics (ethacrynic acid derivatives)]［USAN：利尿药（依他尼酸衍生物类）］

(a)	brocrinat (51)	sulicrinat (52)		
	溴克利那	磺克利那		
(c)	etacrynic acid (14)	furacrinic acid (29)	indacrinone (51)	tienilic acid (25)
	依他尼酸	呋拉尼酸	茚达立酮	替尼酸

-crine (d) -吖啶   acridine derivatives 吖啶衍生物类

(a)	antineoplastics	amsacrine (44)	nitracrine (35)		
	抗肿瘤药：	安吖啶	尼曲吖啶		
	anthelminthics 驱虫剂；antimalarials 抗疟药：	floxacrine (34) 氟克吖啶	mepacrine (4) 米帕林		
	antidepressants 抗抑郁药：	dimetacrine (19) 二甲他林	monometacrine (19) 莫诺吖啶		
	antiparkinsonian 抗帕金森病：	botiacrine (38) 波替吖啶			
	acetylcholinesterase inhibitors 乙酰胆碱酯酶抑制剂：	ipidacrine (73) 伊匹达克林	suronacrine (61) 舒罗吖啶	tacrine (8) 他克林	velnacrine (61) 维吖啶
(c)	acridorex (21) 吖啶雷司	acriflavinium chloride (1) 吖啶黄	acrisorcin (13) 吖啶琐辛	aminoacridine (1) 氨吖啶	ethacridine (1) 依沙吖啶
	proflavine (1) 原黄素				

-cromil -罗米   antiallergics, cromoglicic acid derivatives 抗过敏药，色甘酸衍生物类

K.0.0.0   [USAN: antiallergics (cromoglicic acid derivatives)]［USAN：抗过敏药（色甘酸衍生物类）］

(a)	ambicromil (48) [replacement of probicromil (46)] 安克罗米	isocromil (39) 异克罗米	minocromil (50) 米诺罗米	nedocromil (50) 奈多罗米	proxicromil (39) 普昔罗米
	terbucromil (38) 特丁罗米	texacromil (58) 替沙罗米			
(c)	cromitrile (46) 克罗米腈	cromoglicate lisetil (72) 赖色甘酯	cromoglicic acid (18) 色甘酸		

-curium 　　　参见 **-ium**

-cycline (d)　-环素　antibiotics, protein-synthesis inhibitors, tetracycline derivatives 抗生素，蛋白合成抑制药，四环素衍生物类

S.6.3.0　　　　　　(BAN: antibiotics of the tetracycline group)（BAN：四环素类抗生素）

[USAN: antibiotics (tetracycline derivatives)]〔USAN：抗生素（四环素衍生物类）〕

(a)	amicycline (14) 阿米环素	apicycline (17) 阿哌环素	cetocycline (39) 西托环素	chlortetracycline (4) 金霉素	clomocycline (16) 氯莫环素
	colimecycline (33) 多粘环素	demeclocycline (25) 地美环素	demecycline (14) 去甲环素	doxycycline (16) 多西环素	eravacycline (108) 依拉环素
	etamocycline (18) 乙莫环素	guamecycline (22) 胍甲环素	lymecycline (14) 赖甲环素	meclocycline (14) 甲氯环素	meglucycline (22) 甲葡环素
	metacycline (12) 美他环素	minocycline (14) 米诺环素	nitrocycline (14) 硝环素	omadacycline (102) 奥马环素	oxytetracycline (1) 土霉素
	pecocycline (15) 哌考环素	penimepicycline (16) 青哌环素	penimocycline (22) 培莫环素	pipacycline (12) 匹哌环素	rolitetracycline (11) 罗利环素
	sancycline (15) 山环素	sarecycline (109) 沙瑞环素	tetracycline (4) 四环素	tigecycline (86) 替加环素	
	related:	carubicin (40) 卡柔比星	daunorubicin (20) 柔红霉素	detorubicin (41) 地托比星	doxorubicin (25) 多柔比星
		zorubicin (39) 佐柔比星			

-dan -旦	**cardiac stimulants, pimobendan derivatives 强心药，匹莫苯旦衍生物类**				
H.1.0.0	[USAN: positive inotropic agents (pimobendan type)] ［USAN：正性肌力药物（匹莫苯旦类）]				

(a)	adibendan (57)	bemorodan (61)	imazodan (55)	indolidan (57)	levosimendan (68)
	阿地本旦	贝莫洛旦	伊马唑旦	吲哚利旦	左西孟旦
	meribendan (62)	pimobendan (46)	prinoxodan (64)	senazodan (85)	siguazodan (60)
	美立苯旦	匹莫苯旦	普啉索旦	司那佐旦	氰胍佐旦
	simendan (66)				
	西孟旦				
(b)	nitrodan (15)	tyromedan (15)			
	硝旦	甲状米登			

-dapsone -氨苯砜	**antimycobacterials, diaminodiphenylsulfone derivatives 抗菌药，二氨基二苯砜衍生物类**		
S.5.2.0	[USAN: antimycobacterial (diaminodiphenylsulfone derivatives)] ［USAN：抗菌药（二氨基二苯砜衍生物类）]		

(a)	acedapsone (22)	amidapsone (28)	dapsone (23)
	醋氨苯砜	阿米氨苯砜	氨苯砜

-degib -德吉	**SMO receptor antagonists SMO 受体拮抗药**				
	glasdegib (111)	patidegib (111)	sonidegib (107)	taladegib (110)	vismodegib (103)
	格拉德吉	帕替德吉	索立德吉	他拉德吉	维莫德吉

-denoson -诺生	**adenosine A receptor agonists 腺苷 A 受体激动药**				
H.0.0.0					
	apadenoson (94)	binodenoson (90)	capadenoson (95)	evodenoson (108)	namodenoson (117)
	阿帕诺生	倍诺生	卡帕诺生	依伏诺生	那莫诺生
	neladenoson	piclidenoson (113)	regadenoson (91)	selodenoson (91)	sonedenoson (101)
	bialanate (113)	匹利诺生	瑞加诺生	塞洛诺生	索地诺生
	奈拉达诺生→				
	比奈拉诺生				
	tecadenoson (87)	trabodenoson (107)			
	替卡诺生	曲博诺生			

-dil -地尔	**vasodilators 血管舒张药物**
F.2.0.0	
F.2.1./2.0	[USAN: -dil; dil- or -dil-: vasodilators (undefined group)] ［USAN：-dil; dil- 或 -dil-：血管舒张药物（无特定分类）]

F.2.0.0

(a)

alprostadil (39)	aviptadil (78)	belfosdil (61)	benfurodil	biclodil (52)
前列地尔	阿肽地尔	贝磷地尔	hemisuccinate (16)	二氯地尔
			琥珀苯呋地尔	
buflomedil (33)	burodiline (26)	carprazidil (45)	cetiedil (27)	cinepaxadil (50)
丁咯地尔	丁咯地林	卡普地尔	西替地尔	桂帕地尔
dopropidil (59)	eliprodil (66)	fasudil (64)	fenoxedil (27)	flosatidil (64)
多普吡地	依利罗地	法舒地尔	非诺地尔	氟沙地尔
fostedil (51)	fronepidil (59)	ifenprodil (27)	levosemotiadil (72)	manozodil (47)
福司地尔	夫罗吡地	艾芬地尔	左司莫地尔	马诺地尔
mefenidil (48)	minoxidil (25)	naftopidil (52)	naminidil (87)	nesapidil (52)
甲苯地尔	米诺地尔	萘哌地尔	纳米尼地尔	奈沙地尔
perfomedil (60)	pinacidil (46)	piribedil (23)	pitenodil (37)	podilfen (22)
哌福地尔	吡那地尔	吡贝地尔	哌诺地尔	泊地尔芬
ripasudil (109)	stevaladil (34)	suloctidil (30)	tipropidil (44)	traxoprodil (86)
利舒地尔	甾伐地尔	舒洛地尔	替普地尔	曲索罗地
urapidil (27)	verosudil (112)	viquidil (25)		
乌拉地尔	维罗舒地尔	维喹地尔		

(b)   radiprodil (98)

　　　　　雷拉地尔

(c)   dilmefone (33)

　　　　　地尔美封

F.2.1.0

(a)

coronary vasodilators:	bepridil (30)	bumepidil (44)	ecipramidil (40)	fendiline (24)
冠状动脉血管舒	苄普地尔	布美地尔	环丙地尔	芬地林
张药：	fenetradil (30)	floredil (28)	hexadiline (13)	ipramidil (51)
	芬曲地尔	夫洛地尔	海沙地林	异丙地尔
	mepramidil (27)	metrifudil (23)	nicorandil (44)	pirozadil (33)
	美普地尔	腺苷地尔	尼可地尔	吡扎地尔
	pretiadil (27)	razinodil (38)	semotiadil (64)	sinitrodil (74)
	普硫地尔	雷嗪地尔	司莫地尔	西硝地尔
	terodiline (16)	tixadil (18)	trapidil (29)	
	特罗地林	噻吨地尔	曲匹地尔	

(c)   dilazep (22)   diltiazem (30)

　　　　　地拉   地尔硫䓬

-dilol   -地洛

(a)

carvedilol (50)	dioxadilol (53)	dramedilol (57)	flavodilol (48)	mindodilol (52)
卡维地洛	地奥地洛	屈美地洛	黄酮地洛	明多地洛
nipradilol(50)	oberadilol (77)	parodilol (57)	prizidilol (44)	tribendilol (54)
(previously	奥拉地洛	帕地洛	普齐地洛	曲苯地洛
nipradolol)				
尼普地洛				

(b)	diloxanide (8)	methdilazine (10)	phenobutiodil (6)	prodilidine (12)
	(amebicide)	(antihistaminic)	(contrast medium)	(analgesic)
	二氯沙奈	甲地嗪（抗组胺药）	碘芬布酸（造影剂）	普地利定（镇痛药）

-fradil　-拉地尔　calcium channel blockers acting as vasodilators 用作血管舒张药的钙离子通道阻滞药类

(a)	mibefradil (72)			
	米贝拉地尔			
-pendyl　-喷地	cloxypendyl (15)	isothipendyl (6)	oxypendyl (13)	prothipendyl (6)
	氯羟喷地	异西喷地	奥昔喷地	丙硫喷地
-dyl　-啶	bisacodyl (13)	bunamiodyl (10)	iofendylate (12)	trihexyphenidyl (1)
	(laxative)	丁碘桂酸	碘苯酯	(antiparksonian)
	比沙可啶（泻药）			苯海索（抗帕金森 病药）

-dilol　参见 -dil

-dipine (x)　-地平　calcium channel blockers, nifedipine derivatives 钙离子通道阻滞药，硝苯地平衍生物类

F.2.1.0 (BAN: calcium ion channel antagonists)（BAN：钙离子通道阻滞药）

[USAN: phenylpyridine vasodilators (nifedipine type)]［USAN：苯基吡啶类血管舒张药（硝苯地平类）］

(a)	amlodipine (53)	clevidipine (75)	darodipine (51)	dexniguldipine (67)	elgodipine (61)
	氨氯地平	氯维地平	[replaces dazodipine (49)] 达罗地平	右尼古地平	依高地平
	elnadipine (59)	felodipine (44)	flordipine (48)	isradipine (55)	lacidipine (57)
	依那地平	非洛地平	氟地平	伊拉地平	拉西地平
	lemildipine (69)	levamlodipine (98)	levniguldipine (67)	mesudipine (40)	nicardipine (42)
	来米地平	左氨氯地平	左尼古地平	甲硫地平	尼卡地平
	nifedipine (27)	niguldipine (60)	niludipine (38)	nilvadipine (52)	nimodipine (40)
	硝苯地平	尼古地平	尼鲁地平	尼伐地平	尼莫地平
	nisoldipine (42)	nitrendipine (42)	olradipine (69)	oxodipine (52)	riodipine (51)
	尼索地平	尼群地平	奥拉地平	奥索地平	利奥地平
	sagandipine (64)	teludipine (64)			
	沙更地平	[previously taludipine(61)] 替鲁地平			
	-nidipine:	aranidipine (69)	azelnidipine (69)	barnidipine (64)	benidipine (58)
	-尼地平	阿雷地平	阿泽地平	巴尼地平	贝尼地平
		cilnidipine (66)	cronidipine (61)	efonidipine (66)	furnidipine (67)
		西尼地平	氯硝地平	依福地平	呋尼地平

D

	iganidipine (70) 伊加地平	lercanidipine(69) (previously masnidipine) 乐卡地平	manidipine (59) 马尼地平	palonidipine (64) 帕洛地平
	pranidipine (66) 普拉地平	sornidipine (58) 索尼地平	vatanidipine (77) 伐尼地平	
(b)	budipine (36) (central stimulant, antidepressant and antiparkinsonian) 布地品（中枢兴奋剂，抗抑郁药和抗帕金森病药）	prodipine (29) (central stimulant antiparkinsonian) 普罗地平（中枢兴奋剂，抗帕金森病药）		

-domide   -度胺   antineoplastics, thalidomide derivatives 抗肿瘤药，沙利度胺衍生物类

L.0.0.0

(a)	avadomide (117) 阿伐度胺	endomide (40) 恩多米特	iberdomide (117) 伊柏度胺	lenalidomide(101) 来那度胺	mitindomide (70) 米丁度胺
	pomalidomide (97) 泊马度胺	thalidomide (8) 沙利度胺			

-dopa   -多巴   dopamine receptor agonists, dopamine derivatives, used as antiparkinsonism/prolactin inhibitors 多巴胺受体激动药，多巴胺衍生物类，用作抗帕金森病药/催乳素抑制药

E.1.1.0   (USAN: dopamine receptor agonists)（USAN：多巴胺受体激动药）

$$HO \text{—} \langle benzene \rangle (OH) \text{—} CH_2CH_2NH_2$$

(a)	carbidopa (37) 卡比多巴	ciladopa (52) 西拉多巴	dopamantine (31) 多巴金刚	droxidopa (57) 屈昔多巴	etilevodopa (80) 乙左旋多巴
	fluorodopa [18F] (64) 氟[18F]多巴	levodopa (21) 左旋多巴	melevodopa (83) 美左旋多巴	methyldopa (12) 甲基多巴	

-opamine   -巴胺   dopaminergic agents dopamine derivatives used as cardiac stimulant/antihypertensives/diuretics 用作强心药/降压药/利尿药的拟多巴胺药物，多巴胺衍生物类

[USAN: -pamine: dopaminergics (butopamine type)] [USAN: -pamine -帕明：多巴胺药物（布托巴胺类）]

(a)	butopamine (43) 布托巴胺	cliropamine (59) 克利巴胺	denopamine (50) 地诺帕明	dopamine (18) 多巴胺	fosopamine (69) 磷巴胺
	ibopamine (43) 异波巴胺	octopamine (32) 奥克巴胺	oxidopamine (37) (glaucoma) 羟多巴胺	ractopamine (54) (1 of 4 isomers of butopamine) 雷托巴胺（布托巴胺 4 个异构体中的 1 个）	

(b)	tiopropamine (36) (gastric and duodenal ulcers) 噻罗帕明（胃和十二指肠溃疡）	tolpropamine (13) (antihistaminic) 托普帕敏（抗组胺）			
(c)	dobutamine (29) 多巴酚丁胺	docarpamine (59) 多卡巴胺	dopexamine (50) 多培沙明	fenoldopam (53) 非诺多泮	levdobutamine (65) 左多巴酚丁胺
	methyldopa (12) (alpha-2 adrenoreceptor agonist, cardiotonic) 甲基多巴（α_2 肾上腺素受体激动药，强心药）	zelandopam (84) 泽兰多泮			

-dotril	参见 -tril/-trilat				
-dox	参见 -ox/-alox				

-dralazine -屈嗪 antihypertensives, hydrazinephthalazine derivatives 降压药，肼屈嗪酞嗪衍生物类

H.3.0.0 [USAN: antihypertensives (hydrazine-phthalazines)]〔USAN：降压药（肼屈嗪酞嗪类）〕

(a)	budralazine (33) 布屈嗪	cadralazine (41) 卡屈嗪	dihydralazine (4) 双肼屈嗪	endralazine (39) 恩屈嗪	hydralazine (1) 肼屈嗪
	mopidralazine (52) 莫哌屈嗪	oxdralazine (38) 奥屈嗪	picodralazine (18) 吡考屈嗪	pildralazine (48) 匹尔屈嗪	todralazine (26) 托屈嗪

-drine -君 sympathomimetics 拟交感神经药

E.4.0.0

(a)	alifedrine (49) 阿利非君	bedoradrine (95) 贝多拉君	butidrine (16) 布替君	cafedrine (14) 咖啡君	cinnamedrine (19) 桂美君
	corbadrine (1) 可巴君	dioxethedrin (6) 二羟西君	dioxifedrine (41) 二羟非君	etafedrine (14) 乙非君	meluadrine (78) 美芦君
	methoxyphedrine (6) 甲氧非君	midodrine (27) 米多君	norbudrine (17) 诺布君	oxyfedrine (16) 奥昔非君	pholedrine (1) 福来君
	pseudoephedrine (11) 伪麻黄碱	racephedrine (66) 消旋麻黄碱	ritodrine (22) 利托君	theophylline ephedrine (14) 茶麻黄碱	tinofedrine (32) 替诺非君
	trecadrine (53) 曲卡君				

	not phenethylamine derivatives: 非苯乙胺衍生物：	levopropyl- hexedrine (37) 左丙己君	octodrine (19) 奥托君	propylhexedrine (6) 丙己君	
(b)	bufenadrine (13) (antiemetic) related chemically 丁苯那胺（止吐药）	chlormerodrin (4) (diuretic) 氯汞君（利尿药）	chlormerodrin [¹⁹⁷Hg] (24) 氯汞[¹⁹⁷Hg]君	dieldrin (10) (insecticide) 狄氏剂（杀虫剂）	orphenadrine (8) (spasmolytic) 奥芬那君 （解痉药）

-frine　-福林　　sympathomimetic, phenethyl derivatives　拟交感神经药，苯乙胺衍生物类

E.4.0.0

(a)	amidefrine mesilate (15) 甲磺阿米福林	berefrine (68) 贝瑞福林	ciclafrine (33) 环拉福林	dimetofrine (27) 二甲福林	dipivefrine (39) 地匹福林
	epinephrine (16) 肾上腺素	etilefrine (18) 依替福林	etilefrine pivalate (50) 依替福林酯	gepefrine (38) 吉培福林	norepinephrine (45) 去甲肾上腺素
	norfenefrine (16) 去甲苯福林	oxilofrine (62) 奥洛福林	phenylephrine (1) 去氧肾上腺素	pivenfrine (42) 新戊福林	racepinefrine (41) 消旋肾上腺素

-dronic acid　　calcium metabolism regulator, pharmaceutical aid　钙代谢调控药，辅助用药
-膦酸

N.8.0.0

U.4.0.0　　(USAN: -dronate: calcium metabolism regulators)(USAN: -dronate: 钙代谢调控剂)

(a)	alendronic acid (61) 阿仑膦酸	butedronic acid (59) 布替膦酸	clodronic acid (37) 氯膦酸	etidronic acid (22) 依替膦酸	ibandronic acid (71) 伊班膦酸
	incadronic acid (70) 英卡膦酸	lidadronic acid (84) 利达膦酸	medronic acid (39) 亚甲膦酸	minodronic acid (78) 米诺膦酸	neridronic acid (61) 奈立膦酸
	olpadronic acid (71) 奥帕膦酸	oxidronic acid (42) 奥昔膦酸	pamidronic acid (59) 帕米膦酸	piridronic acid (58) 吡膦酸	risedronic acid (62) 利塞膦酸
	tiludronic acid (60) 替鲁膦酸	zoledronic acid (71) 唑来膦酸			

-dutant　　参见 -tant

-dyl　　参见 -dil

-ectin　-克丁　　antiparasitics, ivermectin derivatives　抗寄生虫药，伊维菌素衍生物类

[USAN: antiparasitics (ivermectin type)] ［USAN：抗寄生虫药（伊维菌素类）］

S.3.0.0

B₁ₐ: R=C₂H₅
B₁ᵦ: R=CH₃

(a)	abamectin (53)	dimadectin (73)	doramectin (63)	eprinomectin (73)	fuladectin (71)
	阿巴克丁	地马待克丁	多拉克丁	依立诺克丁	呋拉迪克丁
	ivermectin (44)	latidectin (88)	moxidectin (61)	nemadectin (60)	selamectin (81)
	伊维菌素	拉替待克丁	莫昔克丁	奈马克丁	司拉克丁

-elestat 参见 -stat

-emcinal -西那 erythromycin derivatives lacking antibiotic activity, motilin agonists 无抗生素活性的红霉素衍生物类，胃动素激动药

J.0.0.0   (USAN: erythromycin derivatives lacking antibiotic activity)（USAN：无抗菌活性的红霉素衍生物类）

(a)	alemcinal (84)	idremcinal (81)	mitemcinal (86)
	阿兰西那	伊屈西那	米坦西那

-entan (x) -坦 endothelin receptor antagonists 内皮素受体拮抗药

F.2.0.0

(a)	ambrisentan (85)	aprocitentan (116)	atrasentan (83)	avosentan (93)	bosentan (70)
	安立生坦	阿普昔腾坦	阿曲生坦	阿伏生坦	波生坦
	clazosentan (90)	darusentan (82)	edonentan (86)	enrasentan (80)	fandosentan (87)
	克拉生坦	达芦生坦	艾多南坦	恩拉生坦	泛多生坦
	feloprentan (85)	macitentan (107)	nebentan (90)	sitaxentan (83)	sparsentan (113)
	非洛仑坦	马昔腾坦	奈苯坦	西他生坦	司帕生坦
	tezosentan (81)	zibotentan (94)			
	替唑生坦	齐泊腾坦			

erg 麦角 ergot alkaloid derivatives 麦角生物碱衍生物类

F.4.0.0

C.7.0.0   (USAN: -erg-: ergot alkaloid derivatives)（USAN：-erg-：麦角生物碱衍生物类）

(a)	acetergamine (18)	amesergide (67)	brazergoline (37)	bromerguride (51)	cabergoline (54)
	醋麦角胺	安麦角	溴麦角林	溴麦角脲	卡麦角林
	cianergoline (47)	delergotrile (42)	dihydroergotamine (16)	disulergine (45)	dosergoside (54)
	氰麦角林	地麦角腈	二氢麦角胺	地舒勒近	度麦角胺
	ergometrine (4)	ergotamine (4)	etisulergine (47)	flurdihydro-ergotamine (115)	lergotrile (32)
	麦角新碱	麦角胺	乙舒麦角	氟二氢麦角胺	麦角腈
	lysergide (8)	mergocriptine (54)	mesulergine (47)	metergoline (18)	metergotamine (29)
	麦角二乙胺	甲麦角隐亭	美舒麦角	甲麦角林	甲麦角胺
	methylergometrine (1)	methysergide (11)	nicergoline (26)	pergolide (41)	propisergide (35)
	甲麦角新碱	美西麦角	尼麦角林	培高莱	普罗麦角
	proterguride (50)	romergoline (66)	sergolexole (60)	terguride (50)	tiomergine (42)
	丙麦角脲	罗麦角林	麦角克索	特麦角脲	硫麦角林
	voxergolide (61)				
	伏高莱				
(b)	ergocalciferol (13)				
	→vitamin D$_2$				
	维生素 D$_2$				

-eridine	**-利定**	**analgesics, pethidine derivatives 镇痛药，哌替啶衍生物类**		
A.4.1.0		[USAN: analgesics (meperidine type)]〔USAN：镇痛药（哌替啶衍生物类）〕		

(a)	anileridine (5)	carperidine (11)	etoxeridine (6)	morpheridine (6)	oxpheneridine (5)
	阿尼利定	卡哌利定	依托利定	吗哌利定	羟芬利定
	pheneridine (5)	phenoperidine (11)	properidine (5)	sameridine (68)	trimeperidine (6)
	苯乙利定	苯哌利定	丙哌利定	沙美利定	三甲利定
(b)	diaveridine (18)	eseridine (53)	nexeridine (34)		
	(coccidiostat.)	依舍立定	(somewhat related)		
	二氨藜芦啶（抗		奈西利定（有相关		
	球虫药）		性）		
(c)	benzethidine (9)	butoxylate (14)	diphenoxylate (10)	fetoxilate (21)	furethidine (9)
	苄替啶	布托昔酯	地芬诺酯	非托西酯	呋替啶
	hydroxypethidine (5)	pethidine (4)	piminodine (9)		
	羟哌替啶	哌替啶	匹米诺定		

estr	**雌**	**estrogens 雌激素类**		
Q.2.1.0		(USAN: estr-; or -estr-: estrogens)(USAN: estr-; or -estr-: 雌激素)		

(a)	almestrone (24)	benzestrol (1)	broparestrol (8)	cloxestradiol (12)	dienestrol (1)
	阿美雌酮	苯雌酚	溴帕雌烯	氯克雌醇	己二烯雌酚
	diethylstilbestrol (4)	epiestriol (12)	epimestrol (22)	eptamestrol/etame-	estradiol (4)
	己烯雌酚	表雌三醇	表美雌醇	strol (49) (deleted)	雌二醇
				依他雌醇（已删除）	
	estradiol benzoate (4)	estradiol	estradiol valerate (35)	estramustine (24)	estrapronicate (34)
	苯甲雌二醇	undecylate (16)	戊酸雌二醇	雌莫司汀	雌丙烟酯
		十一酸雌二醇			
	estrazinol (16)	estriol succinate (14)	estrofurate (25)	estrone (4)	ethinylestradiol (1)
	雌秦醇	琥珀雌三醇	雌呋酯	雌酮	炔雌醇
	fenestrel (18)	fosfestrol (15)	furostilbestrol (1)	hexestrol (1)	mestranol (12)
	芬雌酸	磷雌酚	呋罗雌酚	己烷雌酚	美雌醇
	methallenestril (6)	methestrol (1)	moxestrol (24)	nilestriol (32)	orestrate (17)
	美沙雌酸	美雌酚	莫克雌醇	尼尔雌醇	奥雌酯
	polyestradiol	promestriene (31)	quinestradol (15)	quinestrol (14)	
	phosphate (36)	普罗雌烯	奎雌醇	炔雌醚	
	聚磷酸雌二醇				

E

(b)	alfatradiol (84) (topical) 阿法雌二醇 （局部的）	allylestrenol (10) (progest.) 烯丙雌醇 （孕激素）	ethylestrenol (13) (anabol.) 乙雌烯醇 （同化激素）	lynestrenol (13) (progest.) 利奈孕酮 （孕激素）	
	estrogens receptor antagonists: 雌激素受体 拮抗药：	brilanestrant (115) 布林司群	elacestrant (115) 艾拉司群	fulvestrant (78) (estrogens receptor antagonist) 氟维司群（雌激素 受体拮抗药）	
-gestr-: -孕-	edogestrone (22) 依度孕酮	levonorgestrel (30) 左炔诺孕酮	megestrol (13) 甲地孕酮	melengestrol (13) 美仑孕酮	norelgestromin (84) 诺孕曲明
	norgestrel (17) 炔诺孕酮	norgestrienone (18) 诺孕烯酮	pentagestrone (14) 喷他孕酮	quingestrone (13) 奎孕酮	
(c)	estetrol (116) 雌四醇	chlorotrianisene (6) 氯烯雌醚	clomifene (12) 氯米芬	enclomifene (33) 恩氯米芬	zuclomifene (33) (antiestrogens) 珠氯米芬 （抗雌激素）

-etanide	参见 -anide
-ethidine	参见 -eridine
-exine **-克新**	**mucolytic, bromhexine derivatives** 化痰药，溴己新衍生物类

K.0.0.0

(a)	adamexine (36) 金刚克新	bromhexine (20) 溴己新	brovanexine (31) 溴凡克新	cistinexine (54) 西替克新	dembrexine (56) 登溴克新
	neltenexine (62) 奈替克新	oxabrexine (40) 奥溴克新			
(b)	enefexine (54) (antidepressant) 乙非辛（抗抑郁药）	gamfexine (17) (antidepressant) 更非辛（抗抑郁药）			
(c)	ambroxol (32) [dembrexol (50): replaced by dembrexine (56)] 氨溴索 [dembrexol (50) 被修改为登溴 克新 (56)]				

-fenacin -非那新	muscarinic receptor antagonists 毒覃碱受体拮抗药				
	afacifenacin (101)	darifenacin (70)	imidafenacin (90)	revefenacin (114)	solifenacin (85)
	阿芬那新	达非那新	咪达那新	瑞维那新	索利那新
	tarafenacin (100)	tofenacin (15)	zamifenacin (68)		
	他利那新	托芬那辛	扎非那新		

-fenamate	参见 -fenamic acid

-fenamic acid -芬那酸	anti-inflammatory, anthranilic acid derivatives 抗炎药，邻氨基苯甲酸衍生物类
-fenamate -芬那酯	"fenamic acid" derivatives 芬那酸衍生物类

[USAN: -fenamic acid: anti-inflammatory (anthranilic acid derivatives); -fenamate: "fenamic acid" ester or salt derivatives]〔USAN：-fenamic acid：抗炎药（邻氨基苯甲酸衍生物类）；-fenamate：芬那酸酯或盐衍生物类〕

A.4.2.0

(a)	clofenamic acid (13)	enfenamic acid (45)	flufenamic acid (13)	meclofenamic acid (17)	mefenamic acid (13)
	氯芬那酸	恩芬那酸	氟芬那酸	甲氯芬那酸	甲芬那酸
	tolfenamic acid (24)				
	托芬那酸				
	colfenamate (29)	etofenamate (29)	prefenamate (36)	terofenamate (32)	ufenamate (50)
	考芬那酯	依托芬那酯	普瑞芬那酯	特罗芬那酯	乌芬那酯
(b)	clantifen (24)	oxyfenamate (13)			
	氯替芬	奥芬氨酯			
	phonetically close:	clofenamide (13)	diclofenamide (13)		
	发音接近：	氯非那胺	双氯非那胺		
(c)	flutiazin (22)				
	氟替阿嗪				

-fenin -苯宁	diagnostic aids; (phenylcarbamoyl)methyl iminodiacetic acid derivatives 辅助诊断试剂；（苯胺基甲酰基）甲基亚氨基二乙酸衍生物类				

U.1.0.0

(a)	arclofenin (52)	butilfenin (41)	disofenin (43)	etifenin (43)	galtifenin (59)
	阿氯苯宁	丁苯宁	地索苯宁	依替苯宁	加替苯宁
	lidofenin (39)	mebrofenin (47)			
	利多苯宁	甲溴苯宁			

-fenine -非宁 phenine 芬宁	analgesics, glafenine derivatives (subgroup of fenamic acid group) 镇痛药，格拉非宁衍生物类（芬那酸类下的亚类）

[USAN: -fenine: analgesics (fenamic acid subgroup)]〔USAN：-fenine -非宁：镇痛药（芬那酸亚类）〕

A.4.3.0

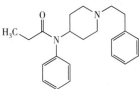

(a)	antrafenine (35)	floctafenine (24)	florifenine (50)	glafenine (15)	nicafenine (40)
	安曲非宁	夫洛非宁	氟非宁	格拉非宁	尼卡非宁
(b)	*spasmolytic diphenylacetates:* 解痉药二苯基乙酸酯类:	adiphenine (1) 阿地芬宁	drofenine (26) 六氢芬宁		
	other:	buphenine (8) (vasodilator) 布酚宁（扩血管药）	cinfenine (27) (antidepressant) 桂非宁（抗抑郁药）		

-fensine	**-芬辛**	**norepinephrine, serotonin, dopamine reuptake inhibitors** 去甲肾上腺素、5-羟色胺、多巴胺再摄取抑制药类			
	brasofensine (76) 布索芬新	diclofensine (44) 二氯芬辛	liafensine (109) 利阿芬辛	nomifensine (24) 诺米芬辛	perafensine (44) 哌芬新
	tesofensine (89) 替索芬辛				

-fentanil **-芬太尼**	**opioid receptor agonists, analgesics, fentanyl derivatives** 阿片受体激动剂，镇痛药，芬太尼衍生物类				

[USAN: -fentanil: narcotic analgesics (fentanyl derivatives)]〔USAN：-fentanil：麻醉性镇痛药（芬太尼衍生物类）〕

A.4.1.0

(a)	alfentanil (43) 阿芬太尼	brifentanil (62) 布芬太尼	carfentanil (39) 卡芬太尼	fentanyl (14) 芬太尼	lofentanil (43) 洛芬太尼
	mirfentanil (64) 米芬太尼	ocfentanil (61) 奥芬太尼	remifentanil (67) 瑞芬太尼	sufentanil (36) 舒芬太尼	trefentanil (67) 曲芬太尼

-fentrine	**-芬群**	**inhibitors of phosphodiesterases** 磷酸二酯酶抑制药类			

K.0.0.0

(a)	benafentrine (44) 苯芬群	ensifentrine (119) 恩司芬群	pumafentrine (86) 普马芬群	tolafentrine (70) 托拉芬群	

-fexor	**-法克索**	**farnesoid X receptor agonists** 法尼酯 X 受体激动药类			
	cilofexor (119) 昔洛法克索	nidufexor (118) 尼度法克索	tropifexor (116) 曲匹法克索	turofexorate isopropyl (103) 妥芬异丙酯	vonafexor (122) 伏那法克索

-fiban	-非班	fibrinogen receptor antagonists (glycoprotein Ⅱb/Ⅲa receptor antagonists)纤维蛋白原受体拮抗药类（糖蛋白Ⅱb/Ⅲa 受体拮抗药类）

I.2.0.0

carafiban (78)	elarofiban (83)	fradafiban (72)	gantofiban (80)	lamifiban (72)
卡拉非班	艾罗非班	夫雷非班	更托非班	拉米非班
lefradafiban (75)	lotrafiban (78)	orbofiban (75)	roxifiban (77)	sibrafiban (77)
来达非班	洛曲非班	奥波非班	罗昔非班	西拉非班
tirofiban (73)	xemilofiban (74)			
替罗非班	珍米洛非班			

-fibrate	-贝特	clofibrate derivatives, peroxisome proliferator activated receptor-α (PPAR-α) agonists 氯贝特衍生物类，过氧化物酶体增殖物激活受体-α (PPAR-α)激动药

H.4.0.0

(BAN: substances of the clofibrate group)（BAN：氯贝特类药物）

[USAN: -fibrate, -fibric acid: antihyperlipidaemics (clofibrate type)]〔USAN：-fibrate -贝特，-fibric acid -非贝酸：降血脂药（氯贝特类）〕

(a)

bezafibrate (35)	biclofibrate (28)	binifibrate (44)	choline	ciprofibrate (36)
苯扎贝特	二氯贝特	比尼贝特	fenofibrate (97)	环丙贝特
			胆碱非诺贝特	
clinofibrate (39)	dulofibrate (43)	etofibrate (31)	fenirofibrate (49)	fenofibrate (35)
克利贝特	度洛贝特	依托贝特	非尼贝特	非诺贝特
lifibrate (30)	nicofibrate (31)	pemafibrate (113)	picafibrate (35)	ponfibrate (37)
利贝特	尼可贝特	佩玛贝特	匹卡贝特	喷贝特
ronifibrate (55)	salafibrate (41)	serfibrate (34)	simfibrate (22)	sitofibrate (32)
氯烟贝特	沙拉贝特	舍贝特	双贝特	西托贝特
tiafibrate (33)	timofibrate (40)	tocofibrate (33)	urefibrate (37)	xantifibrate (31)
硫贝特	替莫贝特	托考贝特	脲贝特	呫替贝特
clofibric acid (20)	clofibrate (13)	aluminium	calcium	cinnarizine
氯贝酸	氯贝丁酯	clofibrate (31)	clofibrate (34)	clofibrate (38)
		氯贝酸铝	氯贝酸钙	桂利嗪氯贝特
etofylline	magnesium			
clofibrate (38)	clofibrate (31)			
益多酯	氯贝酸镁			
clofibride (28)	plafibride (39)			
氯贝胺	普拉贝脲			
related:	arhalofenate (101)	beclobrate (35)	eniclobrate (39)	gemfibrozil (34)
相关：	阿洛芬酯	苄氯贝特	恩尼贝特	吉非罗齐
	halofenate (20)	lifibrol (62)	metibride (53)	terbufibrol (35)
	卤芬酯	利非贝罗	美替贝特	特丁贝罗

	tibric acid (33)	fibrafylline (43)		
	替贝酸	(deleted)		
(b)	bromebric acid (25)	fibracillin (30)		
	(prophylaxis of	(antibiotic)		
	migraine)	非布西林		
	溴美酸			
(c)	nafenopin (24)	treloxinate (25)		
	萘酚平	曲洛酯		

-flapon   -夫拉朋   5-lipoxygenase-activating protein (FLAP) inhibitors 5-脂氧合酶活化蛋白（FLAP）抑制药类

K.0.0.0				
J.0.0.0	fiboflapon (105)	quiflapon (72)	veliflapon (95)	
	非夫拉朋	喹夫拉朋	维夫拉朋	

-flurane   -氟烷   halogenated compounds used as general inhalation anaesthetics 用作全身吸入麻醉药的卤代化合物

A.1.1.0	[USAN: general inhalation anesthetics (halogenated alkane derivatives)] ［USAN：全身吸入麻醉药（卤代烷烃衍生物）］			
(a)	aliflurane (36)	cryofluorane (6)	desflurane (62)	enflurane (25)	isoflurane (28)
	阿利氟烷	克立氟烷	地氟烷	恩氟烷	异氟烷
	methoxyflurane (11)	norflurane (20)	roflurane (12)	sevoflurane (25)	teflurane (12)
	甲氧氟烷	诺氟烷	罗氟烷	七氟烷	替氟烷
(b)	apaflurane (73)			
	阿帕氟烷			
(c)	fluroxene (12)	halothane (6)		
	氟乙烯醚	氟烷		

-formin (d)   antihyperglycaemics, phenformin derivatives 降血糖药物，苯乙双胍衍生物类
-双胍

M.5.2.0	[USAN: hypoglycemics (phenformin type)] ［USAN：降血糖药物（苯乙双胍类）］

(a)	benfosformin (29)	buformin (17)	etoformin (34)	metformin (21)	metformin
	苄磷福明	丁福明	依托福明	二甲双胍	glycinate (103)
					甘氨酸二甲双胍
	phenformin (10)	tiformin (22)			
	苯乙双胍	替福明			

-fos(-vos)   insecticides, anthelminthics, pesticides etc., phosphorous derivatives 杀虫药、驱虫药、农药等含磷衍
-磷（膦）   生物类

	[USAN: -fo(s)-: phosphoro-derivatives] ［USAN：-fo(s)-：含磷衍生物类］
S.3.1.0	
(Y.0.0.0)	
1.	*organophosphorous*
	derivatives:
	有机膦亚生物:

X=O or S

(a)	*vet. insecticides*: 兽药，杀虫药：	quintiofos (25) 喹硫磷		
(b)	*toldimfos (23) (vet.* *phosphorous source)* 托定磷（兽药，磷源）			
(c)	*vet. insecticides and* *anthelminthics*: 兽药，杀虫药和驱 虫药：	metrifonate (16) 美曲膦酯		
	anthelmintic: 驱虫药：	butonate (30) 布托酯		

2. **phosphates**:
磷酸酯类：

(a)	*vet. insecticides*: 兽药，杀虫药：	clofenvinfos (23) 氯芬磷		
	vet. anthelminthics: 兽药，驱虫药：	bromofenofos (43) 溴酚磷	dichlorvos (28) 敌敌畏	naftalofos (16) 萘肽磷
	anthelminthics: 驱虫药：	vincofos (28) 乙烯磷		
(b)	triclofos (13) (hypnotic, sedative) 三氯福司（催眠药， 镇静药）			
(c)	*vet. anthelminthics*: 兽药，驱虫药：	fospirate (21) 福司吡酯	haloxon (16) 哈洛克酮	

3. **phosphorothioates**:
硫代磷酸酯类：

vet. insecticides:
兽药，杀虫药：

(a)	bromofos (25) 溴硫磷	coumafos (16) 库马磷	fenclofos (23) 芬氯磷	temefos (31) 替美磷
(c)	dimpylate (16) 敌匹硫磷	phoxim (20) (vet. insecticide and anthelmintic) 肟硫磷（兽药，杀 虫药和驱虫药）	pyrimitate (16) 嘧硫磷	

4.　　　　　　　*phosphorodithioates*:

二硫代磷酸酯类：

$$R{\sim}S{\diagdown}\underset{\underset{O-R''}{|}}{\overset{\overset{S}{\|}}{P}}{\diagup}O{-}R'$$

(a)　　　　　benoxafos (22)

(vet. pesticide)

苯噁磷（兽药，杀
虫药）

(c)　　　　　carbofenotion (23)　　dioxation (16)　　malathion (46)

(vet. insecticide)　　(vet. insecticide)　　(deleted!)

卡波硫磷（兽药，　敌噁磷（兽药，　马拉硫磷（已
杀虫药）　　　　　杀虫药）　　　　删除！）

5.　　　　　　　*phosphoramidates*:

磷酰胺酯类：

$$R{\sim}\underset{H}{\overset{}{N}}{\diagdown}\underset{\underset{O-R''}{|}}{\overset{\overset{O}{\|}}{P}}{\diagup}O{-}R'$$

crufomate (16)　　uredofos (37)

克芦磷酯　　　　乌瑞磷

anthelminthic:

驱虫药：

imcarbofos (44)

英卡波磷

-fos- or fos-　磷- 或 膦-	various pharmacological categories belonging to fos (other than those above) 含有 fos 的各种药物类别（除以上含磷衍生物的杀虫药、驱虫药、农药以外）

-fos-　-磷-或-膦-

alafosfalin (41)	amifostine (44)	belfosdil (61)	benfosformin (29)	butafosfan (38)
阿拉磷	氨磷汀	贝磷地尔	苄磷福明	布他磷
cifostodine (50)	creatinolfosfate (20)	dexfososerine (68)	ferpifosate sodium (69)	furifosmin (70)
胞磷托定	肉醇磷酯	右磷丝氨酸	吡磷铁钠	呋膦
monophospho-thiamine (8)	rabacfosadine (111)	sodium picofosfate (37)	sofosbuvir (108)	sparfosic acid (46)
磷硫胺	雷巴沙定	匹可磷酸钠	索磷布韦	膦门冬酸
technetium (^{99m}Tc) furifosmin (70)	tetrofosmin (66)	trifosmin (74)		
锝[^{99m}Tc]呋膦	替曲膦	曲膦明		

-fosfamide:　-磷酰胺　**alkylating agents of the cyclophosphamide group** 环磷酰胺类的烷化剂类
(USAN: isophosphoramide mustard derivatives)(USAN: 异磷酰胺氮芥衍生物类)

canfosfamide (92)	cyclophosphamide(10)	defosfamide (12)	evofosfamide(111)	glufosfamide (77)
坎磷酰胺	环磷酰胺	地磷酰胺	艾伏磷酰胺	葡膦酰胺

ifosfamide (23)	mafosfamide (51)	palifosfamide (99)	perfosfamide (66)	sufosfamide (36)
异环磷酰胺	马磷酰胺	帕磷酰胺	培磷酰胺	磺磷酰胺
trofosfamide (23)				
曲磷胺				

-fosine -福新   **cytostatic 细胞抑制药**

edelfosine (59)	ilmofosine (56)	miltefosine (61)	perifosine (78)	
依地福新	伊莫福新	米替福新	哌立福新	

fos- 磷-/膦-

fosalvudine tidoxil (95)	fosamprenavir (83)	fosaprepitant (94)	fosarilate (53)	fosazepam (27)
磷夫定酯	呋山那韦	福沙匹坦	膦利酯	膦西泮
fosbretabulin (100)	foscarnet sodium (42)	foscolic acid (12)	fosdagrocorat (111)	fosdevirine (103)
福他布林	膦甲酸钠	膦乳酸	福达考特	福德韦林
fosenazide (48)	fosfestrol (15)	fosfluconazole (83)	fosfluridine tidoxil (93)	fosfocreatinine (50)
福司肼	磷雌酚	磷氟康唑	磷氟啶酯	磷酸肌酐
fosfomycin (25)	fosfonet sodium (35)	fosfosal (37)	fosfructose (81)	fosinopril (69)
磷霉素	膦乙酸钠	磷柳酸	二磷酸果糖	福辛普利
fosinoprilat (62)	fosmanogepix (119)	fosmenic acid (49)	fosmet-pantotenate (116)	fosmidomycin (46)
福辛普利拉	磷马吉匹	膦美酸	磷甲泛酸酯	膦胺霉素
fosopamine (69)	fosphenytoin (62)	fospirate (21)	fospropofol (100)	fosquidone (64)
磷巴胺	磷苯妥英	福司吡酯	磷丙泊酚	磷喹酮
fosravuconazole (110)	fostamatinib (100)	fostedil (51)	fostriecin (55)	fosveset (83)
磷雷夫康唑	福他替尼	福司地尔	福司曲星	磷维塞

-fovir	参见 -vir
-fradil	参见 -dil
-frine	参见 -drine
-fungin -芬净	**antifungal antibiotics 抗真菌抗生素类**
S.6.0.0	[USAN: antifungal antibiotics (undefined group)]〔USAN：抗真菌抗生素类（未定义类别）〕
S.4.3.0	

(a)	abafungin (74)	anidulafungin (81)	basifungin (72)	caspofungin (80)	cilofungin (60)
	阿巴芬净	阿尼芬净	巴西芬净	卡泊芬净	西洛芬净
	fusafungine (15)	kalafungin (20)	micafungin (84)	nifungin (24)	oxifungin (40)
	夫沙芬净	卡拉芬净	米卡芬净	尼芬净	奥昔芬净
	rezafungin acetate (117)	sinefungin (39)	triafungin (40)		
	醋酸瑞扎芬净	西奈芬净	三嗪芬净		

-fylline -茶碱	**N-methylated xanthine derivatives N-甲基黄嘌呤衍生物类**
B.1.0.0	(USAN: theophylline derivatives)(USAN: 茶碱衍生物类)

G

(a)	acefylline clofibrol (44) 克醋茶碱	acefylline piperazine (14) 哌醋茶碱	albifylline (66) 阿比茶碱	aminophylline (4) 氨茶碱	apaxifylline (71) 阿帕茶碱
	arofylline (75) 阿罗茶碱	bamifylline (15) 巴米茶碱	cipamfylline (71) 西潘茶碱	denbufylline (55) 登布茶碱	derenofylline (102) 地瑞茶碱
	dimabefylline (19) 地马茶碱	diniprofylline (18) 地尼茶碱	diprophylline (1) 二羟丙茶碱	doxofylline (47) 多索茶碱	enprofylline (44) 恩丙茶碱
	etamiphylline (6) 依他茶碱	etofylline (14) 乙羟茶碱	etofylline clofibrate (38) 益多酯	fibrafylline (43) (deleted)	flufylline (48) 氟鲁茶碱
	fluprofylline (50) 氟丙茶碱	furafylline (48) 呋拉茶碱	guaifylline (16) 愈创茶碱	isbufylline (62) 异丁茶碱	istradefylline (89) 伊曲茶碱
	laprafylline (60) 拉普茶碱	lisofylline (72) 利索茶碱	lomifylline (37) 洛米茶碱	mercurophylline (1) 汞罗茶碱	metescufylline (15) 甲七叶茶碱
	mexafylline (48) 美沙茶碱	midaxifylline (79) 米达茶碱	naxifylline (86) 那昔茶碱	nestifylline (64) 奈司茶碱	pentifylline (29) 喷替茶碱
	pentoxifylline (29) 己酮可可碱	perbufylline (58) 哌丁茶碱	pimefylline (2l) 匹美茶碱	propentofylline (46) 丙戊茶碱	proxyphylline (10) 丙羟茶碱
	pyridofylline (14) 吡哆茶碱	rolofylline (98) 罗咯茶碱	spirofylline (58) 螺茶碱	stacofylline (73) 司他可茶碱	tazifylline (52) 他齐茶碱
	theophylline ephedrine (14) 茶麻黄碱	tonapofylline (102) 托那茶碱	torbafylline (56) 托巴茶碱	triclofylline (19) 曲氯茶碱	verofylline (43) 维罗茶碱
	visnafylline (24) 维司茶碱	choline theophyllinate (8) 胆茶碱	fenetylline (16) 芬乙茶碱		
(c)	cafedrine (14) 咖啡君	dimenhydrinate (1) 茶苯海明	dimethazan (8) 二甲沙生	meralluride (1) 美拉鲁利	mercumatilin sodium(4) 汞香豆林钠
	piprinhydrinate (8) 哌海茶碱	promethazine teoclate (10) 茶氯酸异丙嗪	protheobromine (14) 丙可可碱	theodrenaline (14) 茶碱那林	xantifibrate (31) 呫替贝特
	xantinol nicotinate (16) 烟酸呫替诺				
	radicals and groups: 自由基团：	teprosilate (29) 茶丙磺酸盐(或酯)			

gab (x)　加　gabamimetic agents　拟氨基丁酸药

E.0.0.0

(a)	atagabalin (102) 阿加巴林	fengabine (53) 酚加宾	gabapentin (46) 加巴喷丁	gabapentin enacarbil (94) 加巴喷汀酯	gaboxadol (48) (used as analgesic) 加波沙多（镇痛药）

	imagabalin (101)	lesogaberan (100)	mirogabalin (109)	pivagabine (66)	pregabalin (78)
	氨甲辛酸	氟膦丙胺	美洛加巴林	匹伐加宾	普瑞巴林
	progabide (43)	retigabine (76)	tiagabine (63)	tolgabide (53)	vigabatrin (52)
	(used as antiepileptic)	瑞替加滨	噻加宾	托加比特	(anticonvulsants)
	普洛加胺				氨己烯酸
	(抗癫痫药)				(抗惊厥药)
(b)	gabexate (35)				
	(proteolytic)				
	加贝酯（蛋白水解）				

gado- (x)　钆-　diagnostic agents, gadolinium derivatives 诊断试剂，钆衍生物类

U.0.0.0	[USAN: gadolinium derivatives (principally for diagnostic use)]［USAN：钆衍生物类（主要用于诊断）］			
(a)	gadobenic acid (64)	gadobutrol (66)	gadocoletic acid (85)	gadodenterate (91)	gadodiamide (63)
	钆贝酸	钆布醇	钆考酸	钆登酯	钆双胺
	gadofosveset (86)	gadomelitol (85)	gadopenamide (60)	gadopentetic acid (50)	gadopiclenol (118)
	钆磷维塞	钆美利醇	钆喷胺	钆喷酸	钆吡醇
	gadoteric acid (59)	gadoteridol (70)	gadoversetamide (71)	gadoxetic acid (71)	
	钆特酸	钆特醇	钆弗塞胺	钆塞酸	

-gatran (x)　-加群　thrombin inhibitors, antithrombotic agents 凝血酶抑制药，抗血栓药

I.2.0.0	[USAN: thrombin inhibitors (argatroban type)]［USAN：凝血酶抑制药（阿加曲班类）］			
(a)	atecegatran (103)	atecegatran	dabigatran (83)	dabigatran	efegatran (71)
	阿替加群	metoxil (105)	达比加群	etexilate (87)	依非加群
		美阿替加群		达比加群酯	
	flovagatran (97)	inogatran (72)	melagatran (74)	napsagatran (72)	sofigatran (95)
	夫洛加群	伊诺加群	美拉加群	奈沙加群	索非加群
	ximelagatran (84)				
	希美加群				
(c)	argatroban (57)				
	阿加曲班				

-gepant　-吉泮　calcitonin gene-related peptide receptor antagonists 降钙素基因相关肽受体拮抗药类

C.3.1.0					
(a)	atogepant (116)	olcegepant (86)	rimegepant (109)	telcagepant (100)	ubrogepant (109)
	阿托吉泮	奥塞吉泮	瑞美吉泮	替卡吉泮	乌布吉泮

gest (x)　孕　steroids, progestogens 甾体类，孕激素类

Q.2.2.0	(USAN: -gest-: progestins)(USAN: -gest-: 孕酮)				
(a)	altrenogest (46)	anagestone (16)	cingestol (20)	clogestone (21)	clomegestone (20)
	烯丙孕素	阿那孕酮	烯孕醇	氯孕酮	氯美孕酮
	demegestone (24)	desogestrel (38)	dexnorgestrel (30)	dienogest (49)	dydrogesterone (12)
	地美孕酮	去氧孕烯	右炔诺孕酮	地诺孕素	地屈孕酮

edogestrone (22)	etonogestrel (65)	flugestone (16)	gestaclone (23)	gestadienol (22)
依度孕酮	依托孕烯	氟孕酮	孕氯酮	孕他烯醇
gestodene (37)	gestonorone	gestrinone (39)	halopro-	hydroxy-
孕二烯酮	caproate (16)	孕三烯酮	gesterone (11)	progesterone (8)
	己酸孕诺酮		卤孕酮	羟孕酮
hydroxyprogesterone	levonorgestrel (33)	medrogestone (15)	medroxy-	
caproate (8)	(previously	美屈孕酮	progesterone (10)	
己酸羟孕酮	dexnorgestrel)		甲羟孕酮	
	左炔诺孕酮（以前			
	的右炔诺孕酮）			
megestrol (13)	melengestrol (13)	metogest (33)	nomegestrol (49)	norelgestromin (83)
甲地孕酮	美仑孕酮	美托孕素	诺美孕酮	诺孕曲明
norgesterone (14)	norgestimate (35)	norgestomet (32)	norgestrel (17)	norgestrienone (18)
诺孕酮	诺孕酯	诺孕美特	炔诺孕酮	诺孕烯酮
oxogestone (19)	pentagestrone (14)	progesterone (4)	proligestone (28)	promegestone (38)
奥索孕酮	喷他孕酮	黄体酮	普罗孕酮	普美孕酮
quingestanol (15)	quingestrone (13)	segesterone (89)	tigestol (20)	tosagestin (86)
奎孕醇	奎孕酮	塞孕酮	替孕醇	托沙孕烯
trengestone (22)	trimegestone (66)			
群孕酮	曲美孕酮			

(b)	algestone (22)				
	(glucorticoid)				
	阿尔孕酮				
	（糖皮质激素）				

(c)	allylestrenol (10)	chlormadinone (12)	cismadinone (12)	delmadinone (23)	dimethisterone(8)
	烯丙雌醇	氯地孕酮	西地孕酮	地马孕酮	地美炔酮
	ethisterone (4)	ethynerone (17)	etynodiol (13)	hydromadinone (12)	lynestrenol (13)
	炔孕酮	氯炔诺酮	炔诺醇	羟地孕酮	利奈孕酮
	metynodiol (27)	norethisterone (6)	noretynodrel (13)	norvinisterone (10)	
	甲诺醇	炔诺酮	异炔诺酮	诺乙烯酮	
	clometerone (15)	dimepregnen (24)			
	(antiestrogen)	(antiestrogen)			
	氯甲孕酮（抗雌	地美孕烯（抗雌			
	激素）	激素）			

-gestr-	参见 estr			
-giline -吉兰	**MAO-inhibitors type B B 型单胺氧化酶（MAO）抑制药**			
C.3.1.0				
(a)	adarigiline (117)	clorgiline (23)	mofegiline (69)	pargyline (13)	rasagiline (70)
	阿达吉兰	氯吉兰	莫非吉兰	帕吉林	雷沙吉兰
	selegiline (39)	sembragiline (111)			
	司来吉兰	赛博吉兰			

-gillin	-洁林	antibiotics produced by *Aspergillus* strains 由曲霉菌 *Aspergillus* 株产生的抗生素类		

S.6.0.0

(a)	fumagillin (1)	mitogillin (17)
	夫马洁林	米托洁林
(c)	mitosper (24)	nifungin (24)
	米托司培	尼芬净

gli (x)	格列	antihyperglycaemics 降血糖药		

(previously **gly-**)

M.5.2./3.0   (BAN:sulphonamide hypoglycaemics)(BAN:磺酰胺类降血糖药)

(USAN: gli-: antihyperglycaemics)(USAN: gli-: 降血糖药物)

(a)	**1. sulfonamide derivatives** 磺酰胺衍生物类	gliamilide (33) 格列胺脲	glibenclamide (18) 格列本脲	glibornuride (22) 格列波脲	glibutimine (31) 格列丁胺
		glicaramide (28) 格列卡胺	glicetanile (37) 格列他尼	gliclazide (25) 格列齐特	glicondamide (44) 格列康胺
		glidanile (23) (deleted)	glidazamide (24) 格列达脲	gliflumide (33) 格列氟胺	glimepiride (53) 格列美脲
		glipalamide (62) 格列酰胺	glipizide (27) 格列吡嗪	gliquidone (28) 格列喹酮	glisamuride (45) 格列沙脲
		glisentide (58) [previously glipentide(27)] 格列生脲	glisindamide (43) 格列吲胺	glisolamide (43) 格列索脲	glisoxepide (24) 格列派特
		glybuthiazol (8) 格列噻唑	glybuzole (15) 格列丁唑	glyclopyramide (17) 格列吡脲	glycyclamide (12) 格列环脲
		glyhexamide (15) 格列己脲	glymidine sodium (15) 格列嘧啶钠	glyoctamide (14) 格列辛脲	glyparamide (USAN only) 格列帕脲
		glypinamide (13) 格列平脲	glyprothiazol (8) 格列丙唑	glysobuzole (12) 格列布唑	
	2. other than sulfonamide derivatives 磺酰胺以外的其他药物	adomeglivant (115) 阿度格列凡	camiglibose (67) 卡格列波糖	deriglidole (66) 德格列哚	dorzagliatin (116) 多格列艾汀
		emiglitate (55) 乙格列酯	fasiglifam (107) 法格列凡	firuglipel (116) 非格列培	imeglimin (98) 伊格列明
		ingliforib (85) 吲格列福	isaglidole (61) 伊格列哚	limiglidole (100) 林格列哚	linogliride (48) 利诺格列
		managlinat dialanetil (96) 地马格列	meglitinide (34) 美格列奈	midaglizole (57) 咪格列唑	miglitol (55) 米格列醇
		mitiglinide (78) 米格列奈	naglivan (65) 那格列钒	nateglinide (77) 那格列奈	piragliatin (97) 吡格列丁

		pirogliride (40) 吡咯格列	repaglinide (65) 瑞格列奈	teglicar (91) 替格列卡	tibeglisene (64) 替格列新
		voglibose (65) 伏格列波糖			

	3. peptide 多肽	seglitide (57) 司格列肽			
(b)	cromoglicate lisetil (72) 赖色甘酯	cromoglicic acid (18) 色甘酸	ioglicic acid (33) 碘格利酸	ioxaglic acid (37) 碘克沙酸	sulglicotide (29) (treatment of peptic ulcers) 硫糖肽（用于消化道溃疡治疗）

G

	tropigline (8) 托品林				
(c)	acetohexamide (12) 醋酸己脲	butadiazamide (10) 布他酰胺	carbutamide (36) 氨磺丁脲	chlorpropamide (8) 氯磺丙脲	heptolamide (12) 海托磺脲
	metahexamide (10) 美他己脲	palmoxiric acid (48) 帕莫酸	thiohexamide (12) 甲硫己脲	tolazamide (12) 妥拉磺脲	tolbutamide (6) 甲苯磺丁脲
	tolpentamide (12) 托喷磺脲	tolpyrramide (13) 甲苯磺吡胺			

gly- 格列-   *prior to revision of the General Principles* 通用规则修改前的版本

(a)	glybuthiazol (08) 格列噻唑	glybuzole (15) 格列丁唑	glyclopyramide (17) 格列吡脲	glycyclamide (13) 格列环脲	glyhexamide (15) 格列己脲
	glymidine sodium (15) 格列嘧啶钠	glyoctamide (14) 格列辛脲	glypinamide (13) 格列平脲	glyprothiazol (8) 格列丙唑	glysobuzole (12) 格列布唑
(c)	glycerol (4) 甘油	glycobiarsol (1) 甘铋胂	glycopyrronium bromide (12) 格隆溴铵		

-gliflozin -格列净   **sodium glucose co-transporter inhibitors, phlorizin derivatives** 钠离子葡萄糖协同转运蛋白抑制药，根皮苷衍生物类

(USAN: phlorozin derivatives, phenolic glycosides)(USAN: 根皮苷衍生物类, 酚苷类)

atigliflozin (100) 阿格列净	bexagliflozin (113) 贝沙格列净	canagliflozin (102) 卡格列净	dapagliflozin (97) 达格列净	empagliflozin (104) 恩格列净
ertugliflozin (107) 艾托格列净	ipragliflozin (103) 伊格列净	licogliflozin(118) 利可格列净	luseogliflozin (104) 芦格列净	mizagliflozin (114) 米扎格列净
remogliflozin etabonate (98) 依碳酸瑞格列净	sergliflozin etabonate (98) 依碳酸舍格列净	sotagliflozin (110) 索格列净	tofogliflozin (103) 托格列净	velagliflozin (115) 维拉格列净

-gliptin   -格列汀   dipeptidyl aminopeptidase-Ⅳ inhibitors 二肽氨基肽酶Ⅳ抑制药类

M.5.2.0

(a)

alogliptin (96)	anagliptin (103)	bisegliptin (103)	carmegliptin (98)	denagliptin (94)
阿格列汀	安奈格列汀	贝格列汀	卡格列汀	地格列汀
dutogliptin (100)	evogliptin (107)	garvagliptin (117)	gemigliptin (103)	gosogliptin (101)
度格列汀	依格列汀	加瓦格列汀	吉米格列汀	果格列汀
linagliptin (99)	melogliptin (99)	omarigliptin (107)	saxagliptin (92)	sitagliptin (94)
利格列汀	美格列汀	奥格列汀	沙格列汀	西格列汀
teneligliptin (99)	trelagliptin (106)	vildagliptin (90)		
替格列汀	曲格列汀	维格列汀		

-glitazar   -格列扎   dual peroxisome proliferator activating receptor-α and -γ (PPAR-α,γ) agonists 过氧化酶体增生物激活受体-α和 γ (PPAR-α, γ)双重激动药类

M.5.2.0   [USAN: PPAR agonists (not thiazolidene derivatives)] ［USAN：PPAR 激动药（非噻唑烷衍生物类）］

(a)

aleglitazar (95)	cevoglitazar (94)	farglitazar (84)	imiglitazar (91)	indeglitazar (100)
阿格列扎	塞格列扎	法格列扎	伊格列扎	吲格列扎
muraglitazar (90)	naveglitazar (92)	oxeglitazar (88)	peliglitazar (92)	pemaglitazar (92)
莫格列扎	那格列扎	奥格列扎	培格列扎	培马格列扎
ragaglitazar (85)	reglitazar (87)	saroglitazar (108)	sipoglitazar (93)	sodelglitazar (95)
拉格列扎	瑞格列扎	沙罗格列扎	西格列扎	索格列扎
tesaglitazar (85)				
替格列扎				

-glitazone   -格列酮   peroxisome proliferator activating receptor-γ (PPAR-γ) agonists, thiazolidinedione derivatives 过氧化酶体增生物激活受体 γ (PPAR-γ)激动药，噻唑烷二酮衍生物类

M.5.2.0   [USAN: PPST agonists (thiazolidene derivatives)] ［USAN：PPST 激动药（噻唑烷衍生物类）］

(a)

balaglitazone (84)	ciglitazone (50)	darglitazone (69)	edaglitazone (91)	englitazone (64)
巴格列酮	环格列酮	达格列酮	依格列宗	恩格列酮
leriglitazone (119)	lobeglitazone (95)	netoglitazone (85)	pioglitazone (60)	rivoglitazone (87)
乐立格列酮	洛贝格列酮	萘格列酮	吡格列酮	利格列酮
rosiglitazone (78)	troglitazone (69)			
罗格列酮	曲格列酮			

(c)

efatutazone (102)
依妥他宗

-gliflozin	参见 **gli**
-gliptin	参见 **gli**
-glitazar	参见 **gli**
-glitazone	参见 **gli**

-glumide   -谷胺   cholecystokinin antagonists, antiulcer, anxiolytic agents 缩胆囊素拮抗药类，抗溃疡药，抗焦虑药

J.0.0.0/C.1.0.0

amiglumide (85)	dexloxiglumide (65)	itriglumide (82)	lorglumide (56)	loxiglumide (57)
阿米谷胺	右氯谷胺	伊曲谷胺	氯谷胺	氯昔谷胺
proglumide (16)	spiroglumide (70)	tomoglumide (56)		
丙谷胺	螺谷胺	托莫谷胺		

G

-glurant -谷兰	metabotropic glutamate receptor antagonists / negative allosteric modulators 代谢型谷氨酸受体拮抗药/负性变构调节药类				
	basimglurant (109) 贝昔谷兰	decoglurant (109) 地可谷兰	dipraglurant (102) 地派谷兰	mavoglurant(104) 马伏谷兰	raseglurant (102) 拉司谷兰
	remeglurant (109) 瑞美谷兰				

-golide -高莱	dopamine receptor agonists, ergoline derivatives 多巴胺受体激动药，麦角林衍生物类				
E.1.1.0					
(a)	adrogolide (82) 阿屈高莱	naxagolide (60) 那沙高莱	pergolide (41) 培高莱	quinagolide (62) 喹高莱	voxergolide (61) 伏高莱
(c)	rotigotine (83) 罗替高汀				

-golix -戈利	gonadotropin releasing hormone (GnRH) antagonists 促性腺激素释放激素(GnRH)拮抗药类				
	elagolix (99) 艾拉戈克	linzagolix (118) 林扎戈利	opigolix (118) 奥匹戈利	relugolix (107) 瑞卢戈利	sufugolix (89) 舒夫戈利

-gosivir	参见 -vir

-grel-/-grel -格雷-/-格雷	platelet aggregation inhibitors 血小板聚集抑制药类				
I.2.1.0	(USAN: -grel- or -grel: platelet aggregation inhibitors, primarily platelet P2Y12 receptor antagonists)(USAN: -grel- or -grel: 血小板聚集抑制药类，主要为血小板 P2Y12 受体拮抗药)				
(a)	anagrelide (42) 阿那格雷	camonagrel (61) 卡莫格雷	cangrelor (97) 坎格雷洛	clopidogrel (57) 氯吡格雷	dazmegrel (51) 达美格雷
	elinogrel (101) 依利格雷	furegrelate (53) 呋格雷酸	isbogrel (59) 伊波格雷	itazigrel (56) 伊他格雷	midazogrel (53) 咪唑格雷
	nafagrel (64) 那法格雷	nicogrelate (48) 烟格雷酯	oxagrelate (47) 氧格雷酯	ozagrel (55) 奥扎格雷	pamicogrel (70) 帕米格雷
	parogrelil (94) 帕格雷利	pirmagrel (53) 吡吗格雷	prasugrel (91) 普拉格雷	rafigrelide (106) 拉非格雷	regrelor (97) 瑞格瑞洛
	ridogrel (59) 利多格雷	rolafagrel (65) 罗拉格雷	samixogrel (72) 沙米索格雷	sarpogrelate (63) 沙格雷酯	satigrel (67) 沙替格雷
	selatogrel (119) 塞拉格雷	sunagrel (52) 舒那格雷	temanogrel (103) 替马格雷	terbogrel (75) 特波格雷	ticagrelor (95) 替格瑞洛
	trifenagrel (53) 三苯格雷				

guan- 胍-	antihypertensives, guanidine derivatives 抗高血压药，胍类衍生物类				
H.3.0.0					
(a)	guanabenz (26) 胍那苄	guanacline (16) 胍那克林	guanadrel (20) 胍那屈尔	guanazodine (27) 胍那佐定	guancidine (18) 胍西定

	guanclofine (36)	guanethidine (11)	guanfacine (35)	guanisoquine (15)	guanoclor (15)
	胍氯芬	胍乙啶	胍法辛	胍尼索喹	胍氯酚
	guanoctine (16)	guanoxabenz (31)	guanoxan (15)	guanoxyfen (16)	
	胍诺克汀	胍诺沙苄	胍生	胍诺西芬	
(c)	guabenxan (32)				
	胍苯克生				

-ibine	参见 -ribine

-icam -康	**anti-inflammatory, isoxicam derivatives 抗炎药，伊索昔康衍生物类**

A.4.2.0   [USAN: anti-inflammatory agents (isoxicam type)]〔USAN：抗炎药（伊索昔康衍生物类）〕

(a)	ampiroxicam (56)	droxicam (52)	enolicam (45)	isoxicam (30)	lornoxicam (59)
	安吡昔康	屈昔康	依诺利康	伊索昔康	氯诺昔康
	meloxicam (52)	piroxicam (32)	sudoxicam (27)	tenoxicam (44)	tesicam (25)
	美洛昔康	吡罗昔康	舒多昔康	替诺昔康	替昔康

-ifene -芬	**antiestrogens or estrogen receptor modulators, clomifene and tamoxifen derivatives 抗雌激素或雌激素受体调节药，氯米芬和他莫昔芬衍生物类**

[USAN: -ifen(e): antiestrogens of the clomifene and tamoxifen groups]〔USAN：-ifen(e)：氯米芬和他莫昔芬类抗雌激素药类〕

(Q.2.1.0
L.6.0.0)

clomifene	Cl	C_2H_5
tamoxifen	C_2H_5	CH_3

(a)	acolbifene (86)	clomifenoxide (54)	tesmilifene (81)		
	阿考比芬	氧氯米芬	替米利芬		
	***-oxifene*: -昔芬**	afimoxifene (95)	arzoxifene (80)	bazedoxifene (86)	droloxifene (53)
		阿非昔芬	阿佐昔芬	巴多昔芬	屈洛昔芬
		idoxifene (68)	lasofoxifene (81)	levormeloxifene (73)	miproxifene (74)
		艾多昔芬	拉索昔芬	左美洛昔芬	米泼昔芬
		ormeloxifene (69)	pipendoxifene (84)	raloxifene (54)	tamoxifen (28)
		奥美昔芬	哌喷昔芬	雷洛昔芬	他莫昔芬
		trioxifene (41)	zindoxifene (54)		
		曲奥昔芬	秦哚昔芬		
	***-mifene*: -米芬**	clomifene (12)	enclomifene (33)	fispemifene (89)	nitromifene (33)
		氯米芬	恩氯米芬	非培米芬	硝米芬
		ospemifene (85)	panomifene (58)	sivifene (99)	toremifene (53)
		奥培米芬	帕诺米芬	西维芬	托瑞米芬
		zuclomifene (33)			
		珠氯米芬			

(b)	dextropropoxyphene (7)	levopropoxyphene (7)	suloxifen (30)		
	右丙氧芬	左丙氧芬	(bronchodilator)		
			舒洛昔芬（支气管		
			扩张药）		
(c)	nafoxidine (16)				
	萘福昔定				

-ilide	**-利特**	**classⅢ antiarrhythmics, sematilide derivatives　Ⅲ类抗心律失常药，司美利特衍生物类**			
H.2.0.0		(USAN: classⅢ antiarrhythmic agents)（USAN：Ⅲ类抗心律失常药）			

(a)	ambasilide (59)	artilide (67)	azimilide (72)	dofetilide (65)	ersentilide (72)
	氨巴利特	阿替利特	阿齐利特	多非利特	艾生利特
	ibutilide (63)	ipazilide (62)	risotilide (62)	sematilide (58)	trecetilide (79)
	伊布利特	依帕利特	利索利特	司美利特	曲西利特
(b)	bromacrylide (13)	ftaxilide (32)	gliamilide (33)		
	溴马利特	酞昔利	格列胺脲		

imex (d)	**-美司**	**immunostimulants　免疫增强药**			
S.7.0.0					
(a)	azimexon (40)	forfenimex (55)	imexon (37)	roquinimex (53)	ubenimex (56)
	阿齐美克	福酚美克	伊美克	罗喹美克	乌苯美司
	veledimex (110)				
	维迪美司				

-imibe	**-麦布**	**antihyperlipidaemics, acyl CoA:cholesterol acyltransferase (ACAT) inhibitors　降血脂药，酰基 CoA：胆固醇酰基转移酶（ACAT）抑制药类**			
M.3.0.0					
(a)	avasimibe (80)	canosimibe (100)	eflucimibe (84)	eldacimibe (76)	ezetimibe (83)
	阿伐麦布	卡诺麦布	依鲁麦布	依达麦布	依泽麦布
	lecimibide (70)	nevanimibe (119)	octimibate (52)	pactimibe (89)	
	来西贝特	奈伐麦布	辛米贝特	帕替麦布	

-imod	**-莫德**	**immunomodulators, both stimulant/suppressive and stimulant　免疫调节药类，包括增强药/抑制药和增强药**			
S.7.0.0		(USAN: immunomodulators)(USAN：免疫调节药)			
(a)	amiselimod (112)	apilimod (95)	atiprimod (75)	bevifimod (119)	blisibimod (107)
	阿米莫德	阿吡莫德	阿替莫德	贝弗莫德	布利莫德
	cenerimod (118)	ceralifimod (109)	cridanimod (83)	cupabimod (115)	defoslimod (79)
	西奈莫德	赛拉莫德	克立莫德	库帕莫德	地磷莫德
	efgartigimod alfa (116)	efizonerimod alfa (117)	eftilagimod alfa (116)	epetirimod (97)	esonarimod (79)
	艾加莫德α	依福佐莫德α	艾泰莫德α	依泰莫德	艾那莫德

etrasimod(116)	fingolimod (91)	forigerimod (104)	glaspimod (74)	golotimod (97)
艾曲莫德	芬戈莫德	福瑞莫德	格拉莫德	戈洛莫德
iguratimod (86)	imiquimod (66)	indoximod (111)	ivarimod (60)	laquinimod (85)
艾拉莫德	咪喹莫德	吲哚莫德	伊伐莫德	拉喹莫德
litenimod (96)	mocravimod (116)	mosedipimod (118)	navoximod (115)	orilotimod (111)
利尼莫德	摩拉莫德	莫司莫德	那伏莫德	奥瑞莫德
ozanimod (112)	paquinimod (94)	pidotimod (63)	pixatimod (117)	ponesimod (103)
奥扎莫德	帕喹莫德	匹多莫德	比沙莫德	泊沙莫德
rabeximod (97)	reltecimod (115)	resiquimod (82)	siponimod (106)	sotirimod (94)
雷贝莫德	瑞替莫德	瑞喹莫德	西尼莫德	索替莫德
susalimod (73)	tasquinimod (93)	tiprotimod (57)		
舒沙利莫德	他喹莫德	噻丙莫德		

-mapimod	mitogen-activated protein (MAP) kinase inhibitors 丝裂原活化蛋白（MAP）激酶抑制药类				
-马莫德					
(a)	acumapimod (111)	balamapimod (96)	bentamapimod (98)	dilmapimod (102)	doramapimod (88)
	阿库马莫德	巴拉莫德	贝马莫德	地尔莫德	度马莫德
	losmapimod (101)	neflamapimod (116)	pamapimod (96)	talmapimod (99)	semapimod (89)
	洛吡莫德	奈拉莫德	帕吡莫德	他美莫德	塞马莫德

-tolimod	-托莫德	toll-like receptors (TLR) agonists Toll 样受体（TLR）激动药类			
(a)	agatolimod (98)	cobitolimod (113)	entolimod (108)	lefitolimod (113)	motolimod (112)
	阿托莫德	可比托莫德	恩托莫德	来菲托莫德	莫托莫德
	rintatolimod (102)	telratolimod (118)	tilsotolimod (117)	vesatolimod (113)	
	林他莫德	替拉莫德	替索莫德	维托莫德	

-imus	-莫司	immunosuppressants 免疫抑制药			
S.7.0.0	(USAN: immunosuppressives)(USAN:免疫抑制剂)				
(a)	abetimus (81)	anisperimus (82)	gusperimus (68)	laflunimus (70)	manitimus (93)
	阿贝莫司	阿尼莫司	胍立莫司	拉氟莫司	马尼莫司
	napirimus (60)	tresperimus (75)	vidofludimus (103)		
	萘吡莫司	曲培莫司	维多莫司		

-rolimus	-罗莫司	immunosuppressants, rapamycin derivatives 免疫抑制剂，雷帕霉素衍生物类			
(a)	everolimus (82)	olcorolimus (105)	pimecrolimus (81)	ridaforolimus (108)	sirolimus (69)
	依维莫司	奥罗莫司	吡美莫司	利达莫司	西罗莫司
	tacrolimus (66)	temsirolimus (94)	umirolimus (103)	zotarolimus (94)	
	他克莫司	坦罗莫司	尤米莫司	唑罗莫司	

-ine (d)	alkaloids and organic bases 生物碱和有机碱类
(a)	approximatively 17.5% INN ending in -ine in Lists 1-119 of proposed INNs

-inostat	参见 -stat

io- (x)	碘-	iodine-containing contrast media 含碘造影剂			
U.1.1.0					
(a)	iobenzamic acid (14)	iobitridol (68)	iobutoic acid (20)	iocarmic acid (22)	iocetamic acid (18)
	碘苯扎酸	碘比醇	碘布酸	碘卡酸	碘西他酸

iodamide (15) 碘达胺	iodecimol (51) 碘西醇	iodetryl (1) 碘硬酯	iodixanol (53) 碘克沙醇	iodophthalein sodium (1) 碘酞钠
iodoxamic acid (26) 碘沙酸	iofendylate (12) 碘苯酯	ioforminol (103) 碘福醇	iofratol (67) 碘拉醇	ioglicic acid (33) 碘格利酸
ioglucol (41) 碘葡醇	ioglucomide (41) 碘葡胺	ioglunide (40) 碘葡苯胺	ioglycamic acid (15) 碘甘卡酸	iohexol (43) 碘海醇
iolidonic acid (26) 碘利多酸	iolixanic acid (26) 碘利扎酸	iomeglamic acid (26) 碘美拉酸	iomeprol (54) 碘美普尔	iomorinic acid (37) 碘吗酸
iopamidol (40) 碘帕醇	iopanoic acid (1) 碘番酸	iopentol (52) 碘喷托	iophenoic acid (4) 碘芬酸	ioprocemic acid (39) 碘普西酸
iopromide (44) 碘普胺	iopronic acid (28) 碘普罗酸	iopydol (14) 碘吡多	iopydone (14) 碘吡酮	iosarcol (54) 碘沙考
iosefamic acid (14) 碘西法酸	ioseric acid (33) 碘丝酸	iosimenol (88) 碘美醇	iosimide (50) 碘西胺	iosulamide (39) 碘磺拉胺
iosumetic acid (33) 碘舒美酸	iotalamic acid (13) 碘他拉酸	iotasul (43) 碘酞硫	iotetric acid (37) 碘替酸	iotranic acid (28) 碘曲尼酸
iotriside (60) 碘赛特	iotrizoic acid (22) 碘曲佐酸	iotrolan (51) 碘曲仑	iotroxic acid (32) 碘曲西酸	ioversol (56) 碘佛醇
ioxabrolic acid (53) 碘克溴酸	ioxaglic acid (37) 碘克沙酸	ioxilan (59) 碘昔仑	ioxitalamic acid (22) 碘羟拉酸	ioxotrizoic acid (33) 羟泛影酸
iozomic acid (24) 碘佐米酸				

(c)	adipiodone (4) 胆影酸	bunamiodyl (10) 丁碘桂酸	dimethiodal sodium (1) 二碘甲磺钠	diodone (1) 碘奥酮	ethyl cartrizoate (12) 碘卡乙酯
	methiodal sodium (1) 碘甲磺钠	metrizamide (26) 甲泛葡胺	pheniodol sodium (1) 碘阿芬酸钠	phenobutiodil (6) 碘芬布酸	propyl docetrizoate (10) 碘泛影丙酯
	propyliodone (1) 丙碘酮	sodium acetrizoate (4) 醋碘苯酸钠	sodium amidotrizoate (4) 泛影酸钠	sodium diprotrizoate (6) 二丙泛影钠	sodium metrizoate (13) 甲泛影钠
	sodium tyropanoate (12) 酪泮酸钠				

(a)	ethiodized oil [131I] (24) 乙碘[131I]油	iobenguane [131I] (57) 碘[131I]苄胍	iocanlidic acid [123I] (77) 碘[123I]苯十五烷酸	iodinated [125I] human serum albumin (24) 碘[125I]人血清白蛋白	iodinated [131I] human serum albumin (24) 碘[131I]人血清白蛋白

iodine [131I] apamistamab (119) 碘[131I]艾妥单抗	iodine [131I] derlotuximab biotin (113) 碘[131I]比德妥昔单抗	iodine [124I] girentuximab (101) 碘 [124I] 吉妥昔单抗	iodocetylic acid [123I] (47) 碘[123I]软脂酸	iodocholesterol [131I] (39) 碘[131I]胆固醇
iodofiltic acid [123I] (95) 碘[123I]非替酸	iofetamine [123I](51) 碘[123I]非他胺	iofolastat [123I] (105) 碘[123I]福司他	ioflubenzamide [131I] (103) 碘[131I] 氟苯酰胺	ioflupane [123I] (75) 碘[123I]氟潘
iolopride [123I](73) 碘[123I]必利	iomazenil [123I] (66) 碘[123I]西尼	iometin [125I] (24) 碘[125I]美丁	iometin [131I] (24) 碘[131I]美丁	iometopane [123I] (76) 碘[123I]苯托烷
sodium iodide [125I] (24) 碘[125I]化钠	sodium iodide [131I] (24) 碘[131I]化钠	sodium iodohippurate [131I] (24) 碘[131I] 马尿酸钠	sodium iotalamate [125I] (24) 碘[125I]马尿酸钠	sodium iotalamate [131I] (24) 碘[131I]他拉酸钠

(c)	fibrinogen [125I] 碘[125I]纤维蛋白原	macrosalb [131I] (33) 大颗粒碘[131I] 人血清白	rose bengal [131I] sodium (24) 玫瑰红钠[131I]	tolpovidone [131I] (24) 碘[131I]托泊酮

-irudin　-芦定　hirudin derivatives 水蛭素衍生物类

I.2.1.0　[USAN: anticoagulants (hirudin type)]［USAN：抗凝血药（水蛭素类）］

bivalirudin (72) 比伐芦定	desirudin (70) 地西芦定	lepirudin (73) 来匹芦定	pegmusirudin (77) 培莫西芦定

-isant　-生　histamine H₃ receptor antagonists, inverse agonists 组胺 H₃ 受体拮抗药类，反向激动药

bavisant (103) 巴夫艾生	cipralisant (85) 西拉利生	enerisant (113) 艾奈瑞生	irdabisant (105) 伊达吡生	pitolisant(100) 匹托利生

-isomide　-索胺　class Ⅰ antiarrhythmics, disopyramide derivatives Ⅰ类抗心律失常药，丙吡胺衍生物类

[USAN: -isomide: antiarrhythmics (disopyramide derivatives)]［USAN：-isomide：抗心律失常药（丙吡胺衍生物类）］

H.2.0.0

(a)	actisomide (60) 阿克索胺	bidisomide (63) 比地索胺	pentisomide (59) 喷替索胺
(c)	disopyramide (12) 丙吡胺		

-ium　-铵　quaternary ammonium compounds 季铵化合物类

(USAN: -ium or –onium: quaternary ammonium derivatives)（USAN：-ium or –onium：季铵化合物类）

E.3.0.0　neuromuscular blocking agents with a flexible structure 柔性结构的神经肌肉阻滞剂

(a)	azamethonium bromide (1) 阿扎溴铵	decamethonium bromide (1) 十烃溴铵	dicolinium iodide (25) 地库碘铵	dimecolinium iodide (14) 地美碘铵

				fubrogonium iodide (18) 呋波碘铵

	hexamethonium bromide (1) 六甲溴铵	mebezonium iodide (16) 美贝碘铵	oxapropanium iodide (1) 奥普碘铵	oxydipentonium chloride (1) 奥地氯铵	pentamethonium bromide (1) 五甲溴铵
	pentolonium tartrate (4) 酒石酸喷托铵	prodeconium bromide (6) 丙癸溴铵	sofpironium bromide (115) 索吡溴铵	stilonium iodide (32) 司洛碘铵	suxamethonium chloride (1) 氯琥珀胆碱
	suxethonium chloride (1) 琥乙氯铵	tetrylammonium bromide (1) 四乙溴铵	tiametonium iodide (15) 硫美碘铵	trepirium iodide (25) 曲吡碘铵	

(c) gallamine triethiodide (1) 戈拉碘铵

E.3.0.0 **neuromuscular blocking agents with rigid structure 刚性结构的神经肌肉阻滞药**

(USAN: -curium, also -curonium; neuromuscular blocking agents)(USAN: -curium, -curonium; 神经肌肉阻滞药)

(a) **-curonium** **-库铵**

alcuronium chloride (17) 阿库氯铵	candocuronium iodide (70) 坎库碘铵	dacuronium bromide (21) 达库溴铵	pancuronium bromide (19) 泮库溴铵
pipecuronium bromide (69) 哌库溴铵	rapacuronium bromide (78) 雷库溴铵	rocuronium bromide (66) 罗库溴铵	stercuronium iodide (21) 司库碘铵
vecuronium bromide (46) 维库溴铵			

-curium (d) **-库铵** (curare-like substances，箭毒样物质)

atracurium besilate (42) 苯磺阿曲库铵	cisatracurium besilate (73) 苯磺顺阿曲库铵	doxacurium chloride (58) 多库氯铵	gantacurium chloride (91) 更他氯铵
mivacurium chloride (58) 米库氯铵	truxicurium iodide (22) 曲库碘铵	truxipicurium iodide (22) 曲匹碘铵	

-others

dimethyltubocurarinium chloride (1) 氯二甲箭毒	fazadinium bromide (32) 法扎溴铵	hexafluronium bromide (12) 己芴溴铵	laudexium metilsulfate (4) 甲硫劳地铵
pentacynium chloride (6) 喷他氯铵	phenactropinium chloride (8) 芬托氯铵	piprocurarium iodide (11) 哌库碘铵	thiazinamium metilsulfate (37) 甲硫噻丙铵
trimethidinium methosulfate (8) 甲硫曲美替定			

(c) tubocurarine chloride (1) 氯筒箭毒碱

E.1.0.0	**cholinergic agents 拟胆碱药**				
(a)	aclatonium napadisilate (44) 萘二磺乙乳胆铵	ambenonium chloride (6) 安贝氯铵	benzpyrinium bromide (1) 苄吡溴铵	carpronium chloride (23) 卡普氯铵	demecarium bromide (10) 地美溴铵
	furtrethonium iodide (1) 呋索碘铵				
(c)	acetylcholine chloride (4) 氯乙酰胆碱	carbacol (4) 氨甲酰胆碱	choline alfoscerate (29) 甘磷酸胆碱	choline chloride (4) 氯化胆碱	choline gluconate (110) 葡萄糖酸胆碱
	choline salicylate (15) (analgesic) 水杨酸胆碱 （镇痛药）	choline theophyllinate (8) (smooth muscle relaxant) 胆茶碱（平滑肌 松弛药）	methacholine chloride (110) 氯醋甲胆碱	nitricholine perchlorate (110) (antihypertensive) 高氯酸硝胆碱 （抗高血压药）	distigmine bromide (16) 溴地斯的明
	ecothiopate iodide (6) 碘依可酯	neostigmine bromide(4) 溴新斯的明	obidoxime chloride (16) 双复磷	pralidoxime iodide (10) 碘解磷定	pyridostigmine bromide (6) 溴吡斯的明
E.2.0.0	**anticholinergic agents 抗胆碱药**				
(a)	aclidinium bromide (100) 阿克利溴铵	benzilonium bromide (13) 苯咯溴铵	benzopyrronium bromide (12) 苯吡溴铵	beperidium iodide (57) 贝哌碘铵	bevonium metilsulfate (19) 甲硫贝弗宁
	butropium bromide (30) 布托溴铵	ciclonium bromide (19) 环隆溴铵	ciclotropium bromide (50) 环托溴铵	cimetropium bromide (51) 西托溴铵	clidinium bromide (6) 克利溴铵
	cyclopyrronium bromide (12) 环吡溴铵	dimetipirium bromide (37) 地吡溴铵	diponium bromide (15) 地泊溴铵	dotefonium bromide (24) 多福溴铵	droclidinium bromide (33) 羟奎溴铵→羟克 利溴铵
	emepronium bromide (18) 依美溴铵	etipirium iodide (22) 依吡碘铵	fenclexonium metilsulfate (20) 甲硫芬索铵	fenpiverinium bromide (26) 苯维溴铵	fentonium bromide (29) 芬托溴铵
	flutropium bromide (50) 氟托溴铵	glycopyrronium bromide (12) 格隆溴铵	heteronium bromide (14) 海特溴铵	hexasonium iodide (15) 海松碘铵	hexocyclium metilsulfate (6) 甲硫己环铵
	hexopyrronium bromide (13) 海咯溴铵	ipratropium bromide (31) 异丙托溴铵	methanthelinium bromide (1) 美生溴铵	methylbenactyzium bromide (34) 溴甲贝那替秦	metocinium iodide (26) 美托碘铵
	nolinium bromide (37) 诺利溴铵	otilonium bromide (38) 奥替溴铵	oxapium iodide (26) 奥沙碘铵	oxitefonium bromide (18) 奥封溴铵	oxitropium bromide (36) 氧托溴铵
	oxyphenonium bromide (1) 奥芬溴铵	oxypyrronium bromide (13) 羟吡溴铵	oxysonium iodide (15) 奥昔碘锍	pentapiperium metilsulfate (26) 甲硫戊哌铵	prifinium bromide (20) 吡芬溴铵

ritropirronium bromide (33) 利吡咯溴铵	sintropium bromide (47) 辛托溴铵	sultroponium (18) 舒托泊铵	tematropium metilsulfate (64) 甲硫托铵	tiemonium iodide (13) 替莫碘胺
timepidium bromide (29) 噻哌溴铵	tiotropium bromide (67) 噻托溴铵	tiquizium bromide (47) 替喹溴胺	trantelinium bromide (24) 群替溴铵	trospium chloride (25) 曲司氯铵
umeclidinium bromide (106) 乌美溴铵	xenytropium bromide (15) 珍托溴铵			

(c)

atropine methonitrate (4) 甲硝阿托品	buzepide metiodide (14) 甲碘布	chlorisondamine chloride (6) 松达氯铵	diphemanil metilsulfate (4) 甲硫二苯马尼	homatropine methylbromide (1) 甲溴后马托品
isopropramide iodide (8) 异丙碘铵	mepenzolate bromide (10) 溴美喷酯	octatropine methylbromide (10) 甲溴辛托品	parapenzolate bromide (14) 溴帕拉喷酯	pipenzolate bromide (6) 溴哌喷酯
poldine metilsulfate (11) 甲硫泊尔定	propantheline bromide (1) 溴丙铵太林	propyromazine bromide (12) 溴吡马嗪	thihexinol methylbromide (1) 甲溴噻昔诺	tricyclamol chloride (4) 三环氯铵
tridihexethyl iodide (6) 曲地碘铵	tropenziline bromide (11) 溴托齐林			

S.2.3.0 surfactants used as antibacterials and antiseptics 用于抗菌和防腐的表面活性剂

(a)

acriflavinium chloride (1) 吖啶黄	amantanium bromide (39) 金刚溴铵	benzalkonium chloride (1) 苯扎氯铵	benzethonium chloride (1) 苄索氯铵	benzododecinium chloride (1) 苯度氯铵
benzoxonium chloride (36) 苯佐氯铵	cefalonium (16) 头孢洛宁	cefmepidium chloride (57) 头孢氯铵	cetalkonium chloride (15) 西他氯铵	cethexonium chloride (36) 西塞溴铵
cetrimonium bromide (1) 西曲溴铵	cetylpyridinium chloride (1) 西吡氯铵	chlorphenoctium amsonate (8) 安索氯芬铵	deditonium bromide (15) 地托溴铵	denatonium benzoate (15) 苯甲地那铵
dequalinium chloride (8) 地喹氯铵	disiquonium chloride (55) 地西氯铵	dodeclonium bromide (16) 多地溴铵	dofamium chloride (21) 多法氯铵	fludazonium chloride (33) 氟唑氯铵
furazolium chloride (15) 呋唑氯铵	halopenium chloride (10) 卤培氯铵	hedaquinium chloride (8) 海达氯铵	lapirium chloride (27) 拉匹氯铵	lauralkonium chloride (62) 劳拉氯铵
laurcetium bromide (70) 劳塞溴铵	laurolinium acetate (12) 醋酸劳利铵	mecetronium etilsulfate (AD84351) 乙硫美西铵	metalkonium chloride (60) 美他氯铵	methylbenzethonium chloride (1) 甲苄索氯铵
methylrosanilinium chloride (1) 甲紫	methylthioninium chloride (1) 亚甲蓝	miripirium chloride (63) 米吡氯铵	miristalkonium chloride (41) 米他氯铵	octafonium chloride (16) 奥他氯铵

opratonium iodide (76) 奥普拉碘铵	penoctonium bromide (20) 喷辛溴铵	pirralkonium bromide (19) 吡拉溴铵	polidronium chloride (67) 泊利氯铵	polixetonium chloride (70) 聚塞氯铵
prolonium iodide (14) 普罗碘铵	sanguinarium chloride (68) 血根氯铵	sepazonium chloride (34) 氯司帕唑	tetradonium bromide (18) 替溴铵	tibezonium iodide (32) 替贝碘铵
tiodonium chloride (36) 噻碘氯铵	toliodium chloride (36) 氯化双甲苯碘	toloconium metilsulfate (17) 甲硫托洛铵	tonzonium bromide (14) 通佐溴胺	triclobisonium chloride (10) 曲比氯铵

(c) domiphen bromide (23) 度米芬

other agents 其他药物

alagebrium chloride (91) 阿拉氯胺	albitiazolium bromide (101) 阿珠溴铵	amezinium metilsulfate (36) 甲硫阿美铵	amprolium chloride (16) 安普罗铵	azaspirium chloride (25) 阿匹氯铵
bephenium hydroxy- naphthoate (11) 羟萘苄芬宁	bibenzonium bromide (12) 比苯溴铵	bidimazium iodide (27) 比马碘铵	bretylium tosilate (10) 托西溴苄铵	butopyrammonium iodide (8) 布托碘铵
carcainium chloride (36) 卡氯铵	clofilium phosphate (42) 磷酸氯非铵	datelliptium chloride (57) 达替氯铵	detajmium bitartrate (34) 重酒石酸地他义铵	dibrospidium chloride (51) 二溴螺氯铵
ditercalinium chloride (49) 地特氯铵	edrophonium chloride (4) 依酚氯铵	elliptinium acetate (43) 依利醋铵	emilium tosilate (37) 托西依米铵	enisamium iodide (101) 依尼碘铵
famiraprinium chloride (58) 法米氯铵	feniodium chloride (23) 氯苯碘	gallium [67Ga] citrate (33) 枸橼酸镓[67Ga]	homidium bromide (36) 胡米溴铵	isavuconazonium chloride (96) 氯艾沙康唑
isometamidium chloride (18) 异间脒氯胺	mefenidramium metilsulfate (52) 甲硫美芬铵	meldonium (86) 美度铵	mequitamium iodide (61) 甲喹碘铵	nolpitantium besilate (75) 苯磺诺匹坦铵
pinaverium bromide (32) 匹维溴铵	pirdonium bromide (28) 哌度溴铵	prajmalium bitartrate (23) 重酒石酸普义马林	pranolium chloride (32) 普拉氯铵	pretamazium iodide (29) 普马碘铵
propagermanium (65) 丙帕锗	prospidium chloride (22) 丙螺氯铵	pyritidium bromide (16) 匹立溴铵	pyrvinium chloride (6) 吡维氯铵	quindonium bromide (14) 喹度溴铵
quinuclium bromide (40) 奎纽溴铵	repagermanium (63) 瑞帕锗	rimazolium metilsulfate (26) 甲硫利马唑	roxolonium metilsulfate (33) 甲硫咯克索铵	samarium [153Sm] lexidronam (74) 来昔屈南钐[153Sm]
sepantronium bromide (105) 溴塞派铵	sevitropium mesilate (56) 甲磺塞托铵	spirogermanium (43) 锗螺胺	stilbazium iodide (13) 司替碘铵	thenium closilate (12) 氯苯磺酸西尼铵

	tipetropium bromide (42) 替托溴铵	tolonium chloride(4) 托洛氯铵	trazium esilate (54) 乙磺三嗪铵	trethinium tosilate (14) 托西曲喹铵	troxonium tosilate (13) 托西曲乙铵
	troxypyrrolium tosilate (13) 托西曲咯铵				
(c)	alazanine triclofenate (13) (anthelminthic) 氯芬扎宁（驱虫药）	colfosceril palmitate (64) (pulmonary surfactants) 棕榈胆磷（肺表面活性剂）	dithiazanine iodide (8) (anthelminthic) 碘二噻宁（驱虫药）	hexadimethrine bromide (8) (heparinantagonist) 海美溴铵（肝素拮抗药）	

-ixafor　-沙福　chemokine CXCR4 antagonists 趋化因子 CXCR4 拮抗药类

balixafortide (112) 巴利福肽	burixafor (104) 布利沙福	mavorixafor (118) 马伏沙福	motixafortide (120) 莫替福肽	plerixafor (93) 普乐沙福

-ixibat　-昔巴特　ileal bile acid transporter (IBAT)inhibitors, bile acidre absorption inhibitors 回肠胆汁酸转运体 (IBAT)抑制药，胆汁酸吸收抑制药类

barixibat (88) 巴昔巴特	elobixibat (104) 依洛昔巴特	linerixibat (118) 利奈昔巴特	maralixibat chloride (113) 氯马昔巴特	odevixibat (119) 奥德昔巴特
volixibat (113) 伏昔巴特				

-izine (-yzine)　-嗪　diphenylmethyl piperazine derivatives 二苯甲基哌嗪衍生物类

(a)	*antihistaminics*: 抗组胺药:	G.2.0.0:	buclizine (4) 布克力嗪	cetirizine (51) 西替利嗪	chlorcyclizine (1) 氯环利嗪
			clocinizine (15) 氯西尼嗪	cyclizine (1) 赛克力嗪	efletirizine (71) 乙氟利嗪
			elbanizine (60) 依巴尼嗪	flotrenizine (48) 氟曲尼嗪	levocetirizine (78) 左西替利嗪
			lomerizine (68) 洛美利嗪	pibaxizine (62) 哌巴昔嗪	trenizine (48) 曲尼嗪
	homochlorcyclizine (10) (serotonin antagonist) 高氯环秦（5-羟色胺拮抗剂）				
	tranquillizers: 安定药:	etodroxizine (18) 依托羟嗪	hydroxyzine (6) 羟嗪		

various: 各类药物:	benderizine (40) (antiarrhythmic) 苯地利嗪（抗心律 失常）	decloxizine (19) (respiratory insufficiency) 去氯羟嗪（呼吸 功能不全）	ropizine (36) (anticonvulsant) 罗匹嗪（抗惊 厥药）	

-rizine　-利嗪　antihistaminics/cerebral (or peripheral) vasodilators 抗组胺药/中枢或外周血管舒张药类

(a)	belarizine (36) 苯拉利嗪	buterizine (42) 布替利嗪	cinnarizine (11) 桂利嗪	dotarizine (50) 多他利嗪	flunarizine (22) 氟桂利嗪
	lifarizine (66) 利法利嗪	tagorizine (72) 他戈利嗪	tamolarizine (66) 他莫利嗪	trelnarizine (62) 曲桂利嗪	
	chemically related: 化学相关药物:	pipoxizine (32) (respiratory insufficiency) 哌泊昔秦（呼吸 功能不全）			
(b)	*phenothiazine* *derivatives*: 吩噻嗪衍生物:	chloracyzine (12) (vasodilator) 氯拉西嗪 （扩血管药）	fluacizine (25) (sedative) 氟西嗪（镇静剂）	moracizine (25) (antiarrhythmic) 莫雷西嗪（抗心律 失常药）	tiracizine (62) (antiarrhythmic) 替拉西秦（抗心律 失常药）
	benzilate esters: 苯甲酸酯类:	benactyzine (6) (tranquillizer) 贝那替秦 （安定药）	benaprizine (26) (anti-parkinsonian) 贝那利秦（抗帕金 森药）		
	phenylpiperazine: 苯基哌嗪类:	dimetholizine (10) (antiallergic) 二甲力嗪 （抗过敏药）	dropropizine (18)/ levodropropizine (64) (antitussive) 羟丙哌嗪/左羟丙 哌嗪（镇咳药）		
	antibiotic "cef": 抗生素"cef"：	cefatrizine (34) 头孢曲秦			
	pyrazine *derivatives*: 吡嗪衍生物类:	ampyzine (15) (central nervous stimulant) 二甲胺嗪（中枢神 经兴奋剂）	triampyzine (15) (anticholinergic) 曲安吡嗪（抗胆碱 能药）		
	indoloquinolines *(anticholinergic)*: 吲哚喹啉类（抗胆 碱药）:	metoquizine (17) 美托喹嗪	toquizine (17) 托喹嗪		
(c)	medibazine (16) 美地巴嗪				

| -kacin | -卡星 | antibiotics, kanamycin and bekanamycin derivatives (obtained from *Streptomyces kanamyceticus*) 抗生素、卡那霉素和卡那霉素 **B** 衍生物类（由 *Streptomyces kanamyceticus* 中获得） |

S.6.3.0   [USAN: antibiotics obtained from *Streptomyces kanamyceticus* (related to kanamycin)]［USAN：由卡那霉素链霉菌属获得的抗生素（与卡那霉素相关）］

R=OH 或 NH$_2$

(a)	amikacin (30)	arbekacin (56)	butikacin (41)	dibekacin (31)	propikacin (43)
	阿米卡星	阿贝卡星	布替卡星	地贝卡星	普匹卡星

(c)	bekanamycin (24)	kanamycin (10)
	卡那霉素 B	卡那霉素

other aminoglycoside antibiotics:
其他氨基糖苷类抗生素：

Strept. griseus:	dihydrostrepto-mycin (1) (semisynthetic) 双氢链霉素 （半合成）	streptomycin (1) 链霉素	streptoniazid (13) (semisynthetic) 链异烟肼（半合成）

Strept. tenebrarius:	apramycin (31)	nebramycin (19)	tobramycin (28)
黑暗链霉菌：	安普霉素	(mixture of several antibiotics, including apramycin and tobramycin) 尼拉霉素（含有安普霉素和妥布霉素的几种抗生素的混合物）	妥布霉素

Bacillus circularis:	butirosin (25)
圆形芽孢杆菌：	布替罗星

| -kalant | -卡兰 | potassium channel blockers 钾离子通道阻滞药类 |

(USAN: potassium channel antagonists)(USAN: 钾离子通道阻滞药)

H.2.0.0

(a)	adekalant (83)	almokalant (64)	clamikalant (81)	inakalant (95)	nifekalant (75)
	阿地卡兰	阿莫卡兰	氯米卡兰	伊那卡兰	尼非卡兰
	pinokalant (82)	terikalant (66)	vernakalant (96)		
	匹诺卡兰	特立卡兰	维那卡兰		

-kalim	-卡林	**potassium channel activators, antihypertensive** 钾离子通道激活药类，降压药			
		(USAN: potassium channel agonists)(USAN: 钾离子通道激动剂)			
H.3.0.0					
(a)		aprikalim (64)	bimakalim (64)	cromakalim (58)	levcromakalim (66)	emakalim (66)
		阿普卡林	比卡林	色满卡林	左色满卡林	依马卡林
		mazokalim (75)	rilmakalim (65)	sarakalim (81)		
		马佐卡林	利马卡林	沙拉卡林		

-kef-	-克-	**enkephalin agonists** 脑啡肽激动药类			
		[USAN: enkephalin agonists (various indications)]［USAN：脑啡肽激动药（各种适应证）］			
		casokefamide (65)	difelikefalin (113)	frakefamide (81)	metenkefalin (97)	metkefamide (44)
		卡索胺	地非法林	氟雷法胺	美腾法林	美克法胺

-kiren	-吉仑	**renin inhibitors** 肾素抑制药类			
H.3.0.0					
(a)		aliskiren (84)	ciprokiren (69)	ditekiren (84)	enalkiren (84)	imarikiren (116)
		阿利吉仑	环丙吉仑	地替吉仑	依那吉仑	伊马吉仑
		remikiren (66)	terlakiren (66)	zankiren (84)		
		瑞米吉仑	特拉吉仑	呫吉仑		

-laner	-拉纳	**antagonists of GABA (gamma-aminobutyric acid) regulated chloride channels, antiparasitic agents** 调节氯离子通道的 GABA（γ-氨基丁酸）拮抗药，抗寄生虫药类			
S.1.0.0		[USAN: antiparasitics (isoxazoline compounds)]［USAN：抗寄生虫药（异噁唑化合物类）］			
(a)		afoxolaner (108)	fluralaner (107)	lotilaner (112)	sarolaner (111)	tigolaner(117)
		阿福拉纳	氟雷拉纳	洛替拉纳	沙罗拉纳	替戈拉纳

-leuton	-留通	**5-lipo-oxygenase inhibitors, anti-inflammatory** 5-脂氧合酶抑制药类，抗炎药			
		atreleuton (78)	diroleuton (118)	epeleuton (118)	fenleuton (72)	setileuton (101)
		阿曲鲁彤	地罗利顿	艾培利顿	芬留顿	司替鲁通
		zileuton (63)				
		齐留通				

-lisib	-利塞	**phosphatidylinositol 3-kinase inhibitors, antineoplastics** 磷脂酰肌醇 3-激酶抑制药类，抗肿瘤药			
L.0.0.0		(USAN: phosphatidylinositol 3-kinase inhibitors)(USAN: 磷脂酰肌醇 3-激酶抑制剂)			
		acalisib (109)	apitolisib (108)	alpelisib (110)	bimiralisib (116)	buparlisib (106)
		阿卡利塞	阿哌利塞	阿吡利塞	比米利塞	布帕利塞
		copanlisib (108)	dactolisib (107)	dezapelisib (116)	duvelisib (110)	gedatolisib (111)
		可泮利塞	达托利塞	德扎利塞	度维利塞	吉达利塞
		idelalisib (107)	leniolisib (116)	nemiralisib(116)	omipalisib (111)	panulisib (109)
		伊德利塞	莱尼利塞	奈米利塞	奥米利塞	帕奴利塞
		parsaclisib (117)	pictilisib (107)	pilaralisib (108)	recilisib (108)	seletalisib (112)
		帕沙利塞	哌替利塞	匹拉利塞	瑞西利塞	司来利塞
		serabelisib (115)	tenalisib(114)	umbralisib (118)		
		色雷利塞	泰那利塞	厄布利塞		

-listat		参见 **-stat**			

-lubant	-芦班	**leukotriene B4 receptor antagonists** 白三烯 B4 受体拮抗药类			
		[USAN: leukotriene receptor antagonists (treatment of inflammatory skin disorders)]［USAN：白三烯受体拮抗剂（皮肤炎症的治疗）］			

L

U.3.0.0

(a)	amelubant (85)	moxilubant (78)	ticolubant (76)
	阿美芦班	莫昔芦班	替可芦班

-lukast   **leukotriene receptor antagonists** 白三烯受体拮抗药类，参见 **-ast**

-lutamide   **non-steroid antiandrogens** 非甾体抗雄激素药类
-鲁胺

Q.2.3.1

(a)	apalutamide (113)	bicalutamide (70)	darolutamide (115)	enzalutamide (107)	flutamide (33)
	阿帕他胺	比卡鲁胺	达罗他胺	恩扎鲁胺	氟他胺
	nilutamide (56)	topilutamide (91)			
	尼鲁米特	托匹芦胺			
(b)	aceglutamide (15)				
	乙酰谷酰胺				

-lutril   参见 **–tril**

-mantadine   **adamantane derivatives** 金刚烷衍生物类
-金刚胺

-mantine
-金刚汀

-mantone   [USAN: -mantadine or -mantine: antivirals/antiparkinsonians (adamantane derivatives)] 〔USAN:
-金刚酮   -mantadine or –mantine：抗病毒/抗帕金森病药（金刚烷衍生物类）〕

(a)	antiviral:	S.5.3.0:	amantadine (15)	rimantadine (17)	somantadine (51)
	抗病毒药：		金刚烷胺	金刚乙胺	索金刚胺
			tromantadine (28)		
			曲金刚胺		
	antiparkinsonian:	E.2.0.0:	carmantadine (31)	dopamantine (31)	memantine (35)
	抗帕金森病药：		卡金刚酸	多巴金刚	美金刚
	immunostimulant:	S.7.0.0:	idramantone (71)		
	免疫增强药：		伊屈孟酮		
(b)	anthelminthic:	S.3.1.0:	dimantine (14)		
	驱虫药：		地孟汀		
(c)	adafenoxate (48) (nootropic agent) 金刚芬酯（促智药）	adamexine (36) (mucolytic) 金刚克新（黏痰溶解药）	adapalene (64) (antiacne agent) 阿达帕林（抗痤疮药）	adaprolol (63) (β-adrenoreceptor antagonist) 阿达洛尔（β-肾上腺素受体拮抗剂）	adatanserin (70) (serotonin receptor antagonist) 阿达色林（5-羟色胺受体拮抗剂）
	amantanium bromide (39) (disinfectant) 金刚溴铵（消毒剂）	amantocillin(17) (antibiotic) 金刚西林（抗生素）	arterolane (97) (antimalarial) 青蒿氧烷（抗疟药）	bolmantalate (16) (anabolic) 勃金刚酯（同化激素）	mantabegron (88) (β$_3$-adrenoreceptor agonist) 金刚贝隆（β$_3$肾上腺素受体激动药）

meclinertant (88)	saxagliptin (92)	vildagliptin (90)
(neurotensin	(antidiabetic)	(antidiabetic)
antagonist)	沙格列汀	维格列汀
美兰纳坦（神经	（降糖药）	（降糖药）
降压素拮抗药）		

-mapimod	参见 -imod
-mastat	参见 -stat

-meline -美林 cholinergic agents (muscarine receptor agonists/partial antagonists used in the treatment of Alzheimer's disease) 拟胆碱药物类（用于阿尔兹海默症治疗的毒蕈碱受体激动药/部分拮抗药）

E.1.0.0 (USAN: cholinergic agonists (arecoline derivatives used in the treatment of Alzheimer's disease))(USAN: 拟胆碱激动剂 (用于阿尔兹海默症治疗的槟榔碱衍生物类))

alvameline (79)	cevimeline (76)	itameline (77)	milameline (74)	revosimeline (119)
阿伐美林	西维美林	伊他美林	米拉美林	瑞伏司美林
sabcomeline (76)	tazomeline (77)	xanomeline (70)		
沙可美林	他唑美林	呫诺美林		

mer-/-mer-(d) [1]mercury-containing drugs, antimicrobial or diuretic 含汞药物、抗菌药或利尿药
汞-/-汞-

(a) S.2.2.0

antimicrobial:	meralein sodium (13)	merbromin (1)	mercurobutol (1)	otimerate sodium (51)
抗菌药：	汞林钠	汞溴红	汞氯丁酚	奥汞酸钠
	phenylmercuric	sodium	thiomersal(1)	
	borate (4)	timerfonate (13)	硫柳汞	
	硼酸苯汞	硫汞苯磺钠		

[1]mer- and -mer- can be used for any type of substances and are no longer restricted to use in INNs for mercury-containing drugs

[1]mer-和-mer-可用于任何类型的药物，在 INN 中已不再局限于用于含汞药物

N.1.3.0

diuretic:	chlormerodrin (4)	chlormerodrin	meralluride (1)	mercaptomerin (1)
利尿药：	氯汞君	[197Hg] (24)	美拉鲁利	硫汞林
		氯汞[197Hg]君		
	mercuderamide (1)	mercumatilin	mercurophylline (1)	merisoprol [197Hg]
	汞拉米特	sodium (4)	汞罗茶碱	(24) (diagnostic)
		汞香豆林钠		汞[197Hg]丙醇
	mersalyl (4)			
	汞撒利			

(b)

difemerine (17)	dimercaprol (1)	lomerizine (68)	mercaptopurine (6)	nifurmerone (16)
(spasmolytic)	(antidote, –SH	(cerebral	(cytostatic, –SH	硝呋美隆
双苯美林	group)	vasodilator)	group)	
（解痉药）	二巯丙醇（解毒	洛美利嗪（脑	巯嘌呤（细胞抑制	
	药，含–SH）	血管舒张药）	剂，含–SH）	

M

	pemerid (25) 哌美立特	suxemerid (25) (antitussive) 琥甲哌酯 （镇咳药）			
(c)	hydrargaphen (10) 汞加芬				

-mer -姆	**polymers 聚合物类**				
(a)	amilomer (33) 阿米洛姆	azoximer bromide (97) 溴阿佐姆	berdazimer sodium (117) 柏达姆钠	bixalomer (103) 比沙洛姆	cadexomer (60) 卡地姆
	carbetimer (50) 卡贝替姆	carbomer (21) 卡波姆	crilanomer (53) 克立诺姆	davamotecan pegadexamer (117) 培达莫替康	demplatin pegraglumer (117) 培登铂
	dextranomer (33) 聚糖酐	eldexomer (60) 依地索姆	exatecan alidexiximer (89) 阿依沙替康	firtecan peglumer (108) 培鲁非替康	hemoglobin glutamer (80) 聚戊二醛血红蛋白
	hemoglobin raffimer (89) 交聚血红蛋白	leuciglumer (68) 亮谷姆	maletamer (14) 马来他姆	ompinamer (108) 昂匹纳姆	patiromer calcium (106) 帕替罗姆钙
	poloxamer (34) 泊洛沙姆	porfimer sodium (64) 卟吩姆钠	sevelamer (77) 司维拉姆	surfomer (44) 舒福姆	talinexomer (114) 他利索姆
	tolevamer (88) 托来伐姆	zinostatin stimalamer (74) 净司他丁酯			
(b)	astodrimer (110) 阿特聚姆	succimer (42) 二巯丁二酸			

-mesine **-美新/-美森**	**sigma receptor ligands σ 受体配体**				
	cutamesine (100) 库他美新	igmesine (68) 伊格美新	panamesine (73) 帕那美新	siramesine (81) 西拉美新	

-mestane -美坦	**aromatase inhibitors 芳香化酶抑制药类**				
L.0.0.0/Q.2.1.0	(USAN: antineoplastics, aromatase inhibitors)(USAN: 抗肿瘤药物, 芳香化酶抑制剂)				
	atamestane (54) 阿他美坦	exemestane (65) 依西美坦	formestane (66) 福美坦	minamestane (64) 米那美坦	plomestane (66) 普洛美坦

-metacin (x) **-美辛**	**anti-inflammatory, indometacin derivatives 抗炎药，吲哚美辛衍生物类**				
A.4.2.0	(BAN: anti-inflammatory substances of the indomethacin group)（BAN：吲哚美辛类抗炎药物） [USAN: -metacin: anti-inflammatory substances (indomethacin type)] ［USAN：-metacin：抗炎药物（吲哚美辛类）］				

(a)	acemetacin (32) 阿西美辛	cinmetacin (24) 桂美辛	clometacin (27) 氯美辛	delmetacin (48) [originally demetacin (42)] 地美辛	duometacin (27) 度美辛
	glucametacin (32) 葡美辛	indometacin (13) 吲哚美辛	niometacin (33) 尼奥美辛	oxametacin (37) 奥沙美辛	pimetacin (47) 吡美辛
	proglumetacin (35) 丙谷美辛	sermetacin (36) 丝美辛	talmetacin (46) 他美辛	zidometacin (39) 齐多美辛	
	other anti-inflammatory, indole derivatives: 其他抗炎药物, 吲哚衍生物:	etoprindole (22) 依托吲哚	indopine (12) 吲哚平	indoxole (17) 吲哚克索	nictindole (28) 尼克吲哚

| -met(h)asone | 参见　pred |
| -metinib | 参见　-tinib |

-micin　-米星　aminoglycosides, antibiotics obtained from various *Micromonospora* 氨基糖苷类抗生素，从不同小单孢菌中获得的抗生素

S.6.5.0	[USAN: antibiotics (*Micromonospora* strains)] ［USAN：抗生素（小单孢菌属）］

astromicin (44) 阿司米星	betamicin (38) 倍他米星	etisomicin (47) 乙索米星	evernimicin (82) 依维米星	fidaxomicin (109) 非达霉素
gemtuzumab ozogamicin (115) 奥加米星吉妥组单抗	gentamicin (22) 庆大霉素	isepamicin (54) 异帕米星	maduramicin (52) 马度米星	megalomicin (37) 美加米星
micronomicin (45) 小诺霉素	mirosamicin (58) 米罗米星	netilmicin (36) 奈替米星	ozogamicin (83) 奥加米星	pentisomicin (41) 喷替米星
plazomicin (106) 普拉米星	repromicin (37) 瑞普米星	rosaramicin (41) (prev. rosamicin) 罗沙米星	semduramicin (60) 生度米星	sisomicin (25) 西索米星

| -mifene | 参见　-ifene |
| -milast | 参见　-ast |

mito- (d)　米托-　antineoplastics, nucleotoxic agents 抗肿瘤药，核苷毒性物质类药

L.0.0.0	

| (a) | mitobronitol (20) 二溴甘露醇 | mitocarcin (25) 米托克星 | mitoclomine (18) 米托氯明 | mitoflaxone (60) 米托拉酮 | mitogillin (17) 米托洁林 |
| | mitoguazone (20) 米托胍腙 | mitolactol (26) 二溴卫矛醇 | mitomalcin (19) 米托马星 | mitomycin (26) 丝裂霉素 | mitonafide (40) 米托萘胺 |

M

	mitopodozide (17)	mitoquidone (54)	mitosper (24)	mitotane (21)	mitotenamine (17)
	米托肼	米托喹酮	米托司培	米托坦	米托那明
	mitoxantrone (44)	mitozolomide (51)			
	米托蒽醌	米托唑胺			
(c)	mitindomide (48)				
	米丁度胺				

-monam -莫南	monobactam antibiotics 单环内酰胺类抗生素

S.6.0.0

(a)	carumonam (51)	gloximonam (54)	oximonam (54)	pirazmonam (58)	tigemonam (57)
	卡芦莫南	格洛莫南	肟莫南	吡拉莫南	替吉莫南
(c)	aztreonam (48)				
	氨曲南				

-morelin	参见 -relin
-mostat	参见 -stat
-motine -莫汀	antivirals, quinoline derivatives 抗病毒药，喹啉衍生物类

S.5.3.0

(a)	famotine (23)	memotine (22)			
	法莫汀	美莫汀			

-moxin (d) -莫辛	monoamine oxidase inhibitors, hydrazine derivatives 单胺氧化酶抑制药，肼衍生物类

C.3.1.0

(a)	benmoxin (20)	cimemoxin (17)	domoxin (14)	octamoxin (15)	
	苯莫辛	西美莫辛	度莫辛	奥他莫辛	
(c)	carbenzide (11)	etryptamine (12)	fenoxypropazine (12)	iproclozide (13)	iproniazid (1)
	卡苯肼	乙色胺	苯氧丙肼	异丙氯肼	异丙烟肼
	isocarboxazid (11)	mebanazine (15)	nialamide (10)	pargyline (13)	phenelzine (10)
	异卡波肼	美巴那肼	尼亚拉胺	帕吉林	苯乙肼
	pheniprazine (11)	tranylcypromine (11)			
	苯异丙肼	反苯环丙胺			

-mulin -莫林	antibacterials, pleuromulin derivatives 抗菌药，截短侧耳素衍生物类

S.6.0.0

(a)	azamulin (54)	lefamulin (110)	pleuromulin (35)	retapamulin (91)	tiamulin (35)
	阿扎莫林	来法莫林	截短侧耳素	瑞他莫林	硫姆林
	valnemulin (74)				
	伐奈莫林				

M

| (b) | nonathymulin (56)
诺那莫林 | thymostimulin (45)
胸腺刺激素 | | | |

-mustine **antineoplastic, alkylating agents,(β-chloroethyl)amine derivatives 抗肿瘤药物, 烷化剂, （β-氯乙基）**
-莫司汀 **胺衍生物类**

L.2.0.0 [USAN: antineoplastic agents (chlorethylamine derivatives)]［USAN：抗肿瘤药物（氯乙胺衍生物）］

R—N structure with Cl groups

(a)	alestramustine (68) 阿雌莫司汀	ambamustine (60) 氨莫司汀	atrimustine (61) 阿莫司汀	bendamustine (48) 苯达莫司汀	bofumustine (44) 波呋莫司汀
	carmustine (24) 卡莫司汀	ditiomustine (49) 二硫莫司汀	ecomustine (61) 依考莫司汀	elmustine (49) 依莫司汀	estramustine (24) 雌莫司汀
	fotemustine (57) 福莫司汀	galamustine (61) 加莫司汀	laromustine (98) 拉罗莫司汀	lomustine (27) 洛莫司汀	mannomustine(8) 甘露莫司汀
	neptamustine (48) [originally pentamustine (45)] 奈莫司汀	nimustine (37) 尼莫司汀	prednimustine (31) 泼尼莫司汀	ranimustine (55) 雷莫司汀	semustine (27) 司莫司汀
	spiromustine (47) 螺莫司汀	tallimustine (68) 他莫司汀	tauromustine (50) 牛磺莫司汀	tinostamustine (116) 替诺坦司汀	uramustine (13) 乌拉莫司汀
(c)	canfosfamide (92) 坎磷酰胺	chlorambucil (6) 苯丁酸氮芥	chlormethine (1) 氮芥	chlornaphazine (1) 萘氮芥	cyclophosphamide (10) 环磷酰胺
	defosfamide (12) 地磷酰胺	glufosfamide (77) 葡膦酰胺	ifosfamide (23) 异环磷酰胺	mafosfamide (51) 马磷酰胺	melphalan (8) 美法仑
	melphalan flufenamide (105) 氟美法仑	metamelfalan (41) 美他法仑	mitoclomine (18) 米托氯明	mitotenamine (17) 米托那明	palifosfamide (99) 帕磷酰胺
	perfosfamide (66) 培磷酰胺	sarcolysin (17) 沙可来新	sufosfamide (36) 磺磷酰胺	trichlormethine (11) 三氯氮芥	trofosfamide (23) 曲磷胺

-mycin (x) **antibiotics, produced by *Streptomyces* strains (see also -kacin) 抗生素类，由 *Streptomyces* 菌株产生**
-霉素 **（另见-kacin）**

S.6.0.0 (USAN: antibiotics, *Streptomyces* strains)（USAN：抗生素，链霉菌属）

| (a) | alvespimycin (96)
阿螺旋霉素 | amfomycin (12)
安福霉素 | antelmycin (15)
安太霉素 | apramycin (31)
安普霉素 | avilamycin (46)
阿维霉素 |
| | azalomycin (26)
阿扎霉素 | azithromycin (58)
阿奇霉素 | bambermycin (21)
班贝霉素 | bekanamycin (24)
卡那霉素 B | berythromycin (26)
红霉素 B |

bicozamycin (38)	biniramycin (23)	bluensomycin (14)	capreomycin (12)	carbomycin (1)
二环霉素	比尼霉素	布鲁霉素	卷曲霉素	卡波霉素
cethromycin (87)	clarithromycin (59)	clindamycin (21)	coumamycin (15)	daptomycin (58)
塞红霉素	克拉霉素	克林霉素	库马霉素	达托霉素
dihydrostreptomycin (1)	diproleandomycin (33)	dirithromycin (53)	efrotomycin (53)	endomycin (6)
双氢链霉素	二丙竹桃霉素	地红霉素	依罗霉素	恩多霉素
enramycin (23)	enviomycin (31)	erythromycin (4)	estomycin (14 - deleted in List 28)	flurithromycin (51)
恩拉霉素	恩维霉素	红霉素		氟红霉素
fosfomycin (25)	fosmidomycin (46)	gamithromycin (95)	ganefromycin (68)	hachimycin (23)
磷霉素	膦胺霉素	加米霉素	加奈霉素	曲古霉素
heliomycin (25)	hydroxymycin (8 - deleted in List 28)	josamycin (23)	kanamycin (10)	kitasamycin (13)
海利霉素		交沙霉素	卡那霉素	吉他霉素
laidlomycin (61)	lexithromycin (65)	lincomycin (13)	lividomycin (32)	maridomycin (32)
来洛霉素	来红霉素	林可霉素	利维霉素	马立霉素
midecamycin (30)	mikamycin (17)	mirincamycin (31)	mocimycin (28)	modithromycin (101)
麦迪霉素	米卡霉素	米林霉素	莫西霉素	莫红霉素
nafithromycin (114)	natamycin (15)	nebramycin (19)	neomycin (1)	neutramycin (15)
纳非霉素	那他霉素	尼拉霉素	新霉素	中性霉素
oleandomycin (6)	paldimycin (55)	paromomycin (10)	paulomycin (47)	pirlimycin (47)
竹桃霉素	帕地霉素	巴龙霉素	保洛霉素	吡利霉素
primycin (38)	pristinamycin (12)	ranimycin (20)	relomycin (15)	retaspimycin (99)
普利霉素	普那霉素	雷尼霉素	瑞洛霉素	瑞螺旋霉素
ribostamycin (27)	rifamycin (13)	rokitamycin (53)	roxithromycin (54)	salinomycin (37)
核糖霉素	利福霉素	罗他霉素	罗红霉素	沙利霉素
sedecamycin (55)	solithromycin (104)	spectinomycin (13)	spiramycin (6)	stallimycin (30)
西地霉素	索利霉素	大观霉素	螺旋霉素	司他霉素
steffimycin (20)	streptomycin (1)	surotomycin (107)	tanespimycin (96)	telithromycin (80)
司替霉素	链霉素	舒罗托霉素	坦螺旋霉素	替利霉素
terdecamycin (65)	troleandomycin (24)	trospectomycin (53)	tulathromycin (87) (vet.)	vancomycin (6)
特卡霉素	醋竹桃霉素	丙大观霉素	妥拉霉素（兽药）	万古霉素
viomycin (4)	virginiamycin (18)			
紫霉素	维吉霉素			

antibiotics, antineoplastics 抗生素，抗肿瘤药物：

ambomycin (13)	antramycin (17)	azotomycin (13)	bleomycin (23)	cactinomycin (15)
安波霉素	安曲霉素	阿佐霉素	博来霉素	放线菌素 C

dactinomycin (18)　duazomycin (13)　lucimycin (13)　mitomycin (26)　nogalamycin (16)
放线菌素 D　　　　达佐霉素　　　　鲁西霉素　　　丝裂霉素　　　诺拉霉素

olivomycin (18)　peliomycin (15)　peplomycin (44)　plicamycin (50)　porfiromycin (15)
橄榄霉素　　　　培利霉素　　　　培洛霉素　　　[previouslymithra　泊非霉素
　　　　　　　　　　　　　　　　　　　　　mycin (16)]
　　　　　　　　　　　　　　　　　　　　　普卡霉素

puromycin (15)　rufocromomycin (12)　sparsomycin (13)　talisomycin (41)
嘌罗霉素　　　　链黑霉素　　　　司帕霉素　　　他利霉素

antibiotics, antineoplastics, antibacterial 抗生素，抗肿瘤、抗菌药物：

cirolemycin (21)

西罗霉素

antibiotic, antifungal 抗生素，抗真菌药：

hamycin (17)　lidimycin (20)　rutamycin (14)
哈霉素　　　　利地霉素　　　芦他霉素

(b)　tobramycin (28)

妥布霉素

M

(c)　*antibiotic, antibacterial* 抗生素，抗菌药：

aspartocin (11)　azidamfenicol (14)　cetofenicol (14)　chloramphenicol (1)　cloramfenicol
门冬托星　　　　叠氮氯霉素　　　乙酰氯霉素　　　氯霉素　　　　pantotenate
　　　　　　　　　　　　　　　　　　　　　　　　　complex (14)
　　　　　　　　　　　　　　　　　　　　　　　　　泛酸氯霉素混合物

cycloserine (6)　novobiocin (6)　ostreogrycin (6)　rifamide (15)　rifampicin (17)
环丝氨酸　　　　新生霉素　　　奥斯立星　　　利福米特　　　利福平

streptoniazid (13)　streptovarycin (6)　thiamphenicol (10)　tylosin (16)
链异烟肼　　　　链伐立星　　　甲砜霉素　　　泰洛星

antibiotic, antifungal 抗生素，抗真菌药：

amphotericin B (10)　candicidin (17)　filipin (20)　kalafungin (20)　nystatin (6)
两性霉素 B　　　克念菌素　　　非律平　　　卡拉芬净　　　制霉菌素

viridofulvin (16)

绿黄菌素

antibiotic, antineoplastic 抗生素，抗肿瘤药：

daunorubicin (20)　mitomalcin (19)　streptonigrin (14)
柔红霉素　　　　米托马星　　　(deleted in List 33)
　　　　　　　　　　　　　　→rufocromomycin
　　　　　　　　　　　　　　链黑霉素

另见 -rubicin

| nab | 大麻 | **cannabinoid receptors agonists 大麻素受体激动药类** |

(USAN: -nab; or -nab-: cannabinol derivatives)（USAN：-nab；or -nab-：大麻酚衍生物类）

(a)	cannabidiol (118)	cannabinol (23)	dronabinol (51)	lenabasum (118)	menabitan (49)
	大麻二酚	大麻酚	屈大麻酚	来那巴舒	美大麻坦
	nabazenil (49)	nabilone (49)	nabitan (42)	naboctate (45)	nonabine (47)
	大麻泽尼	大麻隆	大麻坦	大麻克酯	诺大麻
	olorinab (119)	pirnabin (41)	tedalinab (103)	tinabinol (49)	
	奥洛利纳	吡大麻	替达利纳	替大麻酚	
(b)	fenabutene (26)	guanabenz (26)	muromonab-CD3 (59)	nabumetone (44)	prinaberel (95)
	非那丁烯	胍那苄	莫罗单抗-CD3	萘丁美酮	普林贝瑞

| -nabant | -纳班 | **cannabinoid receptors antagonists 大麻素受体拮抗药类** |

E.0.0.0

(a)	drinabant (99)	giminabant (107)	ibipinabant (99)	otenabant (99)	rimonabant (83)
	德立纳班	吉米纳班	伊匹纳班	奥太纳班	利莫纳班
	rosonabant (97)	surinabant (93)	taranabant (97)		
	罗索纳班	舒立纳班	他拉纳班		

| nal- | 纳- | **opioid receptor antagonists/agonists related to normorphine 与去甲吗啡相关的阿片受体拮抗药/激动药类** |

A.4.1.0

B.2.0.0

[USAN: narcotic agonists/antagonists (normorphine type)]〔USAN：麻醉激动剂/拮抗剂（去甲吗啡类）〕

(a)	dinalbuphine sebacate (116)	methylnaltrexone bromide (111)	nalbuphine (21)	naldemedine (105)	nalfurafine (87)
	塞地纳布啡	溴甲钠曲酮	纳布啡	纳地美定	纳呋拉啡
	nalmefene (49) [originally nalmetrene (47)]	nalmexone (19)	nalorphine (1)	naloxegol (105)	naloxone (13)
	纳美芬	纳美酮	烯丙吗啡	纳洛醇醚	纳洛酮
	naltalimide (107)	naltrexone (29)			
	那他米特	纳曲酮			
(b)	nalidixic acid (13)	naluzotan (101)			
	萘啶酸	那鲁佐坦			

-navir	参见 -vir			
-nepag　-奈帕格	**prostaglandins receptors agonists, non-prostanoids 前列腺素受体激动药，非前列腺素类化合物**			
(a)	aganepag (104) 阿加奈帕格	evatanepag (101) 依坦奈帕格	omidenepag (114) 奥米奈帕格	ralinepag (112) 雷利奈帕格	simenepag (103) 西美奈帕格
	taprenepag (103) 他瑞奈帕格			
(c)	selexipag (102) 司来帕格			

-nertant	**参见 -tant**			
-netant	**参见 -tant**			
-nicate	**参见 nico-**			
-nicline　-克兰	**nicotinic acetylcholine receptor partial agonists / agonists 烟碱样乙酰胆碱受体部分激动药/激动药类**			
E.1.1.2				
(a)	altinicline (82) 阿替克林	bradanicline (111) 布达克兰	dianicline (93) 二氮克兰	encenicline (111) 恩森克兰	facinicline (105) 法欣克兰
	ispronicline (93) 异丙克兰	nelonicline (112) 奈洛克兰	pozanicline (100) 帕扎克兰	rivanicline (93) 利伐克兰	sofinicline (100) 苏非克兰
	tebanicline (86) 替巴克兰	varenicline (89) 伐尼克兰			

nico- / nic- / ni-　　**nicotinic acid or nicotinoyl alcohol derivatives 烟酸和烟酰醇衍生物类**

P.7.0.0

	nico-:　尼可-	nicoboxil (43) 烟波克昔	nicoclonate (29) 尼可氯酯	nicocodine (12) 尼可待因	nicocortonide (40) 尼可奈德
		nicodicodine (15) 烟氢可待因	nicofibrate (31) 尼可贝特	nicofuranose (14) 尼可呋糖	nicofurate (28) 尼可呋酯
		nicomol (23) 尼可莫尔	nicomorphine (7) 尼可吗啡	nicopholine (1) 尼可复林	nicorandil (44) 尼可地尔
		nicothiazone (10) 尼可硫腙	nicotinamide (4) 烟酰胺	nicotinic acid (4) 烟酸	nicotredole (72) 尼可曲多
		nicoxamat (44) 尼可马特	nikethamide (4) 尼可刹米		
		inositol nicotinate (16) 烟酸肌醇	xantinol nicotinate (16) 烟酸呫替诺		
	nic-:　尼-	nicafenine (40) 尼卡非宁	nicainoprol (46) 尼卡普醇	nicametate (15) 烟卡酯	nicanartine (72) 尼卡那汀
		nicardipine (42) 尼卡地平	nicergoline (26) 尼麦角林	niceritrol (23) 戊四烟酯	niceverine (15) 尼西维林

		nictindole (28)	nizofenone (44)		
		尼克吲哚	尼唑苯酮		
ni-:	**尼-**	nialamide (10)	niaprazine (24)	nifenazone (15)	niometacin (33)
		尼亚拉胺	尼普拉嗪	尼芬那宗	尼奥美辛
		niprofazone (29)	nixylic acid (17)		
		烟丙法宗	尼克昔酸		

-nicate: **-烟酯** **antihypercholesterolaemic and/or vasodilating nicotinic acid esters 抗高胆固醇血症和/或舒张血管的烟酸酯类药**

H.4.0.0

F.2.2.0

(a)	ciclonicate (33)	derpanicate (58)	estrapronicate (34)	glunicate (51)	hepronicate (22)
	环烟酯	德帕烟酯	雌丙烟酯	葡烟酯	癸烟酯
	micinicate (44)	pantenicate (56)	sorbinicate (33)		
	米西烟酯	泛烟酯	山梨烟酯		
(b)	*nitrile derivative:*	nimazone (21)			
	氰类衍生物:	尼马宗			
	other:	nifungin (24)	nimidane (34)	nisbuterol (38)	
	其他类:	尼芬净	尼米旦	尼司特罗	
(c)	*NO₂ - derivatives:*	acenocoumarol (6)	azathioprine (12)	bronopol (14)	chloramphenicol (1)
	含 NO_2 基衍生物:	(anticoag.)	and tiamiprine (15)	(antiseptic)	(antibiotic)
		醋硝香豆素（抗凝血药）	(antimetabolites) 硫唑嘌呤 硫米嘌呤（抗代谢抗肿瘤药）	溴硝丙二醇（防腐剂）	氯霉素（抗生素）
		clonazepam(22) (sed.) 氯硝西泮（催眠药）	flurantel (25) (anthelmintic) 氟仑太尔（驱虫药）	flutamide (33) (nonsteroid anti-androgen) 氟他胺（非甾体抗雄激素药）	

-nidazole (x) **antiprotozoals and radiosensitizers, metronidazole derivatives 抗原虫药和放射增敏药，甲硝唑衍**
-硝唑 **生物类**

S.3.3.0 [USAN: antiprotozoal substances (metronidazole type)]　[USAN：抗原虫药（甲硝唑类）]

Y.0.0.0

(a)	abunidazole (52)	azanidazole (38)	bamnidazole (37)	benznidazole (31)	carnidazole (32)
	阿布硝唑	阿扎硝唑	班硝唑	苄硝唑	卡硝唑
	doranidazole (90)	etanidazole (57)	fexinidazole (37)	flortanidazole [18F] (108)	flunidazole (21)
	多拉达唑	依他硝唑	非昔硝唑	氟[18F]他硝唑	氟硝唑
	ipronidazole (21)	metronidazole (11)	misonidazole (38)	moxnidazole (33)	ornidazole (28)
	异丙硝唑	甲硝唑	米索硝唑	吗硝唑	奥硝唑

	panidazole (24)	pimonidazole (57)	pirinidazole (32)	propenidazole (45)	ronidazole (18)
	帕硝唑	哌莫硝唑	吡硝唑	普罗硝唑	罗硝唑
	satranidazole (48)	secnidazole (30)	sulnidazole (33)	ternidazole (34)	tinidazole (21)
	沙曲硝唑	塞克硝唑	舒硝唑	特硝唑	替硝唑
	tivanidazole (48)				
	替伐硝唑				
(c)	dimetridazole (17)	nimorazole (22)	stirimazole (25)		
	地美硝唑	尼莫唑	司替马唑		

-nidine	参见 -onidine
nifur- (d) 硝呋- 5-nitrofuran derivatives 5-硝基呋喃衍生物类	

S.2.1.0

O_2N ─ furan ring ─ R

(a)	nifuradene (16)	nifuraldezone (17)	nifuralide (34)	nifuratel (17)	nifuratrone (24)
	硝呋拉定	硝呋地腙	硝呋利特	硝呋太尔	硝呋隆
	nifurdazil (16)	nifurethazone (10)	nifurfoline (20)	nifurimide (18)	nifurizone (22)
	硝呋达齐	硝呋乙宗	硝呋复林	硝呋米特	硝呋立宗
	nifurmazole (22)	nifurmerone (16)	nifuroquine (36)	nifuroxazide (14)	nifuroxime (11)
	硝呋马佐	硝呋美隆	硝呋罗喹	硝呋齐特	硝呋醛肟
	nifurpipone (20)	nifurpirinol (22)	nifurprazine (16)	nifurquinazol (18)	nifursemizone (16)
	硝呋哌酮	硝呋吡醇	硝呋拉嗪	硝呋奎唑	硝呋米腙
	nifursol (20)	nifurthiazole (14)	nifurtimox (21)	nifurtoinol (36)	nifurvidine (17)
	硝呋索尔	硝呋噻唑	硝呋替莫	硝呋妥因醇	硝呋维啶
	nifurzide (37)				
	硝呋肼				
(c)	furalazine (13)	furaltadone (17)	furazolidone (13)	furazolium chloride (15)	furmethoxadone (8)
	呋喃拉嗪	呋喃他酮	呋喃唑酮	呋唑氯铵	呋甲噁酮
	levofuraltadone (17)	nidroxyzone (6)	nihydrazone (10)	nitrofural (1)	nitrofurantoin (11)
	左呋喃他酮	尼屈昔腙	尼海屈腙	呋喃西林	呋喃妥因
	thiofuradene (11)				
	硫夫拉定				

-nil	参见 -azenil, 另见 -carnil, -quinil
nitro- / nitr- / nit- / ni- / -ni	**NO₂ - derivatives 硝基衍生物类**

	nifur-: 硝呋-	all INN of this series (see under nifur-)		
	nitro-: 硝-	nitroclofene (41)	nitrocycline (14)	nitrodan (15)	nitrofural (1)
		硝氯酚	硝环素	硝旦	呋喃西林
		nitrofurantoin (11)	nitromifene (33)	nitroscanate (33)	nitrosulfathiazole (1)
		呋喃妥因	硝米芬	硝硫氰酯	硝磺胺噻唑
		nitroxinil (19)	nitroxoline (15)		
		硝碘酚腈	硝羟喹啉		

N

nitr-: 硝-	nitracrine (35)	nitrafudam (40)	nitramisole (33)	nitraquazone (53)
	尼曲吖啶	硝呋旦	硝拉咪唑	硝喹宗
	nitrazepam (16)	nitrefazole (46)	nitricholine perchlorate (6)	
	硝西泮	硝法唑	高氯酸硝胆碱	
nit- and -nit-: 硝-	nitarsone (17)	ranitidine (41)		
	硝苯胂酸	雷尼替丁		
ni-: 尼-	nibroxane (35)	niclofolan (20)	niclosamide (13)	nidroxyzone (6)
	硝溴生	联硝氯酚	氯硝柳胺	尼屈昔腙
	nifenalol (22)	nihydrazone (10)	nimesulide (44)	nimorazole (22)
	硝苯洛尔	尼海屈腙	尼美舒利	尼莫唑
	niridazole (17)			
	尼立达唑			
ni-dipine: 尼-地平	nicardipine (42)	nifedipine (27)	niludipine (38)	nisoldipine (42)
	尼卡地平	硝苯地平	尼鲁地平	尼索地平
	nitrendipine (42)	vatanidipine (77)		
	尼群地平	伐尼地平		
-nidazole: -硝唑	for INNs of this series see under -nidazole			

-nixin   -尼辛   **anti-inflammatory, anilinonicotinic acid derivatives 抗炎药，苯胺烟酸衍生物类**

A.4.2.0

(a)	butanixin (32)	clonixin (22)	diclonixin (31)	flunixin (31)	isonixin (34)
	丁尼辛	氯尼辛	二氯尼辛	氟尼辛	异尼辛
	metanixin (31)				
	甲尼辛				
(c)	clonixeril (22)	niflumic acid (17)	nixylic acid (17)		
	氯尼塞利	尼氟酸	尼克昔酸		

-ol (d)   **for alcohols and phenols 醇和酚类**

-olol (x)   -洛尔   **β-adrenoreceptor antagonists β-肾上腺素受体拮抗药类**

E.5.2.0   (BAN: beta-adrenoreceptor antagonists)（BAN：β-肾上腺素受体拮抗药类）

[USAN: beta-blockers (propranolol type)]［USAN：β 受体阻滞药（普萘洛尔类）］

aromat.ring–O–CH₂–CHOH–CH₂–NH–R

(a)	acebutolol (28)	adaprolol (63)	adimolol (50)	afurolol (40)	alprenolol (19)
	醋丁洛尔	阿达洛尔	阿地洛尔	阿夫洛尔	阿普洛尔
	ancarolol (47)	arnolol (56)	arotinolol (48)	atenolol (33)	befunolol (39)
	安卡洛尔	阿诺洛尔	阿罗洛尔	阿替洛尔	苯呋洛尔
	betaxolol (40)	bevantolol (36)	bisoprolol (48)	bometolol (42)	bopindolol (42)
	倍他洛尔	贝凡洛尔	比索洛尔	波美洛尔	波吲洛尔

bornaprolol (46)   bucindolol (43)   bucumolol (35)   bufetolol (30)   bunitrolol (28)
波那洛尔   布新洛尔   布库洛尔   布非洛尔   布尼洛尔

bunolol (22)   bupranolol (27)   butocrolol (38)   butofilolol (40)   carazolol (36)
布诺洛尔   布拉洛尔   布托洛尔   丁非洛尔   卡拉洛尔

carpindolol (42)   carteolol (35)   celiprolol (35)   cetamolol (47)   cicloprolol (48)
卡吲洛尔   卡替洛尔   塞利洛尔   塞他洛尔   环丙洛尔

cinamolol (44)   cloranolol (41)   crinolol (41)   dexnebivolol (98) dexpropranolol (21)
西那洛尔   氯拉洛尔   [replaced by   右奈必洛尔   右普萘洛尔
                                      pacrinolol (44)]
                                      帕林洛尔

diacetolol (41)   draquinolol (54)   ecastolol (56)   epanolol (52)   ericolol (50)
二醋洛尔   屈喹洛尔   依卡洛尔   依泮洛尔   依立洛尔

esatenolol (76)   esmolol (50)   exaprolol (32)   falintolol (53)   flestolol (53)
艾沙替洛尔   艾司洛尔   己丙洛尔   法林洛尔   氟司洛尔

flusoxolol (50)   idropranolol (31) imidolol (49)   indenolol (37)   indopanolol (48)
氟索洛尔   氢萘洛尔   [replaced by   茚诺洛尔   吲帕洛尔
                                      adimolol (50)]
                                      普米洛尔

iprocrolol (39)   isoxaprolol (45)   landiolol (75)   levobetaxolol (61) levobunolol (42)
异丙洛尔   异噁洛尔   兰地洛尔   左倍他洛尔   左布诺洛尔

levomoprolol (58)   levonebivolol (98) mepindolol (36)   metipranolol (38) metoprolol (30)
左莫普洛尔   左奈必洛尔   甲吲洛尔   美替洛尔   美托洛尔

moprolol (36)   nadolol (34)   nadoxolol (28)   nafetolol (39)   nebivolol (56)
莫普洛尔   纳多洛尔   萘肟洛尔   萘非洛尔   奈必洛尔

nipradilol (50)   oxprenolol (20)   pacrinolol (44)   pafenolol (46)   pamatolol (36)
[previously   氧烯洛尔   帕林洛尔   帕非洛尔   帕马洛尔
nipradolol (49)]
尼普地洛

pargolol (36)   penbutolol (25)   penirolol (36)   pindolol (23)   pirepolol (48)
帕高洛尔   喷布洛尔   培尼洛尔   吲哚洛尔   匹瑞洛尔

practolol (23)   primidolol (42)   procinolol (25)   propranolol (15)   ridazolol (51)
普拉洛尔   普米洛尔   普西洛尔   普萘洛尔   利达洛尔

ronactolol (57)   soquinolol (43)   spirendolol (46)   talinolol (28)   tazolol (31)
罗那洛尔   索喹洛尔   螺仑洛尔   他林洛尔   他佐洛尔

teoprolol (43)   tertatolol (48)   tienoxolol (56)   tilisolol (57)   timolol (29)
茶丙洛尔   特他洛尔   替诺洛尔   替利洛尔   噻吗洛尔

tiprenolol (23)   tolamolol (29)   toliprolol (28)   trigevolol (56)   xibenolol (48)
替普洛尔   妥拉洛尔   托利洛尔   曲吉洛尔   希苯洛尔

xipranolol (22)   zoleprodolol (102)
希丙洛尔   唑利洛尔

(b)	Q.2.3.0:	stanozolol (18)
		(anabolic steroid)
		司坦唑醇（甾体类
		同化激素）

-alol　-洛尔	aromatic ring —CHOH—CH$_2$—NH—R related to -olols

E.5.2.0　　(USAN: combined alpha and beta blockers)(USAN：综合的 α 和 β 受体阻滞药类)

$$\underset{Ar}{\overset{OH}{\diagup}}\overset{}{\diagdown}\underset{}{\overset{H}{N}}\text{—R}$$

(a)	amosulalol (50)	bendacalol (59)	brefonalol (56)	bufuralol (31)	dexsotalol (74)
	氨磺洛尔	苯达洛尔	布福洛尔	丁呋洛尔	右索他洛尔
	dilevalol (50)	labetalol (35)	medroxalol (43)	nifenalol (22)	pronetalol (14)
	地来洛尔	拉贝洛尔	美沙洛尔	硝苯洛尔	丙萘洛尔
	sotalol (18)	sulfinalol (41)			
	索他洛尔	硫氧洛尔			
(c)	butidrine (16)				
	布替君				

-olone	参见 **pred**

-one (d)	**ketones 酮类**

(a)	635 (approx. 7.5 %) INNs ending in -one in Lists 1-105 of proposed INNs
	在已公布的第 1-105 期 INN 名称中有 635 个（约占 7.5%）INN 药品名称是以-one 结尾的

O

-onide　-奈德	**steroids for topical use, acetal derivatives 局部使用的甾体缩醛衍生物类**

Q.3.0.0

(a)	acrocinonide (27)	amcinonide (33)	budesonide (37)	ciclesonide (62)	cicortonide (28)
	阿克奈德	安西奈德	布地奈德	环索奈德	西可奈德
	ciprocinonide (38)	desonide (24)	dexbudesonide (80)	drocinonide (29)	fluclorolone acetonide (22)
	环丙奈德	地奈德	右布地奈德	羟西奈德	氟氯奈德
	flumoxonide (38)	fluocinolone acetonide (11)	fluocinonide (25)	halcinonide (29)	itrocinonide (62)
	氟莫奈德	氟轻松	醋酸氟轻松	哈西奈德	伊曲奈德
	nicocortonide (40)	procinonide (38)	rofleponide (72)	tralonide (27)	triamcinolone benetonide (36)
	尼可奈德	普西奈德	罗氟奈德	曲洛奈德	苯曲安奈德
	triamcinolone furetonide (36)	triamcinolone hexacetonide (15)	triclonide (30)		
	呋曲安奈德	己曲安奈德	三氯奈德		
(c)	amcinafal (25)	amcinafide (25)			
	安西法尔	安西非特			

-onidine　-乐定	**antihypertensives, clonidine derivatives 降压药，可乐定衍生物类**

H.3.0.0

(a)	apraclonidine (59)	benclonidine (42)	brimonidine (66)	clonidine (40)	flutonidine (31)
	(control of intraocular pressure) 安普乐定（用于眼压的控制）	苯可乐定	溴莫尼定	可乐定	氟托尼定
	moxonidine (48) 莫索尼定	piclonidine (44) 吡可乐定	tolonidine (28) 托洛尼定		
	related:	alinidine (40) (analgesic) 烯丙尼定（镇痛药）			

-nidine	**-尼定**				

H.3.0.0

(a)	*related anti-hypertensives*: 与降血压有关的药物：	betanidine (13) 倍他尼定	indanidine (50) 吲达尼定	rilmenidine (57) 利美尼定	tiamenidine (28) 噻美尼定
(b)	*muscle relaxant*: 肌肉松弛药：	tizanidine (43) 替扎尼定			
	topical anti-infective: 局部抗感染药：	octenidine (43) 奥替尼啶	pirtenidine (57) 吡替尼定		
	antibacterial: 抗菌药：	sulfaguanidine (4) 磺胺脒			
	vetirinary coccidiostatic: 兽用抗球虫病药：	robenidine (25) 罗贝胍			
(c)	dexlofexidine (48) 右洛非西定	levlofexidine (48) 左洛非西定	lofexidine (33) 洛非西定		

-onium	参见 **-ium**
-opamine	参见 **-dopa**
-orex -雷司	**anorexics 减少食欲药**

M.1.0.0 (BAN: anorexic agents, phenethylamine derivatives)(BAN: 减少食欲药, 苯乙胺衍生物类)
(USAN: anorexiants)(USAN: 减退食欲药)

(a)	acridorex (21) 吖啶雷司	amfepentorex (16) 安非雷司	aminorex (14) 阿米雷司	benfluorex (25) 苯氟雷司	clobenzorex (18) 氯苄雷司
	cloforex (16) 氯福雷司	clominorex (14) 氯氨雷司	difemetorex (41) 苯托雷司	etolorex (20) 依托雷司	fenisorex (29) 非尼雷司
	fenproporex (17) 芬普雷司	flucetorex (30) 氟西雷司	fludorex (19) 氟多雷司	fluminorex (14) 氟氨雷司	formetorex (14) 福美雷司
	furfenorex (16) 呋芬雷司	indanorex (30) 茚达雷司	mefenorex (19) 美芬雷司	morforex (26) 吗福雷司	oxifentorex (20) 氧苯雷司
	pentorex (16) 喷托雷司	picilorex (40) 匹西雷司	tiflorex (34) 替氟雷司		
(c)	bupropion (84) 布美地尔[replaces amfebutamone (31) 安非他酮]	amfecloral (12) 安非氯醛	amfepramone (13) 安非拉酮	amfetamine (55) 苯丙胺	amfetaminil (40) 安非他尼

benzfetamine (55)	brolamfetamine (55)	chlorphentermine (11)	clortermine (22)	dexamfetamine (55)
苄非他明	布苯丙胺	对氯苯丁胺	氯特胺	右苯丙胺
dexfenfluramine (54)	dimetamfetamine (38)	etilamfetamine (40)	fenbutrazate (12)	fenfluramine (14)
右芬氟拉明	二甲非他明	乙非他明	芬布酯	芬氟拉明
hexapradol (12)	levamfetamine (12)	levmetamfetamine (83)	levofenfluramine (57)	lisdexamfetamine (94)
己普拉醇	左苯丙胺	左去氧麻黄碱	左芬氟拉明	利右苯丙胺
mephentermine (6)	ortetamine (13)	phendimetrazine (11)	phenmetrazine (6)	phentermine (11)
美芬丁胺	奥替他明	苯甲曲秦	芬美曲秦	芬特明

-orexant	-雷生	**orexin receptor antagonists 食欲素受体拮抗药类**		
		almorexant (98)	filorexant (108)	lemborexant (111)	nemorexant→	seltorexant (115)

almorexant (98)	filorexant (108)	lemborexant (111)	nemorexant→	seltorexant (115)
阿莫雷生	非罗雷生	莱博雷生	daridorexant(118)	赛托雷生
			奈莫雷生→达利雷生	
suvorexant (105)				
苏沃雷生				

orphan	啡烷	**opioid receptor antagonists/agonists, morphinan derivates 阿片受体拮抗药/激动药，吗啡衍生物类**		

A.4.1.0

B.2.0.0   [USAN: -orphan, -orphan-: narcotic antagonists/agonists (morphinan derivatives)]

[USAN：-orphan，-orphan-：麻醉性拮抗药/激动药（吗啡衍生物类）]

(a)	A.4.1.0:	butorphanol (31)	deudextro-methorphan (114)	dextromethorphan (1)	dextrorphan (1)
		布托啡诺	氘右美沙芬	右美沙芬	右啡烷
		dimemorfan (30)	ketorfanol (49)	levomethorphan (1)	levophenacyl-morphan (9)
		二甲啡烷	酮啡诺	左美沙芬	左芬啡烷
		levorphanol (4)	methylsamidorphan chloride (109)	norlevorphanol (9)	oxilorphan (31)
		左啡诺	氯甲沙米啡烷	去甲左啡诺	奥昔啡烷
		phenomorphan(5)	proxorphan (43)	racemethorphan (1)	racemorphan (1)
		非诺啡烷	普罗啡烷	消旋甲啡烷	消旋啡烷
		samidorphan (107)	xorphanol (48)		
		沙米啡烷	佐尔啡诺		
	B.2.0.0:	levallorphan (2)			
		左洛啡烷			

-orph-	-诺-	*-orphine*:	acetorphine (17)	alletorphine (25)	buprenorphine (29)	cyprenorphine (17)
		-诺啡	醋托啡	烯丙托啡	丁丙诺啡	环丙诺啡

	desomorphine (5)	diprenorphine (21)	etorphine (17)	homprenorphine (25)
	地索吗啡	二丙诺啡	埃托啡	胡丙诺啡
	methyldesorphine (5)	methyldihydro-	morphine	nalorphine(1)
	甲地索啡	morphine (5)	glucuronide (92)	二醋纳洛啡
		甲二氢吗啡	葡苷酸吗啡	
	nicomorphine (7)	normorphine (7)		
	尼可吗啡	去甲吗啡		

-orphinol:	hydromorphinol (11)			
-吗啡醇	氢吗啡醇			
-orphone:	asalhydro-	conorfone (46)	hydromorphone (1)	oxymorphone (5)
-吗啡酮	morphone (119)	考诺封	氢吗啡酮	羟吗啡酮
	阿柳氢吗啡酮			
	pentamorphone (60)	semorphone (67)		
	戊吗酮	司吗酮		

(b)	emorfazone (44)	morforex (26)	morpheridine (6)	orphenadrine (8)
	依莫法宗	吗福雷司	吗哌利定	奥芬那君

-ox / -alox   **antacids, aluminium derivatives (see also -aldrate)** 铝衍生物的抗酸药类（另见-aldrate）

(a)	glucalox (13)	sucralox (13)
	羟甘铝	羟糖铝

(b)　　*-dox*　-多司　　**antibacterials, quinazoline dioxide derivatives** 抗菌药，喹唑啉二氧化物的衍生物类

[USAN: -adox: antibacterials (quinoline dioxide derivatives)]

[USAN：-adox：抗菌药（喹唑啉二氧化物的衍生物类）]

carbadox (19)	ciadox (44)	cinoquidox (40)	drazidox (24)	mequidox (19)
卡巴多司	氰多司	氰喹多司	肼多司	美喹多司
olaquindox (31)	temodox (27)			
奥喹多司	替莫多司			

-pirox　-吡酮　　**antimycotics, pyridone derivatives** 抗霉菌药，吡啶酮衍生物类

ciclopirox (26)	metipirox (26)	rilopirox (56)
环吡酮	甲吡酮	利洛吡酮

-xanox　-呫诺　　**antiallergics, tixanox group** 抗过敏药，替呫诺类

[USAN: antiallergic respiratory tract drugs (xanoxic acid derivatives)]

[USAN：呼吸道抗过敏药（呫诺酸衍生物）]

amlexanox (55) 氨来呫诺	mepixanox (49) 甲哌呫诺	sudexanox (44) 舒地呫诺	tixanox (37) 替呫诺	traxanox (44) 曲呫诺
others: 其他药物:	acipimox (33) (antihyperlipidaemic) 阿昔莫司（抗高脂血症药）	bifeprunox (87) (antipsychotic) 联苯芦诺（抗精神病药）	cefminox(53) (antibiotic), 头孢米诺（抗生素）	deferasirox (86) (chelating agent) 地拉罗司（螯合剂）
etofenprox (57) (insecticide) 依芬普司（杀虫剂）	nifurtimox (21) (antiprotozoal) 硝呋替莫（抗原生动物药）	pardoprunox (96) (antiparkinsonian) 帕多芦诺（抗帕金森病药）	sulbenox (37) (animal growth regulator) 舒贝诺司（动物生长调节剂）	xanoxic acid (33) (bronchodilator) 呫诺酸（支气管扩张药）

-oxacin (x)   -沙星   antibacterials, nalidixic acid derivatives 抗菌药，萘啶酸衍生物类

S.5.5.0   (BAN: antibacterial agents of the cinoxacin group)（BAN：西诺沙星类抗菌药）

[USAN: antibacterial (quinolone derivatives)]［USAN：抗菌药（喹诺酮衍生物类）］

(a)

alalevonadiflo-xacin (114) 丙左那氟沙星	cinoxacin (32) 西诺沙星	droxacin (36) 屈克沙星	fleroxacin (56) 氟罗沙星	enoxacin (49) 依诺沙星
garenoxacin (87) 加诺沙星	irloxacin (53) 伊洛沙星	miloxacin (40) 米洛沙星	nemonoxacin (96) 奈诺沙星	ozenoxacin (96) 奥泽诺沙星
rosoxacin (36) 罗索沙星	tioxacin (34) 噻克沙星			

-floxacin: **-沙星**				
	acorafloxacin (111) 阿雷沙星	alatrofloxacin (75) 阿拉沙星	amifloxacin (51) 氨氟沙星	avarofloxacin (109) 阿诺沙星
	balofloxacin (71) 巴洛沙星	besifloxacin (98) 贝西沙星	binfloxacin (60) 宾氟沙星	cadrofloxacin (81) 卡屈沙星
	cetefloxacin (68) 西替沙星	ciprofloxacin (50) 环丙沙星	clinafloxacin (67) 克林沙星	danofloxacin (61) 达氟沙星
	delafloxacin (100) 德拉沙星	difloxacin (55) 二氟沙星	ecenofloxacin (78) 依生沙星	enrofloxacin (56) 恩氟沙星
	esafloxacin (60) 艾氟沙星	fandofloxacin (78) 泛度沙星	finafloxacin (85) 非那沙星	gatifloxacin (74) 加替沙星
	gemifloxacin (81) 吉米沙星	grepafloxacin (68) 格帕沙星	ibafloxacin (60) 依巴沙星	lascufloxacin (113) 拉库沙星
	levofloxacin (64) 左氧氟沙星	levonadifloxacin (95) 左那氟沙星	lomefloxacin (58) 洛美沙星	marbofloxacin (65) 马波沙星

	merafloxacin (69)	moxifloxacin (78)	nadifloxacin (64)	norfloxacin (46)
	美拉沙星	莫昔沙星	那氟沙星	诺氟沙星
	ofloxacin (49)	olamufloxacin (79)	orbifloxacin (68)	pazufloxacin (71)
	氧氟沙星	奥拉沙星	奥比沙星	帕珠沙星
	pefloxacin (45)	pradofloxacin (84)	premafloxacin (72)	prulifloxacin (72)
	培氟沙星	普拉沙星	沛马沙星	普卢利沙星
	rufloxacin (57)	sarafloxacin (62)	sitafloxacin (75)	sparfloxacin (63)
	芦氟沙星	沙氟沙星	西他沙星	司帕沙星
	temafloxacin (58)	tosufloxacin (60)	trovafloxacin (73)	ulifloxacin (89)
	替马沙星	托氟沙星	曲伐沙星	尤利沙星
	vebufloxacin (69)	zabofloxacin (93)		
	维布沙星	扎波沙星		

(b)	itarnafloxin (103)			
	伊他拉辛			

(c)	flumequine (34)	nalidixic acid (13)	oxolinic acid (15)	pipemidic acid (32)	piromidic acid (27)
	氟甲喹	萘啶酸	奥索利酸	吡哌酸	吡咯米酸
	metioxate (34)				
	甲噻克酯				

-oxan(e)　　-克生　　benzodioxane derivatives 苯并二氧六环衍生物类

E.5.1.0	(USAN: -oxan or -oxane: α-adrenoreceptor antagonists; benzodioxane derivatives)(USAN: -oxan or -oxane: α-肾上腺素受体拮抗药；苯并二氧六环衍生物类)

(a)	α-adrenoreceptor antagonists:	azaloxan (52)	fluparoxan (58)	idazoxan (49) (α₂)	imiloxan (52) (α₂)
	α-肾上腺素受体拮抗药：	(antidepressant)	(antidepressant)	咪唑克生	(antidepressant)
		阿扎克生（抗抑郁药）	氟洛克生（抗抑郁药）		咪洛克生（抗抑郁药）
		piperoxan (1)	proroxan (39)		
		(sympatholytic)	普罗克生		
		哌罗克生（抗交感神经药）			
	antihypertensives:	flesinoxan (55)	guabenxan (32)	guanoxan (15)	
	降压药：	氟辛克生	胍苯克生	胍生	
	tranquillizers:	butamoxane (12)	ethomoxane (12)	pentamoxane (12)	
	安定药：	布他莫生	乙氧莫生	喷他莫生	
	muscle relaxant:	ambenoxan (21)			
	肌肉松弛药：	安苯噁烷			
	oxa, 沙：	acoxatrine (14)	axamozide (53)	cinepaxadil (50)	dioxadilol (53)
	axa, 阿：	(cardiovascular	(neuroleptic)	(coronary	(slight β-
	ox, 沙：	analeptic)	阿莫齐特（抗精神病药）	vasodilator)	adrenoreceptor antagonist)
		醋噁群（心血管兴奋剂）		桂帕地尔（冠状动脉扩张药）	地奥地洛（轻度 β-肾上腺素受体拮抗药）

O

	domoxin (14) 度莫辛	doxazosin (47) 多沙唑嗪	enoxamast(52) (antiallergic) 依诺司特（抗过敏药）	spiroxatrine (14)(analgesic) 螺沙群（镇痛药）
related: 相关药物：	dexefaroxan (76) (β-adrenoreceptor antagonist) 右依法克生 （β-肾上腺素 受体拮抗药）	efaroxan (59) (α₂) 依法克生		

(b)	amoproxan (22) 阿莫罗生 tolboxane (12) 托硼生	nibroxane (35) 硝溴生	razoxane (40) 雷佐生	dexrazoxane (62) 右雷佐生	sobuzoxane (62) 索布佐生

(c)	aplindore (92) 阿林多尔 lecozotan (93) 来考佐坦 sulamserod (82) 舒兰色罗	bendacalol (59) 苯达洛尔 lurtotecan (50) 勒托替康	binospirone (65) 比螺酮 osemozotan (87) 奥莫佐坦	capeserod (94) 卡培色罗 quincarbate (31) 喹卡酯	eltoprazine (57) 依托拉嗪 silibinin (38) 水飞蓟宾

-oxanide	参见 -anide
-oxef	参见 cef-
-oxepin	参见 -pine (e)
-oxetine -西汀	**serotonin and/or norepinephrine reuptake inhibitors, fluoxetine derivatives** 五羟色胺和/或去甲肾上腺素重摄取抑制药，氟西汀衍生物类

[USAN: antidepressants (fluoxetine type)] ［USAN：抗抑郁药（氟西汀类）］

C.3.0.0

(a)	ansoxetine (58) 安索西汀	atomoxetine (86) 阿托莫西汀	dapoxetine (65) 达泊西汀	duloxetine (68) 度洛西汀
ampreloxetine (119) 阿普罗西汀 edivoxetine (104) 艾地西汀 litoxetine (64) 利托西汀 seproxetine (66) 塞罗西汀	esreboxetine (99) 埃巴西汀 nisoxetine (34) 尼索西汀 tedatioxetine (107) 替达西汀	femoxetine (36) 非莫西汀 omiloxetine (76) 奥米西汀 vortioxetine (107) 伏硫西汀	fluoxetine (34) 氟西汀 paroxetine (38) 帕罗西汀	ifoxetine (54) 伊福西汀 reboxetine (54) 瑞波西汀

-oxicam	参见 -icam
-oxifene	参见 -ifene
-oxopine	参见 -pin(e)
-pafant -帕泛	**platelet-activating factor antagonists 血小板活化因子拮抗药类**

I.2.1.0				
(a)	apafant (60)	bepafant (60)	dacopafant (63)	foropafant (75)	israpafant (76)
	阿帕泛	贝帕泛	达考帕泛	福罗帕泛	伊拉帕泛
	lexipafant (70)	minopafant (80)	modipafant (65)	nupafant (70)	rocepafant (71)
	来昔帕泛	米诺帕泛	莫地帕泛	纽帕泛	罗塞帕泛
	setipafant (72)	tulopafant (64)			
	司替帕泛	妥洛帕泛			

-pamide -帕胺	**diuretics, sulfamoylbenzoic acid derivatives 利尿药，氨磺酰苯甲酸衍生物类**
	(could be sulfamoylbenzamide)（或氨磺酰苯甲酰胺）

N.1.2.0   [USAN: diuretics (sulfamoylbenzoic acid derivatives)]［USAN：利尿剂（氨磺酰苯甲酸衍生物）］

(a)	alipamide (18)	besulpamide (52)	clopamide (13)	indapamide (29)	tripamide (44)
	阿利帕胺	贝舒帕胺	氯帕胺	吲达帕胺	曲帕胺
	xipamide (22)	zidapamide (50)			
	希帕胺	[previously			
		isodapamide (47)]			
		齐达帕胺			
(b)	chlorpropamide (8)	isopropamide			
	(hypoglycemic)	iodide (8)			
	氯磺丙脲（降	(anticholinergic)			
	血糖药）	异丙碘铵（抗			
		胆碱药）			
(c)	bumetanide (24)	chlortalidone (12)	clorexolone (15)	furosemide (14)	sulclamide (15)
	布美他尼	氯噻酮	氯索隆	呋塞米	磺氯酰胺
	tiamizide (16)				
	硫米齐特				

-pamil -帕米	**calcium channel blockers, verapamil derivatives 钙离子通道阻滞药，维拉帕米衍生物类**

F.2.1.0   [USAN: coronary vasodilators (verapamil type)]［USAN：扩张冠状动脉药物（维拉帕米衍生物）］

(a)	anipamil (49)	dagapamil (52)	devapamil (53)	dexverapamil (65)	emopamil (52)
	阿尼帕米	达加帕米	地伐帕米	右维拉帕米	依莫帕米
	etripamil (113)	falipamil (48)	gallopamil (38)	levemopamil (62)	nexopamil (67)
	艾曲帕米	法利帕米	戈洛帕米	左依莫帕米	奈索帕米

	ronipamil (51)	tiapamil (43)	verapamil (16)		
	罗尼帕米	噻帕米	维拉帕米		
	related:	bertosamil (64)	bisaramil (60)		
	相关药物:	柏托沙米	比沙雷米		

-parcin　-帕星　glycopeptide antibiotics 糖肽抗生素类

S.6.0.0					
(a)	avoparcin (29)	orientiparcin (72)			
	阿伏帕星	奥林帕星			

-parib　-帕利　poly-ADP-ribose polymerase inhibitors 聚-ADP-核糖聚合酶抑制药类

L.0.0.0	amelparib (119)	iniparib (103)	niraparib (107)	olaparib (94)	pamiparib(117)
	阿美帕利	伊尼帕利	尼拉帕利	奥拉帕利	帕米帕利
	rucaparib (105)	talazoparib (110)	veliparib (102)		
	芦卡帕利	他拉唑帕利	维立帕利		

-parin　-肝素　heparin derivatives including low molecular mass heparins 包括低分子量肝素的肝素衍生物类

I.2.0.0	[USAN: heparin derivatives and low molecular weight (or depolymerized) heparins] [USAN：肝素衍生物和低分子量（或解聚的）肝素类]				
(a)	adomiparin sodium (104)	ardeparin sodium (68)	bemiparin sodium (75)	certoparin sodium (70)	dalteparin sodium (64)
	阿米肝素钠	阿地肝素钠	贝米肝素钠	舍托肝素钠	达肝素钠
	deligoparin sodium (89)	enoxaparin sodium (52)	heparin sodium (54)	livaraparin calcium (85)	minolteparin sodium (73)
	地戈肝素钠	依诺肝素钠	肝素钠	利伐肝素钙	米诺肝素钠
	nadroparin calcium (65)	parnaparin sodium (65)	reviparin sodium (65)	semuloparin sodium (99)	sevuparin sodium (107)
	那屈肝素钙	帕肝素钠	瑞肝素钠	塞莫肝素钠	司夫肝素钠
	tafoxiparin sodium (102)	tinzaparin sodium (65)			
	他福肝素钠	亭扎肝素钠			

-parinux　-肝素　synthetic heparinoids 合成肝素类药物

	(USAN: antithrombotic indirect selective synthetic factor Xa inhibitors)(USAN：抗血栓形成药，间接选择性合成因子 Xa 抑制药)				
(a)	fondaparinux sodium (83) [replaces fondaparin sodium (79)] 磺达肝素（癸）钠	idrabiotaparinux sodium (97) 艾比肝素钠	idraparinux sodium (84) 艾屈肝素钠		

-patril/-patrilat　参见 -tril/-trilat

-pendyl　参见 -dil

-penem　-培南　analogues of penicillanic acid antibiotics modified in the five-membered ring 具有五元环的青霉烷酸抗生素类似物类

S.6.0.0	[USAN: antibacterials, antibiotics (carbapenem derivatives)] [USAN：抗菌药，抗生素（碳青霉烯衍生物类）]				

P

(a)	biapenem (69)	doripenem (83)	ertapenem (84)	faropenem (69)	imipenem (50)
	比阿培南	多立培南	厄他培南	法罗培南	亚胺培南
	lenapenem (73)	meropenem (60)	panipenem (64)	razupenem (101)	ritipenem (67)
	来那培南	美罗培南	帕尼培南	拉唑培南	利替培南
	sulopenem (68)	tacapenem (87)	tebipenem	tomopenem (95)	
	硫培南	他卡培南	pivoxil (82)	托莫培南	
			替比培南		

perfl(u)-　全氟-　perfluorinated compounds used as blood substitutes and/or diagnostic agents 用作血液替代品和/或诊断试剂的全氟化合物类

[USAN: blood substitutes and/or diagnostics (perfluorochemicals)]［USAN：人工血液和诊断试剂（全氟化合物）］

(a)	perflenapent (78)	perflexane (82)	perflisobutane (92)	perflisopent (78)	perfluamine (45)
	全氟戊烷	全氟己烷	全氟异丁烷	全氟异戊烷	全氟胺
	perflubrodec (87)	perflubron (66)	perflubutane (91)	perflunafene (45)	perflutren (82)
	全氟溴癸烷	全氟溴烷	全氟丁烷	全氟那芬	全氟丙烷

-peridol　参见 -perone

-peridone　参见 -perone

-perone　-哌隆　tranquillizers, neuroleptics, 4'-fluoro-4-piperidinobutyrophenone derivatives 安定药，神经安定药，4'-氟-4-哌啶丁酰苯衍生物类

C.1.0.0

C.2.0.0　(USAN: antianxiety agents/neuroleptics ; 4'-fluoro-4-piperidinobutyrophenone derivatives)(USAN: 抗焦虑药/神经安定药; 4'-氟-4-哌啶丁酰苯衍生物类)

(a)	aceperone (14)	amiperone (14)	biriperone (51)	carperone (24)	cicarperone (28)
	醋哌隆	阿米哌隆	比立哌隆	卡哌隆	西卡哌隆
	cinuperone (53)	cloroperone (38)	declenperone (42)	duoperone (54)	fenaperone (28)
	西奴哌隆	氯哌隆	地林哌隆	度奥哌隆	非那哌隆
	fluspiperone (34)	lenperone (27)	lumateperone (114)	melperone (34)	metrenperone (56)
	氟司哌隆	仑哌隆	卢美哌隆	美哌隆	甲仑哌隆
	milenperone (37)	mindoperone (38)	moperone (14)	nonaperone (44)	pipamperone (17)
	咪仑哌隆	明多哌隆	莫哌隆	诺那哌隆	匹泮哌隆
	pirenperone (46)	prideperone (54)	primaperone (17)	propyperone (16)	roxoperone (17)
	匹仑哌隆	普地哌隆	普立哌隆	普罗哌隆	罗索哌隆
	setoperone (51)	spiperone (17)	timiperone (40)		
	司托哌隆	螺哌隆	替米哌隆		

		closely related: 非常类似药物	azabuperone (34) 阿布哌隆	azaperone (18) 阿扎哌隆	lodiperone (44) 氯地哌隆	zoloperone (39) 佐洛哌隆
-peridol	**-哌利多**	**antipsychotics, haloperidol derivatives 抗精神病药，氟哌啶醇衍生物类**				
		benperidol (14) 苯哌利多	bromperidol (33) 溴哌利多	clofluperol (18) 氯氟哌醇	droperidol (14) 氟哌利多	fluanisone (13) 氟阿尼酮
		haloperidol (10) 氟哌啶醇	trifluperidol (16) 三氟哌多			
-peridone	**-哌酮**	**antipsychotics, risperidone derivatives 抗精神病药，利培酮衍生物类**				
		abaperidone (80) 阿巴哌酮	belaperidone (78) 贝拉哌酮	cloperidone (17) 氯哌酮	iloperidone (69) 伊洛哌酮	lusaperidone (82) 芦沙哌酮
		ocaperidone (64) 奥卡哌酮	paliperidone (83) 帕利哌酮	risperidone (57) 利培酮	roluperidone (119) 罗鲁哌酮	tioperidone (37) 泰奥哌酮
(c)		domperidone (36) 多潘立酮	etoperidone (36) (antiemetic) 依托哌酮（止吐药）			
-pidem	**-吡坦**	**hypnotics/sedatives, zolpidem derivatives 镇静/催眠药，唑吡坦衍生物类**				
C.1.0.0						
		alpidem (53) 阿吡坦	necopidem (66) 奈可吡坦	saripidem (67) 沙立吡坦	zolpidem (53) 唑吡坦	
-pin(e)	**-平**	**tricyclic compounds 三环化合物类**				
-dipine		参见 **-dipine**				
(a)		dosulepin (15) 度硫平				
-zepine	**-西平**	*antidepressant/neuroleptic*: C.3.2.0: 抗抑郁药/抗精神病药: C.3.2.0:		dibenzepin (14) 二苯西平	elanzepine (35) 依兰西平	enprazepine (30) 恩丙西平
				erizepine (54) 依立西平	mezepine (22) 美西平	nuvenzepine (59) 奴文西平
				prazepine (15) 普拉西平	propizepine (19) 丙吡西平	tilozepine (40) 替氯西平
		tricyclic antiulcer: J.0.0.0: 三环类抗溃疡药:		darenzepine (52) 达仑西平	pirenzepine (30) 哌仑西平	siltenzepine (63) 西腾西平
				telenzepine (50) 替仑西平	zolenzepine (48) 唑仑西平	
		tricyclic anticonvulsant: A.3.1.0: 三环抗惊厥药:		carbamazepine (15) 卡马西平	eslicarbazepine (91) 艾司利卡西平	etazepine (51) 依他西平
				licarbazepine (81) 利卡西平	oxcarbazepine (41) 奥卡西平	rispenzepine (63) 利喷西平
		hyperthermia: 高热症:	amezepine (42) 氨甲西平			

-apine -平	*psychoactive*: C.0.0.0: 精神药品：C.0.0.0:	amoxapine (25) 阿莫沙平	asenapine (87) 阿塞那平	batelapine (64) 巴氮平
		clotiapine (16) 氯噻平	clozapine (22) 氯氮平	esmirtazapine (93) 艾司米氮平
		flumezapine (47) 氟甲氮平	fluperlapine (46) 氟培拉平	loxapine (22) 洛沙平
		metiapine (22) 甲硫平	mirtazapine (61) 米氮平	olanzapine (67) 奥氮平
		pentiapine (56) 喷硫平	perlapine (23) 哌拉平	quetiapine (74) 喹硫平
		rilapine (52) 利拉平	serazapine (63) 舍氮平	tenilapine (52) 替尼拉平
		zicronapine (100) 齐洛那平		
-cilpine -环平	*antiepileptic*: A.3.1.0: 抗癫痫药：A.3.1.0:	dizocilpine (60) 地佐环平		

-oxepin 塞平	beloxepin (75) 贝洛塞平	cidoxepin (17) 西多塞平	doxepin (15) 多塞平	maroxepin (54) 马罗塞平	metoxepin (33) 甲氧塞平
	pinoxepin (18) 哌塞平	savoxepin (56) 沙伏塞平	spiroxepin (32) 螺克塞平		
-oxopine -索平	traboxopine (58) 曲波索平				
-sopine -索平	adosopine (63) 阿多索平				
-tepine -替平	citatepine (54) 西他替平	clorotepine (29) 氯替平	damotepine (27) 达莫替平	metitepine (27) 甲替平	tropatepine (28) 曲帕替平
(b)	atromepine (15) 阿托美品	noscapine (7) 那可丁	prozapine (14) 普罗扎平		
(c)	clobenzepam (25) 氯苯西泮	homopipramol (20) 高匹拉醇	opipramol (15) 奥匹哌醇		

-piprant -匹仑 **prostaglandin receptors antagonists, non-prostanoids** 前列腺素受体拮抗药，非前列腺素类

(USAN: prostaglandin receptors antagonists, non prostinoid structure)（USAN：前列腺素受体拮抗剂，非前列腺素结构）

| K.0.0.0 | asapiprant (109)
艾沙匹仑 | fevipiprant (109)
非维匹仑 | grapiprant (110)
格拉匹仑 | laropiprant (97)
拉罗匹仑 | setipiprant (104)
塞替匹仑 |
| | timapiprant (116)
替马匹仑 | vidupiprant (104)
维度匹仑 | | | |

-piprazole	参见 **-prazole**
-pirone	参见 **-spirone**
-pirox	参见 **-ox/-alox**
-pitant	参见 **-tant**

P

-plact	-普拉	platelet factor 4 analogues and derivatives 血小板因子 4 类似物和衍生物类			
		iroplact (74) 伊罗普拉			

-pladib	-拉地	phospholipase A₂ inhibitors 磷脂酶 A₂ 抑制药类			
W.0.0.0		darapladib (94) 达拉地	ecopladib (90) 艾考拉地	efipladib (92) 艾非拉地	giripladib (96) 吉立拉地	goxalapladib (94) 戈沙拉地
		rilapladib (94) 利拉地	varespladib (87) 伐瑞拉地			

-planin	-拉宁	glycopeptide antibacterials (*Actinoplanes* strains)糖肽抗菌药类（*Actinoplanes* 菌株）			
S.5.0.0		[USAN: antibacterials (*Actinoplanes* strains)]［USAN：抗菌药（*Actinoplanes* 菌株）]			
		actaplanin (34) 阿克拉宁	mideplanin (66) 麦地拉宁	ramoplanin (57) 雷莫拉宁	teicoplanin (48) 替考拉宁	

-platin (x)	-铂	antineoplastic agents, platinum derivatives 抗肿瘤药，铂类衍生物类			
L.0.0.0		[USAN: antineoplastics (platinum derivatives)]［USAN：抗肿瘤药（铂衍生物）]			
(a)		carboplatin (48) 卡铂	cisplatin (39) 顺铂	demplatin pegraglumer (117) 培登铂	dexormaplatin (64) 右奥马铂	enloplatin (64) 恩洛铂
		eptaplatin (83) 艾铂	iproplatin (51) 异丙铂	lobaplatin (65) 洛铂	miboplatin (66) 米铂	miriplatin (85) 米立铂
		nedaplatin (67) 奈达铂	ormaplatin (63) 奥马铂	oxaliplatin (56) 奥沙利铂	picoplatin (87) 吡铂	satraplatin (80) 沙铂
		sebriplatin (68) 司铂	spiroplatin (48) 螺铂	triplatin tetranitrate (87) 四硝酸三铂	zeniplatin (63) 泽尼铂	

-plon	-普隆	imidazopyrimidine or pyrazolopyrimidine derivatives, used as anxiolytics, sedatives, hypnotics 咪唑并嘧啶或吡唑并嘧啶衍生物类，用作抗焦虑药、镇静药、催眠药			
A.2.2.0		(USAN: non-benzodiazepine anxiolytics,sedatives, hypnotics)（USAN：非苯二氮䓬类抗焦虑药、镇静药、催眠药）			
C.1.0.0					
		adipiplon (98) 阿哌普隆	divaplon (61) 地伐普隆	fasiplon (61) 法西普隆	indiplon (86) 茚地普隆	lorediplon (105) 罗利普隆
		ocinaplon (72) 奥西普隆	panadiplon (65) 帕那普隆	taniplon (61) 他尼普隆	zaleplon (72) 扎来普隆	

-porfin	-泊芬	benzoporphyrin derivatives 苯并卟啉衍生物类			
(a)		exeporfinium chloride (105) 依泊氯铵	fimaporfin (110) 法马泊芬	lemuteporfin (91) 来莫泊芬	padeliporfin (96) 帕利泊芬	padoporfin (93) 帕度泊芬
		redaporfin (114) 瑞达泊芬	rostaporfin (83) 罗他泊芬	stannsoporfin (79) 锡泊芬	talaporfin (84) 他拉泊芬	temoporfin (70) 替莫泊芬
		verteporfin (71) 维替泊芬				

-poride	-泊来德	Na$^+$/H$^+$ antiport inhibitor Na$^+$/H$^+$ 反向转运抑制药类

H.3.0.0

amiloride (18)	cariporide (74)	eniporide (79)	rimeporide (92)	sabiporide (84)
阿米洛利	卡立泊来德	依泊来德	利泊来德	沙泊来德
zoniporide (85)				
唑泊来德				

-pramine	-帕明	substances of the imipramine group 丙咪嗪类药物

C.3.2.0 [USAN: antidepressants (imipramine type)] [USAN：抗抑郁药（丙咪嗪类）]

(a) *saturated dibenzazepine* 饱和的二苯并氮䓬类：

azipramine (36)	carpipramine (16)	cianopramine (47)	ciclopramine (29)	clocapramine (28)
阿齐帕明	卡匹帕明	氰帕明	环帕明	氯卡帕明
clomipramine (17)	depramine (31)	desipramine (13)	imipramine (8)	imipraminoxide (36)
氯米帕明	地帕明	地昔帕明	丙米嗪	氧米帕明
ketimipramine (17)	lofepramine (24)	lopramine (24)	metapramine (34)	mosapramine (64)
凯替帕明	洛非帕明	[replaced by lofepramine (34)] 洛非帕明	美他帕明	莫沙帕明
quinupramine (32)	tampramine (54)	tienopramine (38)	trimipramine (13)	
奎纽帕明	坦帕明	替诺帕明	曲米帕明	

(c) *unsaturated dibenzazepine* 不饱和的二苯并氮䓬类：

carbamazepine (15)	homopipramol (20)	opipramol (15)
卡马西平	高匹拉醇	奥匹哌醇

-prazan	-普拉生	proton pump inhibitors, not dependent on acid activation 不依赖酸活化的质子泵抑制药类

linaprazan (92)	revaprazan (91)	soraprazan (88)	tegoprazan (113)	vonoprazan (106)
利那拉生	瑞普拉生	索普拉生	替戈拉生	伏诺拉生

-prazole	-拉唑	antiulcer, benzimidazole derivatives 抗溃疡药，苯并咪唑衍生物类

J.0.0.0 [USAN: antiulcer agents (benzimidazole derivatives)] [USAN：抗溃疡药（苯并咪唑衍生物类）]

(a)

azeloprazole (116)	cinprazole (34)	dexlansoprazole (93)	disuprazole (56)	esaprazole (45)
阿洛拉唑	桂拉唑	右兰索拉唑	二硫拉唑	艾沙拉唑
esomeprazole (79)	fuprazole (39)	ilaprazole (86)	lansoprazole (60)	leminoprazole (68)
艾司奥美拉唑	呋普拉唑	艾普拉唑	兰索拉唑	来明拉唑
levolansoprazole (93)	nepaprazole (74)	nilprazole (37)	omeprazole (46)	pantoprazole (62)
左兰索拉唑	奈帕拉唑	尼哌拉唑	奥美拉唑	泮托拉唑
picoprazole (46)	pumaprazole (76)	rabeprazole (69)	saviprazole (62)	tenatoprazole (80)
吡考拉唑	普马拉唑	雷贝拉唑	沙维拉唑	替那拉唑

P

timoprazole (35)   ufiprazole (58)
替莫拉唑   乌非拉唑

-piprazole	-哌唑	**psychotropics, phenylpiperazine derivatives (future use is discouraged due to conflict with the stem -prazole)** 精神药品，苯基哌嗪衍生物类（由于和词干**-prazole**冲突未来将较少使用）

C.0.0.0

(a)
aripiprazole (75)	brexpiprazole (107)	dapiprazole (45)	elopiprazole (70)	enpiprazole (24)
阿立哌唑	布瑞哌唑	达哌唑	依吡哌唑	恩吡哌唑
lorpiprazole (60)	mepiprazole (24)	sonepiprazole (80)	tolpiprazole (25)	
洛吡哌唑	美吡哌唑	索奈哌唑	托吡哌唑	

pred	**泼**	**prednisone and prednisolone derivatives** 泼尼松和泼尼松龙衍生物类

Q.3.3.0
(USAN: pred-; -pred- or -pred: prednisone and prednisolone derivatives)（USAN：pred-；-pred- or -pred：泼尼松和泼尼松龙衍生物类）

(a)
chloroprednisone (12)	cloprednol (31)	difluprednate (21)	domoprednate (47)	etiprednol
氯泼尼松	氯泼尼醇	二氟泼尼酯	多泼尼酯	dicloacetate (88)
				艾泼诺酯
fluprednidene (19)	fluprednisolone (13)	halopredone (36)	isoflupredone (36)	isoprednidene (24)
氟泼尼定	氟泼尼龙	卤泼尼松	异氟泼尼龙	异泼尼定
loteprednol (64)	mazipredone (32)	meprednisone (15)	methylprednisolone (8)	methylprednisolone
氯替泼诺	马泼尼酮	甲泼尼松	甲泼尼龙	aceponate (52)
				醋丙甲泼尼龙
methylprednisolone	oxisopred (29)	prednazate (16)	prednazoline (22)	prednicarbate (44)
suleptanate (56)	奥昔素泼	泼那扎特	泼那唑啉	泼尼卡酯
磺庚甲泼尼龙				
prednimustine (31)	prednisolamate (13)	prednisolone (6)	prednisolone	prednisone (6)
泼尼莫司汀	泼尼索酯	泼尼松龙	steaglate (16)	泼尼松
			泼尼松龙酯	
prednylidene (13)	tipredane (54)			
泼尼立定	替泼尼旦			

(b)
various non-steroidal compounds：
各种非甾体化合物：

citiolone (23)	clorexolone (15)	fenozolone (14)	tioxolone (16)	vistatolon (25)
(hepatobil. troubles)	(diuretic)	(psychotonic)	(keratolytic)	(antiviral)
西替奥酮（肝胆	氯索隆（利尿药）	非诺唑酮	噻克索酮	维司托隆（抗
疾病用药）		（抗精神病药）	（角化病用药）	病毒药）

(c)	**-betasol**: -倍他索	clobetasol (26) 氯倍他索	doxibetasol (26) 多倍他索	ulobetasol (54) 乌倍他索	
(c)	**-methasone** or **-metasone**: -米松	alclometasone (41) 阿氯米松	amelometasone (74) 阿洛米松	beclometasone (17) 倍氯米松	betamethasone (11) 倍他米松
		betamethasone acibutate (26) 醋布倍他米松	cormetasone (29) 可米松	desoximetasone (20) 去羟米松	dexamethasone (8) 地塞米松
		dexamethasone acefurate (57) 地塞米松呋酯	dexamethasone cipecilate (94) 地塞米松培酯	flumetasone (13) 氟米松	halometasone (41) 卤米松
		icometasone enbutate (70) 醋丁艾可米松	mometasone (56) 莫米松	paramethasone (12) 帕拉米松	

(c)	**-olone**: -隆	steroids not used as glucocorticosteroids 不用作糖皮质激素的甾体化合物类			
		[USAN: steroids (not prednisolone derivatives)] [USAN：甾体化合物（非泼尼松龙衍生物类）]			
		bardoxolone (101) 巴多索隆	brexanolone (117) 布瑞诺龙	clocortolone (16) 氯可托龙	descinolone (17) 地西龙
		diflucortolone (18) 二氟可龙	fluclorolone aceto- nide (22) 氟氯奈德	fluocinolone acetonide (11) 氟轻松	fluocortolone (15) 氟可龙
		fluorometholone (8) 氟米龙	fluperolone (13) 氟培龙	golexanolone (119) 戈来诺隆	halocortolone (31) 卤可托龙
		omaveloxolone (113) 奥马索龙	rimexolone (38) 利美索龙	triamcinolone (8) 曲安西龙	triamcinolone benetonide (36) 苯曲安奈德
		triamcinolone furetonide (36) 呋曲安奈德	triamcinolone hexacetonide (15) 己曲安奈德	vamorolone (115) 伐莫洛龙	

(c)		clobetasone (26) 氯倍他松	cloticasone (52) 氯硫卡松	deprodone (20) 地泼罗酮	dichlorisone (10) 二氯松	diflorasone (30) 二氟拉松
		flunisolide (11) 氟尼缩松	fluticasone (52) 氟替卡松	fluticasone furoate (96) 糠酸氟替卡松	meclorisone (40) 甲氯松	timobesone (51) 替莫贝松

-olone -隆

A.1.2.0	*general anesthetics,* *pregnanes:* 全身麻醉药， 避孕药：	alfadolone (27) 阿法多龙 minaxolone (39) 米那索龙	alfaxalone (27) 阿法沙龙 renanolone (8) 雷那诺龙	eltanolone (65) 乙他诺隆 sepranolone (107) 塞帕诺龙	ganaxolone (76) 加那索龙
H.2.0.0	*antiarrhythmic:* 抗心律失常药：	amafolone (40) 阿马夫隆	edifolone (56) 依地福龙		
H.4.0.0	*antihyperlipidaemic:* 降高脂血药：	colestolone (59) 考来酮			
J.0.0.0	*glycyrrhetic acid* *derivatives:* 甘草次酸衍生物：	carbenoxolone (15) 甘珀酸	cicloxolone (33) 环克索龙	cinoxolone (33) 桂克索龙	deloxolone (51) 地洛索龙

P

		enoxolone (15) 甘草次酸	roxolonium metilsulfate (33) 甲硫咯克索铵		
L.6.0.0	*cytostatics-sex* *hormones:* 细胞抑制药-性 激素类：	drostanolone (13) 屈他雄酮	trestolone (25) 曲托龙		
Q.2.3.0	*androgens:* 雄激素类：	androstanolone (4) 雄诺龙 nandrolone (22) 诺龙	drostanolone (13) 屈他雄酮 norethandrolone (6) 诺乙雄龙	mestanolone (10) 美雄诺龙 oxandrolone (12) 氧雄龙	metenolone (12) 美替诺龙 oxymetholone (11) 羟甲烯龙
Q.2.3.1	oxendolone (42) 奥生多龙	mesterolone (15) 美睾酮	rosterolone (59) 罗雄龙		
M.4.1.0	**bolone** (*see bol,* *anabolic steroids*): **勃龙**（见 bol，蛋白 同化激素类）：	formebolone (31) 甲酰勃龙 quinbolone (14) 奎勃龙 trenbolone (24) 群勃龙	mesabolone (29) 美沙勃龙 roxibolone (40) 罗昔勃龙	metribolone (17) 美曲勃龙 stenbolone (17) 司腾勃龙	oxabolone cipionate (14) 环戊丙羟勃龙 tibolone (22) 替勃龙

-prenaline	参见 **-terol**

-pressin　-加压素	**vasopressin analogues** 加压素类似物类

Q.1.2.0

$$\text{H}\!-\!\text{Cys}\!-\!\text{Tyr}\!-\!\text{Phe}\!-\!\text{Gln}\!-\!\text{Asn}\!-\!\text{Cys}\!-\!\text{Pro}\!-\!\text{Arg}\!-\!\text{Gly}\!-\!\text{NH}_2$$

(a)	argipressin (13) 精氨加压素 selepressin (105) 塞立加压素	desmopressin (33) 去氨加压素 terlipressin (46) 特利加压素	felypressin (13) 苯赖加压素 vasopressin injection (16) 加压素注射剂	lypressin (13) 赖氨加压素	ornipressin (22) 鸟氨加压素

-previr	参见 **-vir**

-pride　-必利	**sulpiride derivatives and analogues** 舒必利衍生物和类似物类

C.0.0.0

J.1.0.0

(a)	C.0.0.0:	alizapride (43) 阿立必利	alpiropride (49) 阿吡必利	amisulpride (44) 氨磺必利	batanopride (61) 巴他必利

		broclepride (43)	cisapride (49)	dazopride (50)	denipride (58)
		溴氯必利	西沙必利	达佐必利	地尼必利
		etacepride (52)	eticlopride (52)	flubepride (35)	nemonapride (63)
		依他必利	依替必利	氟贝必利	[previously
					emonapride (61)]
					奈莫必利
		peralopride (43)	prosulpride (43)	prucalopride (78)	relenopride (111)
		哌氯必利	丙舒必利	普芦卡必利	瑞诺必利
		sulmepride (43)	sultopride (26)	sulverapride (44)	veralipride (43)
		舒美必利	舒托必利	磺维必利	维拉必利
	J.l.0.0:	alepride (40)	bromopride (27)	cinitapride (41)	ciprapride (41)
		阿来必利	溴必利	西尼必利	环丙必利
		clebopride (32)	dobupride (57)	irolapride (55)	isosulpride (36)
		氯波必利	多布必利	伊咯必利	异舒必利
		itopride (66)	lintopride (65)	lirexapride (74)	lorapride (44)
		伊托必利	林托必利	利沙必利	氯拉必利
		mezacopride (56)	minesapride (117)	mosapride (66)	naronapride (104)
		美托必利	米沙必利	莫沙必利	那罗必利
		pancopride (62)	raclopride (52)	remoxipride (49)	renzapride (60)
		泮考必利	雷氯必利	瑞莫必利	伦扎必利
		revexepride (108)	tiapride (28)	ticalopride (83)	tinisulpride (44)
		瑞司必利	硫必利	替卡必利	替磺必利
		trazolopride (51)	tropapride (48)	zacopride (55)	
		三唑必利	曲帕必利	扎考必利	
	K.0.0.0:	cloxacepride (42)			
		氯沙必利			
	U.1.1.0/C.0.0.0:	iolopride [^{123}I] (73)			
		碘[^{123}I]必利			
(b)	glimepiride (66)				
	格列美脲				
(c)	C.0.0.0:	levosulpiride (63)	sulpiride (18)		
		左舒必利	舒必利		
	J.1.0.0:	metoclopramide (17)			
		甲氧氯普胺			

-pril (x)   **-普利**   **angiotensin-converting enzyme inhibitors 血管紧张素转化酶抑制药类**

H.3.0.0   (BAN: inhibitors of angiotensin-converting enzyme)（BAN：血管紧张素转化酶抑制药类）

          [USAN: antihypertensive (ACE inhibitors)]［USAN：降压药（血管紧张素转化酶抑制药类）］

(a)	alacepril (50)	benazepril (58)	captopril (39)	ceronapril (64)	cilazapril (53)
	阿拉普利	贝那普利	卡托普利	西罗普利	西拉普利
	delapril (54)	enalapril (46)	fosinopril (56)	idrapril (66)	imidapril (60)
	地拉普利	依那普利	福辛普利	伊屈普利	咪达普利

indolapril (50)	libenzapril (58)	lisinopril (50)	moexipril (60)	moveltipril (58)
吲哚普利	赖苯普利	赖诺普利	莫昔普利	莫维普利
orbutopril (57)	pentopril (53)	perindopril (53)	pivopril (52)	quinapril (54)
奥布普利	喷托普利	培哚普利	匹伏普利	喹那普利
ramipril (52)	rentiapril (55)	spirapril (56)	temocapril (64)	trandolapril (53)
雷米普利	伦唑普利	螺普利	替莫普利	群多普利
utibapril (63)	zabicipril (58)	zofenopril (51)		
乌替普利	扎普利	佐芬普利		

-prilat (x)　-普利拉

[USAN: antihypertensives (ACE inhibitors) (diacid analogs of the -pril entity)]〔USAN：降压药（血管紧张素转化酶抑制药类）（-pril 类的二酸类似物）〕

(a)	benazeprilat (58)	cilazaprilat (54)	enalaprilat (50)	fosinoprilat (62)	imidaprilat (71)
	贝那普利拉	西拉普利拉	依那普利拉	福辛普利拉	咪达普利拉
	moexiprilat (67)	perindoprilat (56)	quinaprilat (60)	ramiprilat (53)	spiraprilat (60)
	莫昔普利拉	培哚普利拉	喹那普利拉	雷米普利拉	螺普利拉
	temocaprilat (78)	trandolaprilat (60)	utibaprilat (65)	zabiciprilat (64)	zofenoprilat (63)
	替莫普利拉	群多普利拉	乌替普利拉	扎普利拉	佐芬普利拉

-prim　-普林

antibacterials, dihydrofolate reductase (DHFR) inhibitors, trimethoprim derivatives 抗菌药，二氢叶酸还原酶（DHFR）抑制药，甲氧苄啶衍生物类

[USAN: antibacterials (trimethoprim type)]〔USAN：抗菌药（甲氧苄啶类）〕

S.5.5.0	

(a)	aditoprim (49)	baquiloprim (56)	brodimoprim (44)	epiroprim (44)	iclaprim (88)
	阿地普林	巴喹普林	溴莫普林	依匹普林	艾拉普林
	metioprim (42)	ormetoprim (21)	talmetoprim (41)	tetroxoprim (33)	trimethoprim (11)
	美替普林	奥美普林	酞美普林	四氧普林	甲氧苄啶
	vaneprim (48)				
	伐奈普林				
(c)	diaveridine (18)				
	二氨藜芦啶				

-pris-　-司-

steroidal compounds acting on progesterone receptors (excluding -gest- compounds)作用于孕激素受体的甾体化合物类（不包括-gest-类化合物）

Q.2.0.0	[USAN: -prisnil: selective progesterone receptor modulators (SPRM); -pristone:progesterone receptor antagonists] 〔USAN：-prisnil：选择性孕激素受体调节剂（SPRM）；-pristone：孕激素受体拮抗剂〕

(a)	aglepristone (70)	asoprisnil (88)	asoprisnil ecamate (89)	lilopristone (54)	lonaprisan (115)
	阿来司酮	阿索立尼	阿索立尼酯	利洛司酮	洛那立生
	mifepristone (54)	onapristone (58)	telapristone (103)	toripristone (61)	ulipristal (107)
	米非司酮	奥那司酮	替拉司酮	托立司酮	乌立妥
	vilaprisan (109)				
	维拉立生				

(c)	episteride (69) 依立雄胺	saprisartan (72) 沙普立沙坦	and the stem *-pristin* selected for antibacterials, streptogramins, protein-synthesis inhibitors, pristinamycin derivatives 词干*-pristin* 用于抗菌药，链阳菌素（streptogramins），蛋白质合成抑制剂，普那霉素（pristinamycin）衍生物

-pristin -普丁 antibacterials, streptogramins, protein-synthesis inhibitors, pristinamycin derivatives 抗菌药，链阳菌素，蛋白质合成抑制药，普那霉素衍生物类				
S.6.0.0	(USAN: antibacterials, pristinamycin derivatives)（USAN：抗菌药，普那霉素衍生物）			
(a)	dalfopristin (67) 达福普丁	efepristin (75) 依非普丁	flopristin (98) 氟洛普丁	quinupristin (65) 奎奴普丁	linopristin (98) 利诺普丁
	volpristin (80) 伏普丁				

-profen (x)   -洛芬   anti-inflammatory agents, ibuprofen derivatives 抗炎药，布洛芬衍生物类
A.4.2.0   [USAN: anti-inflammatory/analgesic agents (ibuprofen type)]［USAN：抗炎药/止痛药（布洛芬衍生物类）］

(a)	alminoprofen (40) 阿明洛芬	araprofen (65) 阿拉洛芬	atliprofen (74) 阿利洛芬	bakeprofen (61) 巴凯洛芬	benoxaprofen (34) 苯噁洛芬
	bermoprofen (57) 柏莫洛芬	bifeprofen (57) 联苯洛芬	carprofen (35) 卡洛芬	cicloprofen (32) 环洛芬	cliprofen (32) 克利洛芬
	dexibuprofen (61) 右布洛芬	dexindoprofen (49) 右吲哚洛芬	dexketoprofen (70) 右酮洛芬	esflurbiprofen (56) 艾司氟比洛芬	fenoprofen (26) 非诺洛芬
	flunoxaprofen (44) 氟诺洛芬	fluprofen (18) 氟洛芬	flurbiprofen (28) 氟比洛芬	frabuprofen (51) 氟拉洛芬	furaprofen (42) 呋喃洛芬
	furcloprofen (44) 呋洛芬	hexaprofen (30) 己洛芬	ibuprofen (16) 布洛芬	indoprofen (32) 吲哚洛芬	isoprofen (40) 异洛芬
	ketoprofen (28) 酮洛芬	lobuprofen (53) 氯布洛芬	lonaprofen (44) 氯萘洛芬	losmiprofen (61) 氯米洛芬	loxoprofen (50) 洛索洛芬
	mabuprofen (64) 马布洛芬	mexoprofen (33) 美索洛芬	miroprofen (44) 咪洛芬	odalprofen (66) 奥达洛芬	pelubiprofen (76) 培比洛芬
	piketoprofen (40) 吡酮洛芬	pirprofen (32) 吡洛芬	pranoprofen (38) 普拉洛芬	suprofen (31) 舒洛芬	tazeprofen (50) 他泽洛芬
	tetriprofen (29) 替曲洛芬	tilnoprofen 替洛芬酯 arbamel (74)	tioxaprofen (39) 硫噁洛芬	vedaprofen (72) 维达洛芬	ximoprofen (37) 希莫洛芬
	zaltoprofen (64) 扎托洛芬	zoliprofen (55) 唑利洛芬			

P

(b)	aprofene (12)	diprofene (12)
	(antispasm. coron. vasodil.),	(antispasm. blood vessels)
	阿普罗芬（抗痉挛药，舒张冠状血管药）	地普罗芬（抗血管痉挛药）

(c)	brofezil (31)	protizinic acid (27)	tiaprofenic acid (30)
	溴苯齐尔	丙替嗪酸	噻洛芬酸

prost (x)　前列素　prostaglandins 前列腺素类药

Q.0.0.0　　(USAN: -prost- or -prost: prostaglandins)(USAN: -prost- or -prost: 前列腺素类药物)

(a)	alfaprostol (45)	alprostadil (39)	ataprost (62)	beraprost (106)	bimatoprost (85)
	阿法前列醇	前列地尔	阿前列素	贝前列素	贝美前列素
	butaprost (55)	carboprost (36)	cicaprost (54)	ciprostene (51)	clinprost (68)
	布他前列素	卡前列素	西卡前列素	西前列烯	克林前列素
	cloprostenol (33)	cobiprostone (98)	delprostenate (42)	dimoxaprost (52)	dinoprost (26)
	氯前列醇	考前列酮	地前列酯	地莫前列素	地诺前列素
	dinoprostone (26)	doxaprost (34)	ecraprost (83)	eganoprost (84)	enisoprost (50)
	地诺前列酮	多沙前列素	艾克前列素	依加前列素	依尼前列素
	epoprostenol (44)	eptaloprost (56)	esuberaprost (111)	etiproston (46)	fenprostalene (42)
	依前列醇	依他前列素	艾司贝前列素	依替前列通	芬前列林
	flunoprost (53)	fluprostenol (33)	froxiprost (55)	gemeprost (42)	iloprost (48) [originally ciloprost (46)] 伊洛前列素
	氟诺前列素	氟前列醇	氟氧前列素	吉美前列素	
	lanproston (72)	latanoprost (67)	latanoprostene bunod (107)	limaprost (56)	lubiprostone (89)
	兰前列酮	拉坦前列素	拉坦前列烯酯	利马前列素	芦比前列酮
	luprostiol (44)	meteneprost (45)	misoprostol (47)	naxaprostene (58)	nileprost (45)
	鲁前列醇	甲烯前列素	米索前列醇	那前列烯	尼来前列素
	nobiprostolan (109)	nocloprost (51)	oxoprostol (44)	penprostene (37)	pimilprost (71)
	诺必前列酯	诺氯前列素	氧前列醇	戊前列烯	匹米前列素
	piriprost (51)	posaraprost (97)	prostalene (34)	remiprostol (65)	rivenprost (93)
	吡前列素	泊沙前列素	前列他林	瑞前列醇	利文前列素
	rosaprostol (48)	sepetaprost (110)	sulprostone (37)	taprostene (58)	tiaprost (41)
	罗沙前列醇	塞他前列素	硫前列酮	他前列烯	噻前列素
	tafluprost (89)	tilsuprost (51)	tiprostanide (48)	travoprost (80)	treprostinil (87)
	他氟前列素	替舒前列素	替前列胺	曲伏前列素	曲前列尼尔
	unoprostone (66)	vapiprost (58)	viprostol (53)		
	乌诺前列酮	伐哌前列素	维前列醇		

-prostil	-前列素	**prostaglandins, anti-ulcer** 前列腺素类药，抗溃疡药			
(a)		arbaprostil (35)	deprostil (32)	enprostil (50)	mexiprostil (52)	ornoprostil (56)
		阿巴前列素	地前列素	恩前列素	美昔前列素	奥诺前列素
		rioprostil (49)	spiriprostil (63)	trimoprostil (49)		
		利奥前列素	螺前列素	曲莫前列素		

-quidar	-喹达	**drugs used in multidrug resistance; quinoline derivatives** 用于多药耐药的药物；喹啉衍生物类			
L.0.0.0		[USAN: multidrug resistance inhibitors (quinoline derivatives)] ［USAN：多药耐药抑制药（喹啉衍生物类）］				
		dofequidar (88)	encequidar (119)	laniquidar (85)	tariquidar (86)	zosuquidar (86)
		多非喹达	恩塞喹达	拉尼喹达	他立喹达	佐舒喹达

-quine (d)	-喹	**quinoline derivatives** 喹啉衍生物类			

(a)		*antimalarial*: 抗疟药：	amodiaquine (1) 阿莫地喹	amopyroquine (8) 阿莫吡喹	bulaquine (82) 布拉喹	chloroquine (4) 氯喹
			ferroquine (95) 二茂铁喹	hydroxychloro- quine (8) 羟氯喹	mefloquine (33) 甲氟喹	moxipraquine (26) 甲氧丙喹
			pamaquine(4) 帕马喹	pentaquine (4) 喷他喹	primaquine (1) 伯氨喹	quinocide (34) 喹西特
			tafenoquine (80) 他非诺喹	tebuquine (49) 替布喹		
			acequinoline (22) 阿西喹啉	actinoquinol (15) 阿克汀喹	aminoquinol (22) 阿米诺喹	aminoquinuride (45) 氨喹脲
			amiquinsin (17) 氨喹新	amquinate (21) 氨喹酯	benzoxiquine (18) 苯甲酰喹	broquinaldol (17) 溴喹那多
			buquineran (40) 丁喹伦	buquinolate (16) 丁喹酯	clamoxyquine (16) 氯胺羟喹	cletoquine (20) 氯托喹
			chlorquinaldol (1) 氯喹那多	cinoquidox (40) 氰喹多司	ciproquinate (22) 环丙喹酯	clioquinol (16) 氯碘羟喹
			cloquinate (11) 氯喹那特	cloxiquine (30) 氯羟喹	diiodohydroxy- quinoline (1) 双碘喹啉	esproquine (31) 艾司丙喹
			flumequine (34) 氟甲喹	guanisoquine (15) 胍尼索喹		
			hedaquinium chloride (8) 海达氯铵	intiquinatine (99) 替喹那丁	iquindamine (34) 异喹双胺	isotiquimide (49) 依索喹胺
			leniquinsin (18) 来尼喹新	mebiquine (29) 甲铋喹	nequinate (22) 奈喹酯	nifuroquine (36) 硝呋罗喹
			olaquindox (31) 奥喹多司	oxamniquine (28) 奥沙尼喹	peraquinsin (29) 哌喹新	pirquinozol (43) 吡喹诺唑
			proquinolate (17) 丙喹酯	quinaldine blue (17) 喹那定蓝	quincarbate (31) 喹卡酯	quindecamine (15) 喹地卡明

	quindoxin (26)	quinetalate (16)	quinfamide (40)	quinisocaine (4)
	喹多克辛	喹他酯	喹法米特	奎尼卡因
	quinprenaline (17)	quinuclium	quipazine (17)	sitamaquine (80)
	喹丙那林	bromide (40)	喹哌嗪	西他马喹
		奎纽溴铵		
	tilbroquinol (45)	tiliquinol (45)	tiquinamide (35)	tiquizium
	甲溴羟喹	甲羟喹	替喹胺	bromide (47)
				替喹溴铵
	toquizine (17)	tretoquinol (21)	viquidil (25)	
	托喹嗪	曲托喹酚	维喹地尔	
(c)	broxaldine (12)	cinchocaine (1)	cinchophen (1)	climiqualine (33)	dehydroemetine (15)
	溴沙定	辛可卡因	辛可芬	氯咪喹啉	去氢依米丁
	dequalinium	dimethyltubocurarinium	dimoxyline (1)	drotaverine (17)	ethaverine (4)
	chloride (8)	chloride (1)	地莫昔林	屈他维林	依沙维林
	地喹氯铵	氯二甲箭毒			
	euprocin (22)	famotine (23)	flucarbril (14)	glafenine (15)	laudexium
	尤普罗辛	法莫汀	氟卡布利	格拉非宁	metilsulfate (4)
					甲硫劳地铵
	laurolinium	memotine (22)	metofoline (12)	neocinchophen (1)	niceverine (15)
	acetate (12)	美莫汀	甲氧夫啉	新辛可芬	尼西维林
	醋酸劳利铵				
	nitroxoline (15)	noscapine (7)	octaverine (18)	oxolinic acid (15)	oxycinchophen (6)
	硝羟喹啉	那可丁	奥他维林	奥索利酸	羟辛可芬
	pyrvinium	trethinium	tritoqualine (14)	tubocurarine	
	chloride (6)	tosilate (14)	曲托喹啉	chloride (1)	
	吡维氯铵	托西曲喹铵		氯筒箭毒碱	

-quinil	参见 -azenil
-racetam	**-西坦**	**amide type nootrope agents, piracetam derivatives 酰胺类促智药，吡拉西坦衍生物类**

B.1.0.0	(BAN: substances of the piracetam group)（BAN：吡拉西坦类药）

[USAN: nootropics (learning, cognitive enhancers) piracetam type]［USAN：促智药（学习认知促进剂）吡拉西坦类］

(a)	aloracetam (62)	aniracetam (44)	brivaracetam (93)	cebaracetam (66)	coluracetam (86)
	阿洛西坦	茴拉西坦	布立西坦	西巴西坦	考拉西坦
	dimiracetam (68)	doliracetam (53)	dupracetam (38)	etiracetam (40)	fasoracetam (79)
	地来西坦	多拉西坦	度拉西坦	乙拉西坦	法索西坦
	fonturacetam (104)	imuracetam (42)	levetiracetam (62)	molracetam (55)	nebracetam (62)
	芳妥西坦	英拉西坦	左乙拉西坦	莫拉西坦	奈拉西坦
	nefiracetam (64)	nicoracetam (63)	omberacetam (117)	oxiracetam (43)	piracetam (22)
	奈非西坦	烟拉西坦	昂贝西坦	奥拉西坦	吡拉西坦

	pramiracetam (46)	rolziracetam (54)	seletracetam (93)
	普拉西坦	罗拉西坦	塞曲西坦
	related:	tenilsetam (51)	
	相关药物：	替尼西坦	

-racil　-拉西	**uracil type antineoplastics 尿嘧啶类抗肿瘤药**		

L.0.0.0

(a)	eniluracil (77)	fluorouracil (13)	gimeracil (80)	oteracil (80)
	恩尿嘧啶	氟尿嘧啶	吉美拉西	奥替拉西

-thiouracil -硫氧嘧啶	**uracil derivatives used as thyroid antagonists 用作甲状腺拮抗药的尿嘧啶衍生物类**		

M.7.3.0	(USAN: -uracil: uracil derivatives used as thyroid antagonists and as antineoplastics)(USAN: -uracil: 尿嘧啶衍生物用作甲状腺拮抗药和抗肿瘤药)		
(a)	iodothiouracil (1)	methylthiouracil (1)	propylthiouracil (1)
	碘硫氧嘧啶	甲硫氧嘧啶	丙硫氧嘧啶

-rafenib　-拉非尼	**Raf (rapidly accelerated fibrosarcoma) kinase inhibitors Raf（快速加速纤维肉瘤）激酶抑制药类**			
(a)	agerafenib (115)	belvarafenib (118)	dabrafenib (105)	encorafenib (109)	lifirafenib (117)
	阿格尼布	贝伐尼布	达拉非尼	恩考芬尼	利非尼布
	regorafenib (100)	sorafenib (88)	vemurafenib (103)		
	瑞戈非尼	索拉非尼	维莫非尼		

-relin (x)　-瑞林	**pituitary hormone-release stimulating peptides 垂体激素释放刺激肽类**			
Q.0.0.0	(BAN: hypophyseal hormone release-stimulating peptides)(BAN: 垂体激素释放刺激肽类)			
	(USAN: prehormones or hormone-release stimulating peptides)（USAN:前激素或激素释放刺激多肽类）			
(a)	*LHRH-release-stimulating peptides*:	avorelin (74)	buserelin (36)	deslorelin (61)	gonadorelin (32)
	LHRH 释放刺激肽类：	阿伏瑞林	布舍瑞林	地洛瑞林	戈那瑞林
		goserelin (55)	histrelin (53)	leuprorelin (47)	lutrelin (51)
		戈舍瑞林	组氨瑞林	亮丙瑞林	黄体瑞林
		nafarelin (50)	peforelin (93)	triptorelin (56)	zoptarelin
		那法瑞林	培福瑞林	曲普瑞林	doxorubicin (107)
					佐他柔比星

-morelin -莫瑞林	**growth hormone release-stimulating peptides 生长激素释放刺激肽类**			
(a)	anamorelin (97)	capromorelin (83)	dumorelin (59)	examorelin (72)	ipamorelin (78)
	阿那瑞林	卡莫瑞林	度莫瑞林	艾莫瑞林	伊莫瑞林
	lenomorelin (106)	macimorelin (100)	pralmorelin (77)	relamorelin (110)	rismorelin (74)
	来诺瑞林	马昔瑞林	普拉莫瑞林	雷拉瑞林	利莫瑞林
	sermorelin (56)	tabimorelin (80)	tesamorelin (96)	ulimorelin (103)	
	舍莫瑞林	他莫瑞林	替莫瑞林	尤利瑞林	
(c)	somatorelin (57)				
	生长素瑞林				

R

-tirelin	-替瑞林	**thyrotropin releasing hormone analogues** 促甲状腺激素释放激素类似物类		
(a)	azetirelin (60) 氮替瑞林	fertirelin (42) 夫替瑞林	montirelin (58) 孟替瑞林	orotirelin (58) 奥替瑞林	posatirelin (60) 泊替瑞林
	protirelin (31) 普罗替瑞林	rovatirelin (110) 罗伐瑞林	taltirelin (75) 他替瑞林		
	other:	corticorelin (64) (diagnostic agent) 可的瑞林（诊断 试剂）			
(c)	thyrotropin alfa (113) [thyrotropin stimulating hormone (TSH) analog] 促甲状腺素 α［促甲状 腺素（TSH）类似物］				

-relix	-瑞克	**gonadotropin-releasing-hormone (GnRH) inhibitors, peptides** 促性腺激素释放激素（GnRH）抑制药，多肽类		
Q.0.0.0	(USAN: -relix: hormone-release inhibiting peptides)(USAN: -relix: 激素释放抑制多肽类)				
(a)	abarelix (78) 阿巴瑞克	cetrorelix (66) 西曲瑞克	degarelix (86) 地加瑞克	detirelix (56) 地肽瑞里	ganirelix (65) 加尼瑞克
	iturelix (79) 伊妥瑞克	ozarelix (94) 奥扎瑞克	prazarelix (81) 普拉瑞克	ramorelix (69) 雷莫瑞克	teverelix (78) 替维瑞克

-renone	-利酮	**aldosterone antagonists, spironolactone derivates** 醛固酮拮抗药，螺内酯衍生物类		
N.1.8.0	[USAN: aldosterone antagonists (spironolactone type)]［USAN：醛固酮拮抗药（螺内酯衍生物类）］				

(a)	apararenone(115) 阿帕利酮	canrenoic acid (20) and potassium canrenoate (20) 坎利酸/坎利酸钾	canrenone (20) 坎利酮	dicirenone (50) 地西利酮	drospirenone (63) 屈螺酮
	eplerenone (77) 依普利酮	esaxerenone (116) 艾沙利酮	finerenone (108) 非奈利酮	mespirenone (51) 美螺利酮	spirorenone (45) 螺利酮
(b)	bromchlorenone (12) (antifungal) 溴氯唑酮（抗 真菌药）	menatetrenone (28) (antihemorrhagic) 四烯甲萘醌 （止血药）	teprenone (50) 替普瑞酮	ubidecarenone (48) (in congestive heart failure) 泛癸利酮（用于 充血性心力衰竭）	
(c)	oxprenoate potassium (53) 奥孕酸钾	prorenoate potassium (32) 丙利酸钾	spironolactone (11) 螺内酯	spiroxasone (14) 螺沙宗	

-restat	参见 -stat

retin　　维 A	**retinol derivatives 视黄醇衍生物类**

P.1.0.0　　　　　(USAN: -retin- or -retin: retinol derivatives)（USAN：-retin- or -retin：视黄醇衍生物类）

(a)	acitretin (56)	alitretinoin (80)	doretinel (60)	etretinate (41)	fenretinide (51)
	[previously etretin (51)] 阿维 A	阿利维 A 酸	度维 A	阿维 A 酯	芬维 A 胺
	isotretinoion (41) 异维 A 酸	motretinide (38) 莫维 A 胺	pelretin (60) 培维 A	peretinoin (98) 培维 A 酸	retinol (18) →Vitamin A 维生素 A
	tretinoin (25) 维 A 酸	tretinoin tocoferil (66) 托维 A 酯	zuretinol acetate (112) 醋酸顺维 A		
(b)	noretynodrel (13) 异炔诺酮	secretin (1) 胰泌素	trethinium tosilate (14) 托西曲喹铵		

-ribine　　-立宾	**ribofuranyl-derivatives of the "pyrazofurin" type　"吡唑呋喃菌素"类呋喃核糖衍生物类**

L.0.0.0/S.5.3.0

(a)	azaribine (19) 阿扎立宾	cladribine (68) 克拉屈滨	isatoribine (83) 艾托立宾	loxoribine (64) 洛索立宾	mizoribine (46) 咪唑立宾
	triciribine (46) 曲西立宾				
(c)	pirazofurin (31) 吡唑呋林	ribavirin (31) 利巴韦林	riboprine (20) 利波腺苷	tiazofurine (48) 噻唑呋林	
	related: 相关药物：	benaxibine (50) 贝那昔滨			

rifa-　　利福-	**antibiotics, rifamycin derivatives 抗生素，利福霉素衍生物类**

S.6.4.0

(a)	rifabutin (52)	rifalazil (78)	rifametane (61)	rifamexil (67)	rifamide (15)
	利福布汀	利福拉齐	利福美坦	利福克昔	利福米特
	rifampicin (17)	rifamycin (13)	rifapentine (43)	rifaximin (49)	
	利福平	利福霉素	利福喷汀	[previously rifaxidine (48)] 利福昔明	

-rinone　-力农　cardiac stimulants, amrinone derivatives 强心药，氨力农衍生物类

H.1.0.0　[USAN: cardiotonics (amrinone type)]［USAN：强心药（氨基吡酮类）］

(a)	amrinone (38)	bemarinone (57)	medorinone (54)	milrinone (50)	nanterinone (60)
	氨力农	贝马力农	美多力农	米力农	南力农
	olprinone (70)	pelrinone (53)	saterinone (56)	toborinone (72)	vesnarinone (57)
	奥普力农	培力农	沙特力农	托波力农	维司力农
(b)	gestrinone (39)	indacrinone (51)	taziprinone (48)		
	孕三烯酮	茚达立酮	他齐普酮		

-rixin　-立辛　chemokine CXCR receptors antagonists 趋化因子 CXCR 受体拮抗药类

S.7.0.0　[USAN: Chemokine (C-X-C motif) receptor 2 (CXCR2) modulators]［USAN：趋化因子（C-X-C 基序）受体 2（CXCR2）调节药类］

danirixin (107)	elubrixin (107)	ladarixin (105)	navarixin (105)	reparixin (91)
达尼立辛	依芦立辛	拉达立辛	那伐立辛	瑞帕立辛

-rizine　参见 -izine

-rolimus　参见 -imus

-rozole　-罗唑　aromatase inhibitors, imidazole-triazole derivatives 芳构化酶抑制药，咪唑-三氮唑衍生物类

L.0.0.0

	anastrozole (72)	fadrozole (64)	finrozole (81)	leflutrozole (117)	letrozole (70)
	阿那曲唑	法罗唑	芬咪唑	来氟曲唑	来曲唑
	liarozole (64)	talarozole (99)	vorozole (64)		
	利罗唑	他拉罗唑	伏罗唑		
(b)	aminitrozole (4)	sulfatrozole (24)	tenonitrozole (47)		
	醋胺硝唑	磺胺曲唑	替诺尼唑		

-rsen　-生　antisense oligonucleotides 反义寡核苷酸类

aganirsen (101)	apatorsen (110)	alicaforsen (118)	anivamersen (105)	aprinocarsen (89)
阿加尼生	阿帕妥生	阿利福生	阿尼美生	阿普卡生
atesidorsen (116)	baliforsen (116)	beclanorsen (01)	casimersen (115)	cenersen (97)
阿赛多生	巴利福生	贝拉诺生	卡西美生	塞那生

cobomarsen (117)	custirsen (99)	danvatirsen (117)	dematirsen (116)	drisapersen (106)
可博迈生	卡司特生	丹伐特生	地马特生	屈沙培生
eluforsen (119)	gataparsen (103)	eteplirsen (103)	golodirsen (115)	inotersen (115)
艾卢福生	加他帕生	依特利生	戈洛地生	伊诺特生
mipomersen (99)	mongersen (111)	nusinersen (112)	oblimersen (87)	prexigebersen (114)
米泊美生	蒙格生	诺西那生	奥利美生	普瑞柏生
remlarsen (117)	renapersen→	rimigorsen (116)	tofersen (119)	trabedersen (97)
瑞姆拉生	renadirsen (117)	利米戈生	托夫生	曲贝德生
	瑞那泊生→瑞那德生			
varodarsen (116)	viltolarsen (118)	volanesorsen (113)		
伐罗达生	维托拉生	伏拉索生		
-virsen -韦生	afovirsen (71)	amlivirsen (119)	fomivirsen (75)	miravirsen (101)
(antivirals)	阿福韦生	阿木利韦生	福米韦生	米拉韦生
（抗病毒药类）	radavirsen (106)	temavirsen (117)	trecovirsen (77)	
	拉达韦生	特马韦生	曲可韦生	

-rubicin -柔比星 antineoplastics, daunorubicin derivatives 抗肿瘤药，柔红霉素衍生物类

L.5.0.0   [USAN: antineoplastic antibiotics (daunorubicin type)] ［USAN：抗肿瘤抗生素（柔红霉素类）］

R

(a)

aclarubicin (44)	aldoxorubicin (108)	amrubicin (65)	berubicin (98)	camsirubicin (119)
阿柔比星	阿多索比星（阿多柔比星，阿多比星）	氨柔比星	贝芦比星	坎西柔比星
carubicin (40)	daunorubicin (20)	detorubicin (41)	doxorubicin (25)	epirubicin (48)
卡柔比星	柔红霉素	地托比星	多柔比星	[originally pidorubicin (47)] 表柔比星
esorubicin (47)	galarubicin (80)	idarubicin (47)	ladirubicin (83)	leurubicin (64)
依索比星	加柔比星	伊达比星	拉柔比星	流柔比星
medorubicin (47)	nemorubicin (71)	pirarubicin (55)	rodorubicin (54)	sabarubicin (90)
美多比星	奈柔比星	吡柔比星	罗多比星	沙柔比星
valrubicin (79)	zorubicin (39)	zoptarelin doxorubicin (107)		
戊柔比星	佐柔比星	佐他柔比星		

---

sal 水杨，沙，柳 **salicylic acid derivatives** 水杨酸衍生物类

[USAN: -sal-; -sal; or sal-: anti-inflammatory agents (salicylic acid derivatives)] 〔USAN：-sal-；-sal；or sal-：抗炎药（水杨酸衍生物）〕

(a)

sal-	*analgesic anti-inflammatory* A.4.2.0			
水杨-/沙-/柳-	镇痛消炎药 A.4.2.0			
choline salicylate (15)	imidazole	salacetamide (1)	salcolex (23)	saletamide (20)
水杨酸胆碱	salicylate (51)	醋水杨胺	柳胆来司	沙乙酰胺
	水杨酸咪唑			
salfluverine (29)	salicylamide (1)	salnacedin (73)	salprotoside (31)	salsalate (28)
柳氟维林	水杨酰胺	沙那西定	水杨丙苷	双水杨酯
salverine (15)				
沙维林				

various 各种化合物：

salafibrate (41)	salantel (29)	salcaprozic acid (88)	salclobuzic acid (92)	salinazid (8)
(antihyperlipidaemic)	(anthelmintic)	(absorption	(pharmaceutical aid)	(antituberculosis
沙拉贝特	沙仑太尔	promotor)	沙氯丁酸	agent)
（降血脂药）	（驱虫药）	柳卡罗酸	（制药辅剂）	水杨烟肼
		（吸收促进剂）		（抗结核药）

salirasib (97)
(antineoplastic)
沙利雷塞
（抗肿瘤药）

-sal	*analgesic anti-inflammatory* A.4.2.0			
-水杨/-沙/-柳	镇痛消炎药 A.4.2.0			
detanosal (23)	diflunisal (33)	fendosal (35)	flufenisal (22)	fosfosal (37)
地他诺柳	二氟尼柳	芬度柳	氟苯柳	磷柳酸
guacetisal (40)	guaimesal (50)	parcetasal (65)	pranosal (24)	sulprosal (36)
呱西替柳	呱美柳	帕西他沙	普拉诺柳	磺丙柳
tenosal (63)				
替诺柳				

antithrombotic
抗血栓药
flufosal (42)
氟磷柳

various:antituberculosis
各类药物：抗结核药

fenamisal (15)	thiomersal (1)	triflusal (37)
非那米柳	(disinfect)	(antithrombotic)
	硫柳汞（消毒剂）	三氟柳（抗血栓药）

S

-sal-	*analgesic anti-inflammatory* A.4.2.0			
-水杨-/-沙-/-柳-	镇痛消炎药 A.4.2.0			
acetaminosalol (1)	asalhydro-	carbasalate	carsalam (13)	etersalate (50)
醋氨沙洛	morphone (119)	calcium (27)	卡沙兰	依特柳酯
	阿柳氢吗啡酮	卡巴匹林钙		
etosalamide (14)	isalmadol (92)	parsalmide (32)	talosalate (43)	
依托柳胺	伊沙马多	帕沙米特	他洛柳酯	

various 各类药物：

amotosalen (85)	calcium	homosalate (28)	isalsteine (63)	lasalocid (30)
氨托沙林	benzamidosalicylate	(sunscreen agent)	(mucolytic)	[antibiotic
	(10)	胡莫柳酯	伊沙司坦	(veterinary)]
	苯沙酸钙	（防晒剂）	（黏液溶解药）	拉沙洛西
				（兽用抗生素）
mersalyl (4)	octisalate (83)	osalmid (15)	susalimod (73)	xenysalate (12)
(mercurial diuretic)	(sunscreen)	(choleretic)	(immunomodulator)	(antiseborrheic)
汞撒利（汞利尿剂）	奥替柳酯	柳胺酚（利胆药）	舒沙利莫德	珍尼柳酯
	（防晒剂）		（免疫调节剂）	（抗血小板药）

salazo-	*phenylazosalicylic acid derivatives antibacterial* S.5.1.0		
柳氮-	苯偶氮水杨酸衍生物类抗菌药 S.5.1.0		
salazodine (22)	salazosulfadi-	salazosulfamide (1)	salazosulfathiazole (1)
柳氮定	midine (11)	柳氮磺胺	柳氮磺噻唑
	柳氮磺嘧啶		

-salazine/-salazide				
-沙拉秦/-柳氮				
dersalazine (86)	mesalazine (52)	olsalazine (52)	sulfasalazine (55)	balsalazide (48)
德沙拉秦	美沙拉秦	奥沙拉秦	柳氮磺吡啶	巴柳氮
ipsalazide (48)				
伊普柳氮				

-salan	*brominated salicylamide derivatives disinfectant* S.2.1.0			
-沙仑	溴代水杨酰胺衍生物类消毒药 S.2.1.0			
bensalan (18)	dibromsalan (14)	flusalan (16)	fursalan (18)	metabromsalan (16)
苯沙仑	二溴沙仑	氟沙仑	呋沙仑	美溴沙仑
tiosalan (18)	tribromsalan (14)			
硫沙仑	三溴沙仑			

(b)   *non-salicylic acid derivatives* 非水杨酸衍生物类：

fosalvudine	macrosalb	rusalatide (96)	trioxysalen (16)
tidoxil (95)	[⁹⁹ᵐTc] (33)	芦沙拉肽	(pigmenting agent)
磷夫定酯	大颗粒锝[⁹⁹ᵐTc]		三甲沙林（着色剂）
	人血清白蛋白		

S

bronchodilators 支气管扩张药：

levosalbutamol (78)	salbutamol (20)	salmefamol (23)
左沙丁胺醇	沙丁胺醇	沙甲胺醇

(c)   analgesic, anti-inflammatory A.4.2.0 镇痛消炎药 A.4.2.0：

aloxiprin (13)	anilamate (13)	benorilate (21)	brosotamide (29)	cresotamide (28)
阿洛普令	阿尼拉酯	贝诺酯	溴索胺	甲酚酰胺
dibusadol (24)	dipyrocetyl (6)	ethenzamide (10)	fenamifuril (16)	gentisic acid (01)
地布沙多	地匹乙酯	乙水杨胺	芬胺呋	龙胆酸
hydroxytoluic acid (17)	sodium gentisate (1)	sodium glucaspaldrate (17)		
羟甲苯酸	龙胆酸钠	葡柳铝酸钠		

various 各类药物

4-aminosalicylates of the-caine series D.1.0.0:	ambucaine (6)	hydroxyprocaine (1)	hydroxytetracaine (1)	propoxycaine (4)
	氨布卡因	羟普鲁卡因	羟丁卡因	丙氧卡因

-caine 系列的 4-氨基
水杨酸酯 D.1.0.0：

antihypertensives H.3.0.0:		labetalol (35)	
降压药 H.3.0.0：		拉贝洛尔	
antitussives K.1.0.0:	alloclamide (16)	flualamide (20)	
镇咳药 K.1.0.0：	阿洛拉胺	氟拉胺	
saluretics N.1.2.0:	xipamide (22)		
促尿药 N.1.2.0：	(sulfamoyl derivative)		
	希帕胺（磺酰胺类衍生物）		

mercurial diuretics N.1.3.0:		mercuderamide (1)	
汞利尿剂 N.1.3.0：		汞拉米特	
anthelmintics S.3.1.0:	bromoxanide (31)	clioxanide (19)	niclosamide (13)	rafoxanide (24)
驱虫药 S.3.1.0：	溴沙奈	氯碘沙奈	氯硝柳胺	雷复沙奈
closantel (36)	flurantel (25)	resorantel (23)		
氯生太尔	氟仑太尔	雷琐太尔		
antifungals S.4.0.0:	buclosamide (16)	exalamide (37)	pentalamide (13)	
抗真菌药 S.4.0.0：	丁氯柳胺	依沙酰胺	喷他胺	

-sartan (x)   -沙坦   angiotensin Ⅱ receptor antagonists, antihypertensive (non-peptidic) 血管紧张素 Ⅱ 受体拮抗药，降压药（非肽类）

H.3.0.0   (USAN: -sartan: angiotensin Ⅱ receptor antagonists)（USAN: -sartan: 血管紧张素 Ⅱ 受体拮抗药类）

abitesartan (73)	azilsartan (95)	azilsartan	candesartan (71)	elisartan (72)
阿比沙坦	阿齐沙坦	medoxomil (97)	坎地沙坦	依利沙坦
		美阿沙坦		

embusartan (78)	eprosartan (71)	fimasartan (94)	forasartan (74)	irbesartan (71)
恩布沙坦	依普罗沙坦	非马沙坦	福拉沙坦	厄贝沙坦
losartan (66)	milfasartan (76)	olmesartan (93)	olmesartan	pomisartan (73)
氯沙坦	米法沙坦	奥美沙坦	medoxomil (86)	泊米沙坦
			奥美沙坦酯	
pratosartan (85)	ripisartan (73)	saprisartan (72)	tasosartan (72)	telmisartan (70)
普拉沙坦	利匹沙坦	沙普立沙坦	他索沙坦	替米沙坦
valsartan (68)	zolasartan (70)			
缬沙坦	佐拉沙坦			

-semide -塞米 diuretics, furosemide derivatives 利尿剂，呋塞米衍生物类

N.1.1.0

(a)	azosemide (35)	furosemide (14)	galosemide (33)	sulosemide (49)	torasemide (35)
	阿佐塞米	呋塞米	加洛塞米	磺塞米	托拉塞米

-serod -色罗 serotonin receptor antagonists and partial agonists 五羟色胺受体拮抗药和部分激动药

J.0.0.0

(a)	capeserod (94)	piboserod (79)	sulamserod (82)	tegaserod (79)
	卡培色罗	哌波色罗	舒兰色罗	替加色罗

-serpine (d) derivatives of *Rauwolfia* alkaloids 萝芙木生物碱衍生物类
-舍平

E.5.4.0

(a)	bietaserpine (14)	mefeserpine (15)	reserpine (4)		
	比他舍平	美非舍平	利血平		
(c)	chloroserpidine (11)	deserpidine (6)	methoserpidine (11)	metoserpate (20)	rescimetol (44)
	氯舍平	地舍平	美索舍平	美托舍酯	瑞西美托
	rescinnamine (6)	syrosingopine (10)			
	瑞西那明	昔罗舍平			

-sertib -色替 serine/threonine kinase inhibitors 丝氨酸/苏氨酸激酶抑制药类

L.0.0.0

adavosertib (117)	afuresertib (108)	alisertib (104)	amcasertib (113)	barasertib (102)
阿达色替	阿氟色替	阿利色替	安卡舍替→	巴拉色替
			安卡色替	
berzosertib (117)	capivasertib (117)	cenisertib (104)	ceralasertib (119)	danusertib (99)
柏唑色替	卡匹色替	塞尼色替	塞拉色替	达那色替
delcasertib (105)	empesertib (116)	galunisertib (109)	ilorasertib (108)	ipatasertib (108)
德卡色替	恩培色替	加卢色替	伊洛色替	帕他色替
miransertib (116)	nedisertib→	pimasertib (105)	prexasertib (114)	rabusertib (107)
米仑色替	peposertib (118)	派吗色替	普瑞色替	雷布色替
	奈地色替→			
	培普色替			

rigosertib (106)	sapanisertib (112)	selonsertib (113)	silmitasertib (103)	tanzisertib (106)
利戈色替	沙帕色替	司隆色替	西米色替	坦齐色替
tomivosertib (118)	tozasertib (100)	uprosertib (111)	vactosertib (117)	vistusertib (113)
托米色替	托泽色替	优普色替	伐托色替	维妥色替
volasertib (102)				
伏拉色替				

-setron	**-司琼**	**serotonin receptor antagonists (5-HT₃) not fitting into other established groups of serotonin receptor antagonists** 五羟色胺受体（**5-HT₃**）拮抗药，不适用于其他已有的五羟色胺受体类

C.7.0.0

[BAN: serotonin receptor antagonists (5HT₃) used as antihypertensives] ［BAN：用作降压药的五羟色胺（5-HT₃）受体拮抗药］

(USAN: serotonin 5-HT₃ receptors antagonists) （USAN：五羟色胺 5-HT₃ 受体拮抗药）

(a)

alosetron (66)	arazasetron (118)	azasetron (68)	bemesetron (64)	cilansetron (68)
阿洛司琼	阿拉司琼	阿扎司琼	贝美司琼	西兰司琼
dolasetron (65)	fabesetron (74)	galdansetron (72)	granisetron (59)	indisetron (76)
多拉司琼	法贝司琼	加丹司琼	格拉司琼	吲地司琼
itasetron (68)	lerisetron (69)	lurosetron (69)	mirisetron (72)	ondansetron (59)
伊他司琼	来立司琼	芦罗司琼	米立司琼	昂丹司琼
palonosetron (74)	ramosetron (70)	ricasetron (70)	tropisetron (62)	zatosetron (64)
帕洛诺司琼	雷莫司琼	利卡司琼	托烷司琼	扎托司琼

-siban	**-西班**	**oxytocin antagonists** 催产素拮抗药类

atosiban (60)	barusiban (88)	cligosiban (118)	epelsiban (105)	nolasiban(114)
阿托西班	巴芦西班	克利西班	依派西班	诺拉西班
retosiban (98)				
瑞托西班				

-siran	**-司兰**	**small interfering RNA** 小干扰 RNA 类

asvasiran (111)	bamosiran (106)	bevasiranib (108)	cemdisiran (114)	cosdosiran (116)
阿伐司兰	巴莫赛兰	贝伐拉尼	塞迪司兰	考多司兰
fitusiran (113)	givosiran (114)	inclisiran (114)	lumasiran(117)	patisiran (118)
费妥赛仑	吉伏司兰	英克司兰	鲁玛赛仑	帕替司兰
revusiran (111)	teprasiran (116)	tivanisiran (117)	votrisiran→	
瑞伏司兰	替拉赛仑	替伐赛仑	vutrisiran (119)	
			夫曲赛仑	

-sopine	参见 **-pin(e)**

-spirone	**-螺酮**	**anxiolytics, buspirone derivatives** 抗焦虑药，丁螺环酮衍生物类

C.1.0.0

(a)	alnespirone (70)	binospirone (65)	buspirone (30)	enilospirone (52)	perospirone (71)
	阿奈螺酮	比螺酮	丁螺环酮	依尼螺酮	哌罗匹隆
	revospirone (61)	tandospirone (60)	tiospirone (57)	umespirone (60)	zalospirone (64)
	瑞伏螺酮	坦度螺酮	替螺酮	乌美螺酮	扎螺酮
(c)	eptapirone (82)	gepirone (54)	ipsapirone (54)		
	依他匹隆	吉哌隆	伊茨匹隆		

-stat/-stat- **enzyme inhibitors 酶抑制药类**
-司他/-司他-

-becestat -倍司他　　**beta secretase inhibitors β-分泌酶抑制药类**

(a)	atabecestat (117)	elenbecestat (117)	umibecestat (119)	lanabecestat (116)	verubecestat(112)
	阿塔倍司他	依仑倍司他	乌姆塞司他	拉那倍司他	维罗司他

-castat -凯司他　　**dopamine β-hydroxylase inhibitors 多巴胺 β 羟化酶抑制药类**

(a)	etamicastat (101)	nepicastat (78)	zamicastat (108)		
	依米司他	奈匹司他	扎米司他		

-dustat -度司他　　**hypoxia inducible factor (HIF) prolyl hydroxylase inhibitors 缺氧诱导因子（HIF）脯氨酰羟化酶抑制药类**

(a)	daprodustat (113)	desidustat (117)	enarodustat (117)	molidustat (108)	roxadustat (108)
	达普司他	德昔度司他	依那度司他	莫立司他	罗沙司他
	vadadustat (114)				
	伐达度司他				

-elestat -来司他　　**elastase inhibitors 弹性蛋白酶抑制药类**

(a)	alvelestat (104)	depelestat (91)	freselestat (89)	sivelestat (78)	tiprelestat (103)
	阿维司他	地来司他	夫瑞司他	西维来司他	替瑞司他

-gacestat -加司他　　**gamma-secretase inhibitors γ 分泌酶抑制药类**

(a)	avagacestat (104)	begacestat (97)	crenigacestat (117)	nirogacestat (115)	semagacestat (99)
	阿加司他	贝加司他	克瑞加司他	尼罗司他	塞美司他

-glustat -格司他　　**ceramide glucosyltransferase inhibitors 酰基鞘氨醇葡糖转移酶抑制药类**

	duvoglustat(102)	eliglustat (103)	miglustat(85)	sinbaglustat(121)	venglustat (114)
	多格司他	艾格司他	麦格司他	辛巴格司他	维格司他

-inostat -诺司他　　**histone deacetylase inhibitors 组蛋白去乙酰酶抑制药类**

(a)	abexinostat (105)	alteminostat (119)	belinostat (97)	citarinostat (116)	dacinostat (89)
	阿贝司他	阿特诺司他	贝林司他	西诺司他	达西司他
	domatinostat (118)	entinostat (99)	fimepinostat (118)	givinostat (101)	mocetinostat (101)
	度马诺司他	恩替司他	非美诺司他	吉维司他	莫替司他
	panobinostat (96)	pracinostat (119)	quisinostat (107)	remetinostat (115)	resminostat (102)
	帕比司他	普雷司他	奎诺司他	瑞美司他	瑞诺司他
	tefinostat (105)	tinostamustine (116)	tucidinostat (115)	vorinostat (94)	
	特诺司他	替诺坦司汀	妥西司他	伏林司他	

-listat -利司他　　**gastrointestinal lipase inhibitors 胃肠脂肪酶抑制药类**

(a)	cetilistat (91)	orlistat (66)			
	西替司他	奥利司他			

S

-mastat -马司他 **matrix metalloproteinase inhibitors** 基质金属蛋白酶抑制药类

(a)

batimastat (70)	cipemastat (81)	ilomastat (73)	marimastat (75)	otaplimastat (118)
巴马司他	西马司他	伊洛马司他	马立马司他	奥普马司他
prinomastat (82)	rebimastat (89)	ricolinostat (109)	solimastat (80)	tanomastat (82)
普啉司他	瑞马司他	瑞考司他	索利司他	坦诺司他

-mostat -莫司他 **proteolytic enzyme inhibitors** 蛋白水解酶抑制药类

(a)

camostat (46)	nafamostat (53)	patamostat (69)	sepimostat (68)	upamostat (110)
卡莫司他	萘莫司他	帕莫司他	司匹司他	乌帕司他

(c)

aloxistatin (57)	ulinastatin (56)
阿洛司他丁	乌司他丁

-restat or -restat- **aldose reductase inhibitors** 醛糖还原酶抑制药类

-瑞司他或-瑞司他-

M.5.0.0

(a)

alrestatin (37)	epalrestat (55)	fidarestat (78)	imirestat (59)	lidorestat (87)
阿司他丁	依帕司他	非达司他	咪瑞司他	利多司他
minalrestat (76)	ponalrestat (58)	ranirestat (91)	risarestat (82)	tolrestat (51)
米那司他	泊那司他	雷尼司他	利沙司他	托瑞司他
zenarestat (64)	zopolrestat (64)			
泽那司他	唑泊司他			

various: acebilustat (114) leukotriene A_4 hydrolase inhibitor

其他: 阿西鲁司特 白三烯 A_4 水解酶抑制药

afegostat (101) β-glucocerebrosidase inhibitor

阿戈司他 β-葡萄糖脑糖苷酶抑制药

alicapistat (115) calpain cysteine protease inhibitor

阿利卡司他 钙蛋白酶半胱氨酸蛋白酶抑制药

apratastat (93) inhibition of TNF-α converting enzyme

阿雷司他 TNF-α转化酶抑制药

atabecestat (117) beta secretase inhibitor

阿塔倍司他 β分泌酶抑制药

avoralstat (112) kallikrein inhibitor

阿伏司他 激肽释放酶抑制药

azalanstat (73) lanosterol 14α-demethylase inhibitor

阿扎兰司他 羊毛甾醇 14α-脱甲基酶抑制药

benurestat (31) urease inhibitor

贝奴司他 脲酶抑制药

cavosonstat (116) alcohol dehydrogenase inhibitor

卡伏索司他 醇脱氢酶抑制药

cilastatin (50) renal dehydropeptidase inhibitor

西司他丁 肾脱氢肽酶抑制药

cindinustat (107) nitric oxide synthase inhibitor

西地司他 一氧化氮合酶抑制药

cobicistat (103) cytochrome P450 3A4 (CYP3A4) inhibitor

考比司他 细胞色素 P450 3A4（CYP3A4）抑制药

conestat alfa (98)	human plasma protease C1 inhibitor
考奈司他 α	人血浆蛋白酶 C1 抑制药
dociparstat (114)	heparanase inhibitor
度西帕司德	乙酰肝素酶抑制药
duvoglustat (102)	glucosylceramide synthase inhibitor
多格司他	葡萄糖苷酰鞘氨醇合成酶抑制药
elenbecestat (117)	beta secretase inhibitor
依仑倍司他	β 分泌酶抑制药
eliglustat (103)	glucosylceramide synthase inhibitor
艾格司他	葡萄糖苷酰鞘氨醇合成酶抑制药
emixustat (108)	retinol isomerase inhibitor
艾米司他	视黄醇异构酶抑制药
ezatiostat (98)	glutathione-S-transferase inhibitor
艾泽司他	谷胱甘肽-S-转移酶抑制药
febuxostat (85)	xanthine oxidase and xanthine dehydrogenase inhibitor
非布司他	黄嘌呤氧化酶和黄嘌呤脱氢酶抑制药
firsocostat (118)	allosteric inhibitor of acetyl-CoA carboxylase (ACC)
非索考司他	乙酰辅酶 A 羧化酶变构抑制药（ACC）
fulacimstat (117)	chymase inhibitor
氟拉司他	凝乳酶抑制药
iadademstat (119)	lysine-specific histone demethylase 1(LSD$_1$) inhibitor
伊阿德司他	赖氨酸特异性组蛋白脱甲基酶 1（LSD$_1$）抑制药
imetelstat (101)	antineoplastic, telomerase inhibitor
伊美司他	抗肿瘤，端粒酶抑制药
iofolastat [^{123}I] (105)	radiopharmaceutical
碘[^{123}I]福司他	放射性药物
irosustat (104)	antineoplastic
艾芦司他	抗肿瘤药
lanabecestat (116)	beta secretase inhibitor
拉那倍司他	β 分泌酶抑制药
lapaquistat (96)	squalene synthase inhibitor
拉帕司他	角鲨烯合成酶抑制药
linrodostat (119)	antineoplastic
林罗司他	抗肿瘤药
lucerastat (106)	ceramide glucosyltransferase inhibitor
芦舍司他	神经酰胺葡萄糖基转移酶抑制药
migalastat (95)	alpha-galactosidase A enzyme inhibitor
米加司他	α-半乳糖苷酶 A 抑制药
miglustat (85)	glucosyltransferase inhibitor
麦格司他	葡萄糖基转移酶抑制药
niraxostat (99)	xanthine oxidase inhibitor
尼索司他	黄嘌呤氧化酶抑制药

S

olumacostat glasateril (114) 格奥卢司他	acetyl-CoA carboxylase inhibitor 乙酰辅酶 A 羧化酶抑制药
osilodrostat (110) 奥唑司他	aldosterone and cortisol synthesis inhibitor 醛固酮和皮质醇合成抑制药
pentostatin (38) 喷司他丁	vidarabin activity potentiator; inhibitor of enzymatic deaminative metabolism 阿糖胞苷活性增强药；酶促脱氨基代谢抑制药
pepstatin (28) 胃酶抑素	pepsin inhibitor 胃蛋白酶抑制药
pevonedistat (109) 派伏司他	antineoplastic 抗肿瘤药物
pinometostat (112) 匹诺司他	antineoplastic 抗肿瘤药物
pradigastat (106) 普拉司他	acyl CoA:diacylglycerol acyltransferase inhibitor 酰基辅酶 A：二酰甘油酰基转移酶抑制药
rodatristat (119) 罗达曲司他	tryptophan hydroxylase inhibitor 色氨酸羟化酶抑制药
roneparstat (112) 罗奈帕司他	heparanase inhibitor 乙酰肝素酶抑制药
seclidemstat (118) 塞利德司他	lysine-specific histone demethylase (LSD$_1$) inhibitor 赖氨酸特异性组蛋白脱甲基酶（LSD$_1$）抑制药
selisistat (106) 司来司他	inhibitor of sirtuin enzymes sirtuin 酶抑制药
setafrastat (118) 塞特拉司他	rotamase inhibitor and vascular endothelial growth factor (VEGF) promotor 转胺酶抑制药与血管内皮生长因子（VEGF）促进药
somatostatin (43) 生长抑素	growth hormone release inhibiting factor 生长激素释放抑制因子
soticlestat (119) 索替司他	hydroxylase inhibitor 羟化酶抑制药
talabostat (92) 他波司他	antineoplastic 抗肿瘤药
technetium [^{99m}Tc] trofolastat chloride (109) 氯化锝[^{99m}Tc] 曲福司他	radiolabelled diagnostic agent 放射性标记诊断剂
telaglenastat (119) 泰莱司他	glutaminase inhibitor 谷氨酰胺酶抑制药
telotristat (104) 替洛司他	tryptophan hydroxylase inhibitor 色氨酸羟化酶抑制药
tendamistat (44) 淀粉酶抑肽	amylase inhibitor 淀粉酶抑制药

	topiroxostat (102)	xanthine oxidase and xanthine dehydrogenase inhibitor
	托吡司特	黄嘌呤氧化酶和黄嘌呤脱氢酶抑制药
	tosedostat (99)	antineoplastic, aminopeptidase inhibitor
	托多司他	抗肿瘤，氨肽酶抑制药
	umibecestat (119)	beta-secretase inhibitor
	乌姆塞司他	β 分泌酶抑制药
	vafidemstat (119)	lysine-specific histone demethylase (LSD$_1$) inhibitor
	伐非德司他	赖氨酸特异性组蛋白脱甲基酶（LSD$_1$）抑制药
	valemetostat (118)	histone methyltransferase inhibitor, antineoplastic
	伐美妥司他	组蛋白甲基转移酶抑制药，抗肿瘤药
	venglustat (114)	ceramide glucosyltransferase inhibitor
	维格司他	神经酰胺葡萄糖基转移酶抑制药
	verdiperstat (114)	myeloperoxidase inhibitor
	维地泊司他	髓过氧化物酶抑制药
	verubecestat (112)	beta secretase inhibitor
	维罗司他	β 分泌酶抑制药
	vistatolon (25)	antiviral antibiotic
	维司托隆	抗病毒抗生素
	zinostatin (40)	antineoplastic
	净司他丁	抗肿瘤药
	zinostatin	
	stimalamer (74)	
	净司他丁酯	
(b)	nystatin (6)	
	制霉菌素	

-vastatin	-他汀	**antihyperlipidaemic substances, HMG CoA reductase inhibitors 降血脂药，HMG CoA 还原酶抑制药**
H.4.0.0		(USAN: -statin: antihyperlipidaemic substances, HMG CoA reductase inhibitors)（USAN：-statin：降血脂药，HMG CoA 还原酶抑制药）

(a)	atorvastatin (71)	bervastatin (72)	cerivastatin (74)	crilvastatin (63)	dalvastatin (64)
	阿托伐他汀	柏伐他汀	西立伐他汀	克伐他汀	达伐他汀
	fluvastatin (62)	glenvastatin (70)	lovastatin (57)	mevastatin (44)	pitavastatin (86)
	氟伐他汀	格仑伐他汀	洛伐他汀	美伐他汀	[replaces itavastatin (80)] 匹伐他汀
	pravastatin (57)	rosuvastatin (94)	simvastatin (58)	tenivastatin (85)	
	普伐他汀	瑞舒伐他汀	辛伐他汀	替伐他汀	

-steine	-司坦	**mucolytics, other than bromhexine derivatives 化痰药，除溴己新衍生物类外**
K.0.0.0		(BAN: substances of the acetylcysteine group)（BAN：乙酰半胱氨酸类药物）

(a)	acetylcysteine (13)	bencisteine (30)	carbocisteine (34)	cartasteine (72)	dacisteine (49)
	乙酰半胱氨酸	本司坦	羧甲司坦	卡他司坦	达西司坦
	danosteine (53)	erdosteine (56)	fudosteine (77)	guaisteine (57)	isalsteine (63)
	达诺司坦	厄多司坦	弗多司坦	愈创司坦	伊沙司坦

letosteine (38)	mecysteine (13)	midesteine (63)	moguisteine (61)	nesosteine (52)
来托司坦	美司坦	米地司坦	莫吉司坦	奈索司坦
omonasteine (40)	prenisteine (42)	salmisteine (58)	taurosteine (63)	telmesteine (63)
奥莫司坦	普瑞司坦	沙米司坦	牛磺司坦	替美司坦

-ster-　-睾-		**androgens/anabolic steroids 雄激素/蛋白同化激素类**		

Q.2.3.1

(a)

-testosterone: -睾酮	cloxotesto-sterone (12)	methyltesto-sterone (4)	testosterone (4)	testosterone ketolaurate (16)
	氯索睾酮	甲睾酮	睾酮	十二酮酸睾酮
-sterone: -睾酮	bolasterone (13)	fluoxymesterone (6)	oxymesterone (12)	prasterone (23)
	勃拉睾酮	氟甲睾酮	羟甲睾酮	普拉睾酮
	tiomesterone (14)			
	硫甲睾酮			
-ster-: -睾-	mesterolone (15)	penmesterol (14)	rosterolone (59)	
	美睾酮	戊甲睾醇	罗雄龙	

(b)

progestational steroids 孕激素类

-gesterone: -孕酮	dydrogesterone (12)	haloprogest-erone (11)	hydroxyprogest-erone (8)	medroxyproges-terone (10)
	地屈孕酮	卤孕酮	羟孕酮	甲羟孕酮
	norgesterone (14)	progesterone (4)	segesterone (89)	
	诺孕酮	黄体酮	塞孕酮	
-sterone: -孕酮	dimethisterone (8)	ethisterone (4)	norethisterone (6)	norvinisterone (10)
	地美炔酮	炔孕酮	炔诺酮	诺乙烯酮

various:
各类药物:

-sterone: -固酮	aldosterone (6) (corticosteroid)	calusterone (23) (antineoplastic)		
	醛固酮 （皮质激素类药）	卡芦睾酮 （抗肿瘤药）		
-sterol: -固醇	azacosterol (16) (hypocholesterolemic)	dihydrotachysterol (1) (antihypoparathyroid)	iodocholesterol [131I] (39)	
	阿扎胆醇（降血脂药）	二氢速固醇（抗甲状腺功能减退药）	碘[131I]胆固醇	
ster: 司特	nisterime (38) (contraceptive agent)	stercuronium iodide (21) (neuromuscular blocking agent)		
	尼司特林 （避孕药）	司库碘铵（神经肌肉阻断剂）		

-steride　-雄胺		**testosterone reductase inhibitors 睾酮还原酶抑制药类**		

	bexlosteride (81)	dutasteride (78)	epristeride (69)	finasteride (62)	izonsteride (81)
	贝氯特来	度他雄胺	依立雄胺	非那雄胺	艾宗特来
	lapisteride (85)	turosteride (67)			
	拉匹雄胺	妥罗特来			

S

-stigmine (d) -斯的明	acetylcholinesterase inhibitors 乙酰胆碱酯酶抑制药类			
E.1.2.0	[USAN: cholinesterase inhibitors (physostigmine type)]〔USAN：胆碱酯酶抑制剂（毒扁豆碱类）〕			
(a)	distigmine bromide (16) 溴地斯的明	eptastigmine (62) 依斯的明	ganstigmine (81) 更斯的明	neostigmine bromide (4) 溴新斯的明	pyridostigmine bromide (6) 溴吡斯的明
	quilostigmine (76) 喹洛斯的明	rivastigmine (77) 利斯的明	terestigmine (77) 特斯的明		
(c)	eseridine (53) 依舍立定			

sulfa- 磺胺-	anti-infectives, sulfonamides 抗感染药，磺胺类			
S.5.1.0	(BAN: sulpha-)			
	[USAN: antimicrobials (sulfonamides derivatives)]〔（USAN：抗菌药（磺酰胺衍生物）〕			
(a)	sulfabenz (17) 磺胺苯	sulfabenzamide (27) 磺胺苯酰	sulfacarbamide (12) 磺胺脲	sulfacecole (30) 磺胺西考	sulfacetamide(1) 磺胺醋酰
	sulfachlorpyri- dazine (10) 磺胺氯达嗪	sulfachrysoidine (1) 磺胺柯定	sulfacitine (23) 磺胺西汀	sulfaclomide (17) 磺胺氯啶	sulfaclorazole (25) 磺胺氯唑
	sulfaclozine (25) 磺胺氯吡嗪	sulfadiasulfone sodium (1) 磺胺苯砜钠	sulfadiazine (4) 磺胺嘧啶	sulfadiazine sodium (4) 磺胺嘧啶钠	sulfadicramide (4) 磺胺戊烯
	sulfadimethoxine (10) 磺胺地索辛	sulfadimidine (1) 磺胺二甲嘧啶	sulfadoxine (20) 磺胺多辛	sulfaethidole (8) 磺胺乙二唑	sulfafurazole (1) 磺胺异噁唑
	sulfaguanidine (4) 磺胺脒	sulfaguanole (23) 磺胺胍诺	sulfalene (12) 磺胺林	sulfaloxic acid (15) 磺胺洛西酸	sulfamazone (40) 磺胺马宗
	sulfamerazine (4) 磺胺甲嘧啶	sulfamerazine sodium (4) 磺胺甲嘧啶钠	sulfamethizole (1) 磺胺甲二唑	sulfameth- oxazole (14) 磺胺甲噁唑	sulfamethoxy- pyridazine (8) 磺胺甲氧嗪
	sulfametomidine (12) 磺胺托嘧啶	sulfametoxy- diazine (17) 磺胺对甲氧嘧啶	sulfametrole (31) 磺胺美曲	sulfamonometh- oxine (11) 磺胺间甲氧嘧啶	sulfamoxole (12) 磺胺噁唑
	sulfanilamide (4) 磺胺	sulfanitran (15) 磺胺硝苯	sulfaperin (14) 磺胺培林	sulfaphenazole (10) 磺胺苯吡唑	sulfaproxyline (4) 磺胺普罗林
	sulfapyrazole (18) 磺胺吡唑	sulfapyridine (1) 磺胺吡啶	sulfaquinoxaline (46) 磺胺喹沙啉	sulfasalazine (55) 柳氮磺吡啶	sulfasomizole (10) 磺胺异噻唑

S

	sulfasuccinamide (41) 磺胺琥珀酸	sulfasymazine (12) 磺胺均三嗪	sulfathiazole (4) 磺胺噻唑	sulfathiourea (1) 磺胺硫脲	sulfatolamide (10) 磺胺托拉米
	sulfatroxazole (29) 磺胺曲沙唑	sulfatrozole (24) 磺胺曲唑			
(b)	galsulfase (92) 戈硫酯酶	idursulfase (90) 艾度硫酸酯酶	sulfarsphenamine (4) 硫胂凡纳明		
(c)	benzylsulfamide (1) 苄磺胺	glucosulfamide (1) 葡磺胺	maleylsulfa-thiazole (1) 马来磺胺噻唑	mesulfamide (41) 美磺胺	nitrosulfa-thiazole (1) 硝磺胺噻唑
	phthalylsulfa-methizole (6) 酞磺胺美唑	phthalylsulfa-thiazole (1) 酞磺胺噻唑	salazodine (22) 柳氮定	salazosulfa-dimidine (11) 柳氮磺嘧啶	salazosulfa-mide (1) 柳氮磺胺
	salazosulfa-thiazole (1) 柳氮磺噻唑	stearylsulfamide (1) 硬脂磺胺	succinylsulfa-thiazole (4) 琥珀磺胺噻唑	sulfisomidine (1) 磺胺索嘧啶	vanyldisulfa-mide (1) 香草磺胺
	mafenide (1) (sulfonamide, but not sulfanilamide) 磺胺米隆				

-sulfan -舒凡	**antineoplastic, alkylating agents, methanesulfonates 抗肿瘤药，烷化剂，甲磺酸酯类**	

L.2.0.0

$$H_3C\underset{O}{\overset{O}{\underset{\|}{\overset{\|}{S}}}}O\!-\!R$$

(a)	busulfan (6) 白消安	improsulfan (35) 英丙舒凡	mannosulfan (24) 甘露舒凡	piposulfan (15) 哌泊舒凡	ritrosulfan (33) 利曲舒凡
	treosulfan (26) 曲奥舒凡				

T

-tadine -他定	**histamine-H$_1$ receptor antagonists, tricyclic compounds 组胺 H$_1$ 受体拮抗药，三环化合物类**

G.2.1.0 [USAN: -(a)tadine: tricyclic histaminic-H$_1$ receptor antagonists, loratadine derivative]〔USAN：-(a)tadine: 三环组胺 H$_1$ 受体拮抗剂，氯雷他定衍生物〕

(a)	alcaftadine (94) 阿卡他定	azatadine (18) 阿扎他定	cyproheptadine (10) 赛庚啶	desloratadine (80) 地氯雷他定	loratadine (54) 氯雷他定
	napactadine (46) 萘帕他定	olopatadine (72) 奥洛他定	rupatadine (74) 芦帕他定	vapitadine (95) 伐匹他定	
(b)	amantadine (15) 金刚烷胺	carmantadine (31) 卡金刚酸	rimantadine (17) 金刚乙胺	somantadine (51) 索金刚胺	tromantadine (28) (see -mantadine) 曲金刚胺（见-金刚胺类）

-tant -坦	**neurokinin (tachykinin) receptor antagonists 神经激肽（速激肽）受体拮抗药类**
-pitant -匹坦	**neurokinin NK$_1$ (substance P) receptor antagonist 神经激肽 NK$_1$（P 物质）受体拮抗药类**

(a)	aprepitant (84) 阿瑞匹坦	befetupitant (91) 贝非匹坦	burapitant (101) 布拉匹坦	casopitant (94) 卡索匹坦	dapitant (74) 达匹坦

ezlopitant (82)	figopitant (82)	fosaprepitant (94)	fosnetupitant (113)	lanepitant (77)
依洛匹坦	非戈匹坦	福沙匹坦	磷奈匹坦	拉奈匹坦
maropitant (90)	netupitant (90)	nolpitantium	orvepitant (94)	rolapitant (97)
马罗匹坦	奈妥匹坦	besilate (75)	奥维匹坦	罗拉匹坦
		苯磺诺匹坦铵		
serlopitant (100)	telmapitant (108)	tradipitant (111)	vestipitant (91)	vofopitant (82)
司洛匹坦	替莫匹坦	曲地匹坦	维替匹坦	沃氟匹坦

-dutant **-度坦**　neurokinin NK$_2$ receptor antagonist 神经激肽 NK$_2$ 受体拮抗药类

(a)

ibodutant (98)	nepadutant (78)	saredutant (75)
艾波度坦	奈帕度坦	沙瑞度坦

-nertant **-纳坦**　neurotensin receptor antagonist 神经降压素受体拮抗药类

(a)

meclinertant (88)

[replaces

reminertant (85)]

美兰纳坦

-netant **-奈坦**　neurokinin NK$_3$ and dual NK$_3$-NK$_1$ receptor antagonist 神经激肽 NK$_3$ 受体及 NK$_3$-NK$_1$ 双重受体拮抗药类

(a)

fezolinetant (115)	osanetant (74)	pavinetant (118)	talnetant (81)
非唑奈坦	奥沙奈坦	帕维奈坦	他奈坦

-tapide **-他派**　microsomal triglyceride transfer protein (MTP) inhibitors 微粒体甘油三酯转运蛋白（MTP）抑制药类

H.4.0.0

dirlotapide (91)	granotapide (104)	implitapide (82)	mitratapide (90)	lomitapide (101)
地洛他派	格拉他派	英普他派	米曲他匹德	洛美他派
usistapide (104)				
乌西他派				

-taxel **-他赛**　antineoplastics, taxane derivatives 抗肿瘤药，紫杉烷衍生物类

L.0.0.0

cabazitaxel (98)	docetaxel (71)	larotaxel (94)	milataxel (91)	ortataxel (87)
卡巴他赛	多西他赛	拉罗他赛	米拉他赛	奥他赛
paclitaxel (68)	paclitaxel	paclitaxel	paclitaxel	simotaxel (94)
紫杉醇	ceribate (91)	poliglumex (90)	trevatide (109)	西莫他赛
	紫杉醇酯	聚谷紫杉醇	曲肽紫杉醇	
tesetaxel (93)				
替司他赛				

-tecan **-替康**　antineoplastics, topoisomerase Ⅰ inhibitors 抗肿瘤药，拓扑异构酶 Ⅰ 抑制药类

L.0.0.0

[USAN: antineoplastics (camptothecin derivatives)]［USAN：抗肿瘤药（喜树碱衍生物类）］

afeletecan (85)	atiratecan (101)	belotecan (91)	cositecan (100)	davamotecan
阿非替康	阿泰替康	贝洛替康	可司替康	pegadexamer (117)
				培达莫替康
delimotecan (97)	diflomotecan (84)	elomotecan (92)	etirinotecan	exatecan (81)
德莫替康	二氟替康	依洛替康	pegol (107)	依沙替康
			培伊替康	

T

exatecan	firtecan	firtecan	gimatecan (86)	irinotecan (64)
alideximer (89)	peglumer (108)	pegol (107)	吉马替康	伊立替康
阿依沙替康	培鲁非替康	培戈非替康		
labetuzumab	lurtotecan (74)	mureletecan (85)	namitecan (100)	pegamotecan (91)
govitecan (113)	勒托替康	莫瑞替康	那美替康	培加替康
戈拉妥组单抗				
rubitecan (82)	sacituzumab	tenifatecan (102)	topotecan (65)	trastuzumab
芦比替康	govitecan (113)	特尼替康	托泊替康	deruxtecan (116)
	戈沙妥组单抗			德曲妥珠单抗

-tepa -替派	**antineoplastics, thiotepa derivatives 抗肿瘤药，噻替派衍生物类**

L.2.0.0

(a)	azatepa (12)	pumitepa (48)	thiotepa (10)
	阿扎替派	嘌嘧替派	塞替派

-tepine	**参见 -pin(e)**

-terol -特罗	**bronchodilators, phenethylamine derivatives 支气管扩张药，苯乙胺衍生物类**

(previously
-prenaline or
-terenol unofficial)

E.4.0.0

(a)	abediterol (104)	amiterol (26)	arformoterol (90)	batefenterol (110)	bitolterol (34)
	阿贝特罗	阿米特罗	阿福特罗	巴芬特罗	比托特罗
	broxaterol (51)	carmoterol (91)	cimaterol (54)	colterol (36)	difeterol (36)
	溴沙特罗	卡莫特罗	西马特罗	可尔特罗	二苯特罗
	etanterol (53)	fenoterol (26)	formoterol (44)	imoxiterol (52)	indacaterol (91)
	依坦特罗	非诺特罗	福莫特罗	伊莫特罗	茚达特罗
	milveterol (97)	naminterol (53)	nardeterol (62)	olodaterol (106)	picumeterol (64)
	米维特罗	那明特罗	那地特罗	奥达特罗	吡库特罗
	procaterol (37)	reproterol (30)	rimiterol (26)	salmeterol (55)	sulfonterol (31)
	丙卡特罗	瑞普特罗	利米特罗	沙美特罗	磺酰特罗
	vilanterol (103)	zilpaterol (60)	zinterol (38)		
	维兰特罗	齐帕特罗	净特罗		
	-buterol: -布特罗	bambuterol (49)	carbuterol (29)	clenbuterol (28)	divabuterol (51)
		班布特罗	卡布特罗	克仑特罗	地伐特罗
		flerobuterol (59)	ibuterol (31)	mabuterol (46)	nisbuterol (38)
		氟丁特罗	异丁特罗	马布特罗	尼司特罗
		pirbuterol (30)	tobuterol (45)	tulobuterol (40)	
		吡布特罗	托布特罗	妥洛特罗	

cardiac stimulants: 心脏兴奋剂:	metaterol (43) 美他特罗	prenalterol (38) 普瑞特罗	xamoterol (48) 扎莫特罗	
previously **-prenaline -那林** or **-terenol -特瑞醇**:	clorprenaline (17) 氯丙那林	hexoprenaline (21) 海索那林	isoprenaline(1) 异丙肾上腺素	levisoprenaline (10) 左异丙肾上腺素
	metiprenaline (24) 甲丙那林	orciprenaline (14) 奥西那林	quinprenaline (17) 喹丙那林	
	deterenol (25) 地特诺	soterenol (20) 索特瑞醇		

(b)	azacosterol (16) 阿扎胆醇	dihydrotachy- sterol (1) 二氢速固醇	penmesterol (14) 戊甲睾醇	
(c)	dioxethedrine (6) 二羟西君	isoetarine (13) 异他林	methoxyphe- namine (1) 甲氧那明	pseudo- ephedrine (11) 伪麻黄碱
	salmefamol (23) 沙甲胺醇	terbutaline (22) 特布他林		

salbutamol (20) 沙丁胺醇

-terone   -特龙   antiandrogens 抗雄激素药类

(Q.2.3.1)

(a)	abiraterone (74) 阿比特龙	benorterone (15) 贝诺特龙	cyproterone (16) 环丙特龙	delanterone (42) 地仑特龙
	inocoterone (54) 伊诺特龙	osaterone (68) 奥沙特龙	topterone (39) 托普特龙	zanoterone (67) 扎诺特龙
(b)	clometerone (15) (antiestrogen) 氯甲孕酮 (抗雌激素药物)			
(c)	cioteronel (62) 塞奥罗奈	orteronel (104) 奥特罗奈	oxendolone (42) 奥生多龙	rosterolone (60) 罗雄龙

galeterone (105) 加来特龙

-tiazem   -硫䓬   calcium channel blockers, diltiazem derivatives 钙离子通道阻滞药，地尔硫䓬衍生物类

F.2.1.0

clentiazem (61) 克仑硫䓬	diltiazem (30) 地尔硫䓬	iprotiazem (56) 异丙硫䓬	nictiazem (54) 尼克硫䓬	siratiazem (68) 西拉硫䓬

-tibant   -替班特   bradykinin receptors antagonists 缓激肽受体拮抗药类

[USAN：antiasthmatics (bradykinin antagonists)]［USAN：平喘药（缓激肽拮抗药类）］

T

H.0.0.0

anatibant (88)	deltibant (75)	fasitibant	icatibant (67)	safotibant (105)
阿替班特	地替班特	chloride (103)	艾替班特	沙替班特
		氯法替班特		

-tidine	**-替丁**	**histamine-H$_2$-receptor antagonists, cimetidine derivatives** 组胺 **H$_2$** 受体拮抗药，西咪替丁衍生物类

G.2.2.0   (BAN: H$_2$-receptor antagonists of the cimetidine group)（BAN：西咪替丁类 H$_2$ 受体拮抗药）

                [USAN: H$_2$-receptor antagonists (cimetidine type)]［USAN：H$_2$ 受体拮抗药（西咪替丁类）］

(a)

bisfentidine (57)	cimetidine (33)	dalcotidine (76)	donetidine (56)	ebrotidine (57)
比芬替丁	西咪替丁	达考替丁	多奈替丁	乙溴替丁
etintidine (44)	famotidine (48)	lafutidine (70)	lamtidine (48)	lavoltidine (61)
依汀替丁	法莫替丁	拉呋替丁	兰替丁	[previously
				loxtidine (48)]
				拉伏替丁
lupitidine (53)	mifentidine (50)	niperotidine (54)	nizatidine (48)	osutidine (76)
鲁匹替丁	咪芬替丁	尼培替丁	尼扎替丁	奥舒替丁
oxmetidine (44)	pibutidine (78)	quisultidine (47)	ramixotidine (55)	ranitidine (41)
奥美替丁	哌布替丁	[replaced by	雷索替丁	雷尼替丁
		quisultazine (51)]		
		（奎舒他嗪）		
roxatidine (54)	sufotidine (54)	tiotidine (44)	tuvatidine (54)	venritidine (67)
罗沙替丁	舒福替丁	硫替丁	妥伐替丁	文立替丁
zaltidine (54)				
唑替丁				

(b)

azacitidine (40)	benzethidine (9)	furethidine (9)	guanethidine (11)	hexetidine (6)
(antineoplastic)	苄替啶	呋替啶	胍乙啶	海克替啶
阿扎胞苷				
（抗肿瘤药）				
hydroxypethidine (5)	pethidine (4)	propinetidine (12)		
羟哌替啶	哌替啶	丙哌替定		

(c)

metiamide (30)
甲硫米特

-tiline	**参见 -triptyline**

-tinib	**-替尼**	**tyrosine kinase inhibitors** 酪氨酸激酶抑制药类

L.0.0.0

      -brutinib   **-布替尼**   **agammaglobulinaemia tyrosine kinase (Bruton tyrosine kinase) inhibitors**

                      丙种球蛋白缺乏症酪氨酸激酶（布鲁顿氏酪氨酸激酶）抑制药类

acalabrutinib (113)	evobrutinib (115)	fenebrutinib (118)	ibrutinib (107)
阿可替尼	依伏替尼	非奈替尼	伊布替尼

	spebrutinib (112)	tirabrutinib (115)	vecabrutinib (117)	zanubrutinib (117)
	司培替尼	泰卢替尼	维卡替尼	泽布替尼

-citinib   -昔替尼   Janus kinase inhibitors Janus 激酶抑制药类

	baricitinib (107)	delgocitinib (117)	itacitinib (115)	oclacitinib (105)
	巴瑞替尼	德戈替尼	伊他替尼	奥拉替尼
	peficitinib (112)	solcitinib (112)	tofacitinib (105)	upadacitinib (115)
	吡西替尼	索西替尼	托法替布	乌帕替尼

-ertinib   -厄替尼   epidermal growth factor receptor (EGFR) inhibitors 表皮生长因子受体（EGFR）抑制药类

	abivertinib (119)	canertinib (87)	epertinib (115)	lazertinib (117)
	阿比替尼	卡纽替尼	艾培替尼	兰泽替尼
	mavelertinib (118)	mobocertinib (121)	olafertinib (121)	osimertinib (113)
	马维替尼	莫博赛替尼	奥拉夫替尼	奥希替尼
	rezivertinib(122)	xiliertinib (121)	zorifertinib (121)	
	瑞齐替尼	希乐替尼	佐利替尼	
(b)	ulixertinib (113)	ravoxertinib (115)		
	优立替尼	(Erk inhibitors)		
		拉伏替尼		
(c)	afatinib (104)	erlotinib (85)	gefitinib (85)	mubritinib (90)
	阿法替尼	厄洛替尼	吉非替尼	莫立替尼
	nazartinib (114)	olmutinib (114)		
	那扎替尼	奥莫替尼		

-metinib   -美替尼   MEK (MAPK# kinase) tyrosine kinase inhibitors MEK（MAPK# 激酶）酪氨酸激酶抑制药类

 # MAPK: mitogen activated protein kinase # MAPK：丝裂原活化蛋白激酶

	binimetinib (109)	cobimetinib (107)	pexmetinib (110)	ralimetinib (109)
	贝美替尼	可美替尼	派美替尼	雷利替尼
	refametinib (106)	selumetinib (100)	trametinib (105)	
	瑞法替尼	司美替尼	曲美替尼	

others：其他：

abivertinib (119)	afatinib (104)	alectinib (108)	altiratinib (113)	amuvatinib (103)
阿比替尼	阿法替尼	阿来替尼	阿特替尼	阿莫替尼
avapritinib (117)	axitinib (94)	bafetinib (101)	belizatinib(113)	bemcentinib (117)
阿伐替尼	阿昔替尼	巴氟替尼	贝扎替尼	贝森替尼
bosutinib (94)	brigatinib (113)	cabozantinib(105)	canertinib (87)	capmatinib (111)
波舒替尼	布格替尼	卡波替尼	卡纽替尼	卡马替尼
cerdulatinib (111)	ceritinib(109)	conteltinib (118)	crizotinib (103)	dacomitinib (103)
赛度替尼	塞瑞替尼	康特替尼	克唑替尼	达可替尼
dasatinib (94)	decernotinib (110)	defactinib (111)	derazantinib (116)	dovitinib (97)
达沙替尼	德塞替尼	地法替尼	德拉替尼	度维替尼
edicotinib (118)	ensartinib (115)	entospletinib (110)	entrectinib (113)	epertinib (115)
艾地替尼	恩沙替尼	恩托替尼	恩曲替尼	艾培替尼

T

erdafitinib (113)	erlotinib (85)	fedratinib (108)	filgotinib(110)	foretinib (102)
厄达替尼	厄洛替尼	非屈替尼	非戈替尼	福瑞替尼
fostamatinib (100)	fruquintinib (116)	futibatinib(119)	gandotinib (108)	gefitinib (85)
福他替尼	呋喹替尼	福巴替尼	更度替尼	吉非替尼
gilteritinib (112)	glesatinib (115)	golvatinib (107)	ilginatinib (119)	imatinib (86)
吉瑞替尼	格来替尼	戈伐替尼	伊吉替尼	伊马替尼
infigratinib (112)	lapatinib(89)	larotrectinib (115)	lazertinib (117)	lenvatinib (104)
英非替尼	拉帕替尼	拉罗替尼	兰泽替尼	仑伐替尼
lestaurtinib(91)	linsitinib (104)	lorlatinib (114)	masitinib (96)	mavelertinib (118)
来妥替尼	林西替尼	洛拉替尼	马赛替尼	马维替尼
merestinib (113)	mivavotinib (119)	momelotinib (107)	mubritinib (90)	naquotinib (115)
美乐替尼	米伐替尼	莫美替尼	莫立替尼	那考替尼
nazartinib (114)	neratinib (97)	nilotinib (95)	orantinib(103)	osimertinib (113)
那扎替尼	奈拉替尼	尼洛替尼	奥仑替尼	奥希替尼
pacritinib (104)	pegcantratinib (113)	pelitinib(93)	pemigatinib (118)	pexidartinib (112)
帕瑞替尼	培坎替尼	培利替尼	佩米替尼	吡昔替尼
ponatinib (104)	poseltinib(116)	poziotinib (108)	quizartinib (104)	radotinib (104)
泊那替尼	泊塞替尼	泊齐替尼	奎扎替尼	雷度替尼
ravoxertinib(115)	rebastinib (107)	ripretinib (119)	roblitinib (118)	rociletinib (111)
拉伏替尼	瑞巴替尼	瑞派替尼	罗布替尼	罗西替尼
rogaratinib (115)	ruxolitinib (103)	sapitinib (106)	saracatinib (99)	savolitinib (111)
罗加替尼	芦可替尼	沙普替尼	沙拉替尼	沙伏替尼
sitravatinib (114)	sunitinib (93)	surufatinib (118)	tandutinib (91)	tarloxotinib
司曲替尼	舒尼替尼	舒法替尼	坦度替尼	bromide (114)
				溴他替尼
telatinib (96)	tepotinib(111)	tesevatinib (113)	tivantinib (103)	tucatinib (113)
替拉替尼	特泊替尼	特伐替尼	替伐替尼	妥卡替尼
ulixertinib (111)	varlitinib (102)			
优立替尼	伐利替尼			

-tirelin	参见 -relin
-tirom(-)	**antihyperlidaemic; thyromimetic derivatives** 降血脂药；拟甲状腺素衍生物类
-替罗(-)	

acetiromate (30)	axitirome (82)	bentiromide(41)	eprotirome (99)	resmetirom (119)
醋替罗酯	阿昔替罗	苯替酪胺	伊泊替罗	瑞司美替罗
sobetirome (100)				
索贝替罗				

-tizide **-噻嗪**	**diuretics, chlorothiazide derivatives** 利尿药，氯噻嗪衍生物类
N.1.2.1	[USAN: thiazide: diuretics (thiazide derivatives)] ［USAN：thiazide: 利尿药（噻嗪衍生物类）］

(a)	altizide (13)	bemetizide (27)	butizide (13)	carmetizide (30)	epitizide (13)
	阿尔噻嗪	贝美噻嗪	布噻嗪	卡美噻嗪	依匹噻嗪

	hydrobentizide (14)	mebutizide (15)	paraflutizide (16)	penflutizide (29)	sumetizide (20)
	氢苯噻嗪	美布噻嗪	对氟噻嗪	戊氟噻嗪	舒美噻嗪
(c)	bendroflume-thiazide (11)	benzthiazide (10)	chlorothiazide (8)	cyclopen-thiazide (12)	cyclothiazide (12)
	苄氟噻嗪	苄噻嗪	氯噻嗪	环戊噻嗪	环噻嗪
	disulfamide (11)	ethiazide (14)	flumethiazide (10)	hydrochloro-thiazide (10)	hydroflume-thiazide (10)
	二磺法胺	乙噻嗪	氟甲噻嗪	氢氯噻嗪	氢氟噻嗪
	methyclo-thiazide (11)	polythiazide (12)	teclothiazide (12)	trichlorme-thiazide (11)	
	甲氯噻嗪	泊利噻嗪	四氯噻嗪	三氯噻嗪	

-tocin   -缩宫素   oxytocin derivatives 催产素衍生物类

Q.1.2.0

H—Cys—Tyr—Ile—Gln—Asn—Cys—Pro—Leu—Gly—NH$_2$

(a)	argiprestocin (13)	aspartocin (11)	carbetocin (45)	cargutocin (35)	demoxytocin (22)
	精氨缩宫素	门冬托星	卡贝缩宫素	卡古缩宫素	去氨缩宫素
	merotocin (111)	nacartocin (49)	oxytocin (13)		
	美洛缩宫素	那卡缩宫素	缩宫素		

-toclax   -托克拉   B-cell lymphoma 2 (Bcl-2)inhibitors, antineoplastics B 细胞淋巴瘤 2（Bcl-2）抑制药类，抗肿瘤药

	imlatoclax (115)	mirzotamab	murizatoclax (122)	navitoclax (103)	obatoclax (94)
	伊姆托克拉	clezutoclax (121)	莫利托克拉	那维克拉	奥巴克拉
		克米佐妥单抗			
	pelcitoclax (122)	tapotoclax (121)	venetoclax (111)		
	佩希托克拉	他普托克拉	维奈克拉		

-toin (d) -妥英   antiepileptics, hydantoin derivatives 抗癫痫药，乙内酰脲衍生物类

A.3.1.1

(a)	albutoin (13)	doxenitoin (31)	ethotoin (6)	fosphenytoin (62)	imepitoin (96)
	阿布妥因	去氧苯妥英	乙苯妥英	磷苯妥英	伊匹妥英
	mephenytoin(1)	metetoin (12)	phenytoin (4)		
	美芬妥英	美替妥英	苯妥英		
	ropitoin (40)				
	(H.2.0.0)				
	罗匹妥英				
(b)	clodantoin (13)	nitrofurantoin (11)			
	(antifungal)	(antibacterial)			
	氯登妥因	呋喃妥因			
	（抗真菌药）	（抗菌药）			

-tolimod   参见 -imod

-traline   -曲林   serotonin reuptake inhibitors 5-羟色胺再摄取抑制药类

	dasotraline (110)	indatraline (54)	lometraline (28)	sertraline (48)	tametraline (46)
	达索曲林	茚达曲林	洛美曲林	舍曲林	他美曲林

T

-trexate	-曲沙	**folic acid analogues 叶酸类似物类**

L.4.0.0   [USAN: antimetabolites (folic acid analogues)] ［USAN：抗代谢药（叶酸类似物类）］

(a)	edatrexate (61)	ketotrexate (50)	methotrexate (10)	pralatrexate (92)	trimetrexate (46)
	依达曲沙	酮曲沙	甲氨蝶呤	普拉曲沙	三甲曲沙
(c)	aminopterin sodium (4)				
	氨蝶呤钠				

-trexed	-曲塞	**antineoplastics; thymidylate synthetase inhibitors 抗肿瘤药；胸苷酸合成酶抑制药类**

L.0.0.0

nolatrexed (78)	pemetrexed (78)	plevitrexed (89)	raltitrexed (94)
诺拉曲塞	培美曲塞	普来曲塞	雷替曲塞

-tricin	-曲星	**antibiotics, polyene derivatives 抗生素，多烯衍生物类**

S.6.2.0

(a)	mepartricin (34)	partricin (27)			
	美帕曲星	帕曲星			
(b)	tyrothricin (1)				
	短杆菌素				
(c)	amphotericin B (10)	candicidin (17)	filipin (20)	hachimycin (23)	hamycin (17)
	两性霉素 B	克念菌素	非律平	曲古霉素	哈霉素
	levorin (15)	mocimycin (28)	natamycin (15)	nystatin (6)	pecilocin (16)
	来伏林	莫西霉素	那他霉素	制霉菌素	培西洛星

-trigine	-曲近	**sodium channel blockers, signal transduction modulators 钠离子通道阻滞药，信号转导调节剂类**

C.2.0.0

(a)	elpetrigine (101)	lamotrigine (52)	palatrigine (58)	vixotrigine (116)	raxatrigine (114)
	艾培三嗪	拉莫三嗪	帕拉曲近	维索曲近	拉沙曲静
	sipatrigine (74)				
	西帕曲近				

-tril/-trilat	**endopeptidase inhibitors 肽键内切酶抑制药类**
-曲/-曲拉	

H.3.0.0

	candoxatril (62)	candoxatrilat (62)	sacubitril (109)	sacubitrilat (113)
	坎沙曲	坎沙曲拉	沙库巴曲	沙库曲拉
-dotril -多曲	dexecadotril (73)	ecadotril (68)	fasidotril (74)	racecadotril (73)
	右卡多曲	依卡曲尔	法西多曲	消旋卡多曲
-lutril -鲁曲	daglutril (90)			
	达格鲁曲			

	-patril/-patrilat -帕曲/-帕曲拉	gemopatrilat (84) 吉莫曲拉	ilepatril (95) 艾尔帕曲	omapatrilat (78) 奥马曲拉	sampatrilat (74) 山帕曲拉
-triptan **-曲坦**	**serotonin (5-HT$_1$) receptor agonists, sumatriptan derivatives** 五羟色胺（**5-HT$_1$**）受体激动药，舒马曲坦衍生物类				
C.0.0.0					
(a)	almotriptan (76) 阿莫曲坦	avitriptan (76) 阿维曲坦	donitriptan (82) 多尼曲坦	eletriptan (74) 依来曲坦	frovatriptan (78) 夫罗曲坦
	naratriptan (69) 那拉曲坦	oxitriptan (39) 羟色氨酸	rizatriptan (75) 利扎曲普坦	sumatriptan (59) 舒马曲坦	zolmitriptan (74) 佐米曲普坦
(c)	alniditan (72) 阿尼地坦				
-triptyline **-（曲）替林**	**antidepressants, dibenzo[a,d]cycloheptane or cyclopheptene derivatives** 抗抑郁药，二苯并 [a, d] 环庚烷或环庚烯衍生物类				
C.3.2.0	[USAN: antidepressants (dibenzo[a,d]cycloheptane derivatives)] ［USAN：抗抑郁药（二苯并[a,d]环庚烷衍生物）］				

(a)	amitriptyline (11) 阿米替林	amitriptylinoxide (36) 氧阿米替林	butriptyline (16) 布替林	cotriptyline (26) 考曲替林	intriptyline (26) 英曲替林
	nortriptyline (12) 去甲替林	octriptyline (33) 奥克替林	protriptyline (14) 普罗替林		
(b)	oxitriptyline (21) (anticonvulsant) 奥昔替林 （抗惊厥药）				
(c)	demexiptiline (43) 地美替林	hepzidine (15) 庚齐啶	levoprotiline (56) 左丙替林	noxiptiline (20) 诺昔替林	oxaprotiline (45) 羟丙替林
	setiptiline (56) 司普替林				
-troban **-曲班**	**thromboxane A$_2$-receptor antagonists, antithrombotic agents** 血栓素 A$_2$ 受体拮抗药类，抗血栓药				
I.2.1.0	[USAN: antithrombotics (thromboxane A$_2$ receptor antagonists)] ［USAN：抗血栓药（血栓素 A$_2$ 受体拮抗剂类）］				
	argatroban (57) 阿加曲班	daltroban (57) 达曲班	domitroban (73) 多米曲班	ifetroban (71) 伊非曲班	linotroban (69) 利诺曲班
	mipitroban (73) 米吡曲班	ramatroban (73) 雷马曲班	sulotroban (55) 磺曲班	terutroban (93) 特芦曲班	

T

-trodast	参见 -ast
trop 托	**atropine derivatives 阿托品衍生物类**
E.2.0.0	(USAN: trop-; -trop- or -trop)

(a)

parasympatholytic/anticholinergic: E.2.2.0:
副交感神经阻滞药/抗胆碱药: E.2.2.0:

tertiary amines: 叔胺类:	atropine oxide (12) 氧阿托品	benzatropine (4) 苯甲托品	decitropine (18) 地西托品	etybenzatropine (12) 乙苯托品
	eucatropine (1) 尤卡托品	tropatepine (28) 曲帕替平	tropicamide (11) 托吡卡胺	tropigline (8) 托品林
	tropodifene (18) 托泊地芬			
closely related: 相近类药物:	espatropate (65) 艾帕托酯			
quaternary ammonium salts: 季铵盐类:	atropine methonitrate (4) 甲硝阿托品	butropium bromide (30) 布托溴铵	ciclotropium bromide (50) 环托溴铵	cimetropium bromide (51) 西托溴铵
	darotropium bromide (99) 达罗溴铵	flutropium bromide (50) 氟托溴铵	homatropine methylbromide (1) 甲溴后马托品	ilmetropium iodide (115) 伊托碘铵
	ipratropium bromide (28) 异丙托溴铵	octatropine methylbromide (10) 甲溴辛托品	oxitropium bromide (36) 氧托溴铵	phenactropinium chloride (8) 芬托氯铵
	ritropirronium bromide (33) 利吡咯溴铵	sevitropium mesilate (56) 甲磺塞托铵	sintropium bromide (47) 辛托溴铵	sultroponium (18) 舒托泊铵
	tematropium metilsulfate (64) 甲硫托铵	tiotropium bromide (67) 噻托溴铵	tipetropium bromide (42) 替托溴铵	tropenziline bromide (11) 溴托齐林
	xenytropium bromide (15) 珍托溴铵			
various: 各类药物:	clobenztropine (13) (antihistaminic) 氯苄托品 （抗组胺药）	cyheptropine (15) (antiarrhythmic) 环庚托品 （抗心律失常药）	deptropine (12) (antiasthmatic) 地普托品 （平喘药）	revatropate (74) (bronchodilator) 瑞伐托酯 （支气管扩张药）
	tropabazate (41) (tranquillizer) 托品巴酯 （安定药）	tropanserin (55) (serotonin receptor antagonist) 托烷色林 （5-羟色胺受体拮抗药）	tropantiol (97) (chelating agent) 曲泮巯 （螯合剂）	tropapride (48) (antipsychotic) 曲帕必利 （抗精神病药）

		tropirine(20)	tropisetron (62)		
		(respiratory	(serotonin		
		disorders)	antagonist)		
		托吡林（呼吸系统	托烷司琼		
		疾病用药）	（5-羟色胺拮抗剂）		

(b) dextropropoxy- eftansomatropin follitropin follitropin somatropin (56)
     phene (7)   alfa (118)   delta(112)   epsilon (115) 生长激素→
     右丙氧芬   伊坦生长激素 α   促卵泡素 δ   促卵泡素 ε   促生长素
     somatropin   varfollitropin
     pegol (103)   alfa (101)
     培促生长素   法促卵泡素 α

(c) *parasympatholytic/anticholinergic, tertiary amines*:
     副交感神经阻滞药/抗胆碱药，叔胺类：

     poskine (8)   prampine (11)   tigloidin (14)
     泊司肯   普兰品   替格洛定

     various: zepastine (26)
     各类药物：   (antihistaminic)
                     帕斯汀（抗组胺药）

-uridine	-尿苷	**uridine derivatives used as antiviral agents and as antineoplastics** 用作抗病毒和抗肿瘤的尿苷衍生物类

[USAN: antivirals; antineoplastics (uridine derivatives)]［USAN：抗病毒药；抗肿瘤药（尿苷衍生物类）］

S.5.3.0
L.4.0.0

(a) L.4.0.0:   broxuridine (30)   doxifluridine (44)
                    溴尿苷   去氧氟尿苷

     related: carmofur (45)   clanfenur (58)   tegafur (41)
     相关药物：   卡莫氟   克兰氟脲   替加氟

     S.5.3.0:   fialuridine (68)   floxuridine (16)   fosfluridine   idoxuridine (17)
                    非阿尿苷   氟尿苷   tidoxil (93)   碘苷
                                                          磷氟啶酯

                    navuridine (84)   ropidoxuridine (97) trifluridine (37)   uridine
                    那尿苷   罗匹尿苷   曲氟尿苷   triacetate (103)
                                                                              三乙酸尿苷

U

-vudine   -夫定   [USAN: -vudine: antineoplastics; antivirals (zidovudine type)]〔（USAN：-vudine：抗肿瘤药；抗病毒药（齐多夫定类）〕

(a)

alovudine (68)	brivudine (59)	cedazuridine (118)	censavudine (110)	clevudine (78)
阿洛夫定	溴夫定	西达尿苷	辛沙夫定	克来夫定
epervudine (61)	fosalvudine	fosifloxuridine	fozivudine	lamivudine (66)
依培夫定	tidoxil (95)	nafalbenamide (119)	tidoxil (73)	拉米夫定
	磷夫定酯	萘磷氟尿苷	福齐夫定酯	
netivudine (72)	sorivudine (64)	stavudine (65)	telbivudine (88)	valnivudine (115)
奈替夫定	索立夫定	司他夫定	替比夫定	伐尼夫定
zidovudine (56)				
齐多夫定				

(c)   edoxudine (52)
      依度尿苷

-vaptan (x)   **vasopressin receptor antagonists 加压素受体拮抗药类**
-伐坦

H.0.0.0

(a)

balovaptan (116)	conivaptan (82)	lixivaptan (83)	mozavaptan (87)	nelivaptan (98)
巴洛伐坦	考尼伐坦	利赛伐坦	莫扎伐坦	奈利伐坦
relcovaptan (82)	ribuvaptan (110)	satavaptan (93)	tolvaptan (83)	
瑞考伐坦	瑞布伐坦	沙他伐坦	托伐坦	

-vastatin   参见 -stat

-verine   -维林   **spasmolytics with a papaverine-like action 有罂粟碱样作用的解痉药类**

F.1.0.0   [USAN: spasmolytic agents (papaverine type)]〔USAN：解痉药（罂粟碱类）〕

(a)

alverine (16)	amifloverine (28)	bietamiverine (6)	butaverine (13)	camiverine (29)
阿尔维林	阿米维林	比坦维林	布他维林	卡米维林
caroverine (28)	clofeverine (31)	demelverine (17)	denaverine (25)	dexsecoverine (53)
卡罗维林	氯苯维林	地美维林	地那维林	地司维林
dicycloverine (6)	dihexyverine (4)	dipiproverine (10)	diproteverine (51)	drotaverine (17)
双环维林	双己维林	双哌维林	二丙维林	屈他维林
elziverine (57)	ethaverine (4)	febuverine (27)	fenoverine (28)	floverine (28)
依齐维林	依沙维林	非布维林	非诺维林	夫洛维林
heptaverine (16)	ibuverine (21)	idaverine (55)	mebeverine (14)	milverine (52)
海仲维林	异丁维林	异达维林	美贝维林	米尔维林
mofloverine (28)	moxaverine (36)	nafiverine (16)	niceverine (15)	octaverine (18)
吗洛维林	莫沙维林	萘维林	尼西维林	奥他维林
pargeverine (38)	pentoxyverine (6)	pramiverine (21)	prenoverine (41)	propiverine (45)
帕吉维林	喷托维林	普拉维林	普瑞维林	丙哌维林
rociverine (33)	salfluverine (29)	salverine (15)	secoverine (38)	temiverine (76)
罗西维林	柳氟维林	沙维林	司考维林	替米维林
zardaverine (59)				
扎达维林				
Related:	fenpiverinium	pinaverium		
相关药物：	bromide (26)	bromide (32)		
	苯维溴铵	匹维溴铵		

V

(b) cinnamaverine (10)   diaveridine (18)

(anticholinergic,   二氨藜芦啶

tert. amine)

桂马维林（抗胆碱

药，叔胺类）

(c) *spasmolytics chemically related to some of the above INN ending in -verine*

化学结构与上述 INN 词干**-verine** 相关的解痉药

butetamate (17)	butinoline (14)	camylofin (12)	cinnamedrine (19)	cyclandelate (8)
布替他酯	布替诺林	卡米罗芬	桂美君	环扁桃酯
difemerine (17)	diisopromin (11)	dimoxylin (1)	fenpiprane (17)	fenyramidol (12)
双苯美林	地索普明	地莫昔林	芬哌丙烷	非尼拉多
metindizate (16)	oxybutynin (13)	papaveroline (29)	pentapiperide (10)	prozapine (14)
甲茚扎特	奥昔布宁	罂粟林	戊哌立特	普罗扎平
triclazate (10)	tropenziline			
曲克拉酯	bromide (11)			
	溴托齐林			

vin-/-vin- (x) **vinca alkaloids 长春花生物碱类**
长春-/-长春-

(USAN: vin-; or -vin-)

(a) B.1.0.0 *stimulation of cerebrovascular circulation* 刺激脑血管循环药

apovincamine (48)	brovincamine (42)	vinburnine (45)	vincamine (22)	vincanol (37)
阿扑长春胺	溴长春胺	长春布宁	长春胺	长春醇
vincantril (51)	vinconate (47)	vindeburnol (49)	vinmegallate (59)	vinpocetine (36)
长春曲尔	长春考酯	长春布醇	长春棓酯	长春西汀
vinpoline (35)	vintoperol (61)			
长春泊林	长春培醇			

L.5.0.0 *cytostatic* 抑制细胞生长药

vinblastine (12)	vincristine (13)	vindesine (35)	vinepidine (50)	vinflunine (75)
长春碱	长春新碱	长春地辛	长春匹定	长春氟宁
vinformide (38)	vinfosiltine (64)	vinglycinate (16)	vinleucinol (64)	vinleurosine (13)
长春米特	长春磷汀	长春甘酯	长春西醇	长春罗新
vinorelbine (57)	vinrosidine (13)	vintafolide (107)	vintriptol (51)	vinzolidine (46)
长春瑞滨	长春罗定	长春福肽	长春曲醇	长春利定

(b) *barbiturates*: vinbarbital (1) vinylbital (12)

巴比妥类药物： 戊烯比妥 乙烯比妥

others: vincofos (28) vintiamol (16)

其他药物： (phosphate, (vitamin B

anthelmintic) derivative,anti-

乙烯磷（磷酸酯， neuralgic)

驱虫药） 乙烯硫莫（维生素

B 衍生物，抗神经

痛药）

-vir -韦	**antivirals (undefined group)抗病毒药（未定义类别）**			
S.5.3.0	(USAN: -vir; -vir; or vir-: antivirals)			
(a)	alisporivir (100)	alvircept sudotox (69)	amdoxovir (85)	amenamevir (100)	amitivir (67)
	阿立泊韦	舒韦西普	氨多索韦	阿莫美韦	阿米替韦
	atevirdine (69)	balapiravir (100)	baloxavir	bevirimat (96)	delavirdine (71)
	阿替韦啶	巴拉匹韦	marboxil(116)	贝韦立马	地拉韦啶
			玛巴洛沙韦		
	denotivir (70)	efavirenz (78)	enfuvirtide (85)	enviradene (49)	enviroxime (44)
	地诺替韦	依发韦仑	恩夫韦肽	恩韦拉登	恩韦肟
	enzaplatovir (115)	favipiravir (98)	fostemsavir (115)	galidesivir (114)	inarigivir
	恩扎托韦	法维拉韦	磷坦姆沙韦	加利司韦	soproxil (116)
					索那吉韦
	letermovir (104)	litomeglovir (84)	loviride (70)	maribavir (80)	nevirapine (66)
	来特莫韦	利托洛韦	洛韦胺	马立巴韦	奈韦拉平
	opaviraline (83)	pimodivir (115)	pirodavir (63)	pocapavir (107)	presatovir (111)
	奥帕韦兰	吡莫地韦	吡罗达韦	泊卡帕韦	普沙托韦
	pritelivir (106)	remdesivir (116)	riamilovir (117)	ribavirin (31)	rupintrivir (88)
	普瑞利韦	瑞德西韦	利米洛韦	利巴韦林	芦平曲韦
	talviraline (75)	taribavirin (95)	tecovirimat (99)	temsavir (112)	teslexivir (116)
	他韦林	他立韦林	替韦立马	坦姆沙韦	替来昔韦
	tifuvirtide (91)	tivirapine (74)	tomeglovir (84)	trovirdine (73)	umifenovir (103)
	替夫韦肽	替韦拉平	托美洛韦	曲韦定	尤米诺韦
	vapendavir (106)	viroxime (49)	zinviroxime (44)		
	伐彭达韦	韦罗肟	净韦肟		
-amivir -米韦	**neuraminidase inhibitors 神经氨酸酶抑制药类**			
	laninamivir (100)	oseltamivir (80)	peramivir (86)	zanamivir (72)	
	拉尼米韦	奥司他韦	培拉米韦	扎那米韦	
-asvir -韦	**antivirals, hepatitis C virus (HCV) NS5A inhibitors 抗病毒药，丙型肝炎病毒（HCV）NS5A 抑制药类**			
	coblopasvir (119)	daclatasvir (115)	elbasvir (111)	ledipasvir (109)	odalasvir (111)
	可洛派韦	达拉他韦	艾尔巴韦	来迪派韦	奥达拉韦
	ombitasvir (112)	pibrentasvir (119)	ravidasvir (113)	ruzasvir (114)	samatasvir (110)
	奥比他韦	哌仑他韦	拉维达韦	鲁扎韦	沙玛他韦
	velpatasvir (112)				
	维帕他韦				
-buvir -布韦	**RNA polymerase (NS5B) inhibitors RNA 聚合酶（NS5B）抑制药类**			
	adafosbuvir (117)	beclabuvir (111)	dasabuvir (109)	deleobuvir (108)	filibuvir (101)
	阿达磷布韦	贝拉布韦	达塞布韦	德莱布韦	法利布韦
	lomibuvir (107)	nesbuvir (98)	radalbuvir (112)	setrobuvir (106)	sofosbuvir (108)
	洛米布韦	奈司布韦	瑞达布韦	色曲布韦	索磷布韦
	tegobuvir (103)	uprifosbuvir (115)			
	替戈布韦	乌磷布韦			

V

-cavir -卡韦   **carbocyclic nucleosides 碳环核苷类**

abacavir (76)	entecavir (82)	lobucavir (72)
阿巴卡韦	恩替卡韦	洛布卡韦

-ciclovir -昔洛韦   **bicyclic heterocycle compounds 双环杂环化合物类**

aciclovir (42)	buciclovir (52)	desciclovir (55)	detiviciclovir (86)	eprociclovir (112)
阿昔洛韦	布昔洛韦	地昔洛韦	德昔洛韦	依昔洛韦
famciclovir (61)	filociclovir (111)	ganciclovir (56)	lagociclovir (101)	lagociclovir valactate (101)
泛昔洛韦	菲络昔洛韦	更昔洛韦	来昔洛韦	缬乳酸来昔洛韦
omaciclovir (84)	penciclovir (61)	rociclovir (62)	tiviciclovir (86)	valaciclovir (69)
奥马洛韦	喷昔洛韦	罗昔洛韦	替昔洛韦	伐昔洛韦
valganciclovir (78)	valomaciclovir (84)			
缬更昔洛韦	伐马洛韦			

-fovir -福韦   **phosphonic acid derivatives 磷酸衍生物类**

adefovir (72)	alamifovir (89)	besifovir (105)	brincidofovir (110)	cidofovir (72)
阿德福韦	阿拉福韦	贝西福韦	布林西多福韦	西多福韦
pradefovir (93)	rovafovir etalafenamide (119)	tenofovir (82)	tenofovir alafenamide (111)	tenofovir exalidex (115)
普雷福韦	依他罗福韦	替诺福韦	丙酚替诺福韦	依替诺福韦

-gosivir -格斯韦   **glucoside inhibitors 葡萄糖苷抑制药类**

celgosivir (77)
西格斯韦

-navir -那韦   **HIV protease inhibitors HIV 蛋白酶抑制药类**

amprenavir (79)	atazanavir (88)	brecanavir (94)	darunavir (88)	droxinavir (74)
氨普那韦	阿扎那韦	布瑞那韦	达芦那韦	屈昔那韦
fosamprenavir (83)	indinavir (74)	lasinavir (76)	lopinavir (80)	mozenavir (84)
呋山那韦	茚地那韦	拉西那韦	洛匹那韦	莫泽那韦
nelfinavir (76)	palinavir (74)	ritonavir (74)	saquinavir (69)	telinavir (73)
奈非那韦	帕利那韦	利托那韦	沙奎那韦	替利那韦
tipranavir (80)				
替拉那韦				

-previr -瑞韦   **Hepatitis Virus C (HVC) protease inhibitors 丙肝病毒（HVC）蛋白酶抑制药类**

asunaprevir (105)	boceprevir (97)	ciluprevir (90)	danoprevir (102)	deldeprevir (110)
阿舒瑞韦	波普瑞韦	西鲁瑞韦	达诺瑞韦	德地瑞韦
faldaprevir (106)	furaprevir (111)	glecaprevir (114)	grazoprevir (111)	narlaprevir (102)
法达瑞韦	伏拉瑞韦	格卡瑞韦	格拉瑞韦	那拉瑞韦
paritaprevir (111)	simeprevir(105)	sovaprevir (106)	telaprevir (94)	vaniprevir (103)
帕立瑞韦	西美瑞韦	索伐瑞韦	替拉瑞韦	伐尼瑞韦
vedroprevir (112)	voxilaprevir (113)			
维曲瑞韦	伏西瑞韦			

-tegravir	-替拉韦	**HIV integrase inhibitors HIV 整合酶抑制药类**				
		bictegravir (113)	cabotegravir (111)	dolutegravir(105)	elvitegravir (97)	raltegravir (97)
		比克替拉韦	卡替拉韦	多替拉韦	艾维雷韦	拉替拉韦
-virine	-韦林	**non-nucleoside reverse transcriptase inhibitors (NNRTI) 非核苷类逆转录酶抑制药类（NNRTI）**				
		capravirine (83)	dapivirine (86)	doravirine (109)	elsulfavirine (117)	emivirine (82)
		卡拉韦林	达匹韦林	多拉韦林	依磺韦林	乙米韦林
		etravirine (88)	fosdevirine (103)	lersivirine (101)	rilpivirine (82)	
		依曲韦林	福德韦林	利司韦林	利匹韦林	
-viroc	-韦罗	**CCR5 (chemokine CC motif receptor 5) receptor antagonists CCR5（趋化因子 CC 基序受体 5）受体拮抗药类**				
		ancriviroc (92)	aplaviroc (94)	cenicriviroc (103)	maraviroc (94)	vicriviroc (94)
		安立韦克	阿拉韦罗	西尼韦罗	马拉韦罗	维立韦罗
-virsen	-韦生	参见 **-rsen**				
-vi(.)mab		参见 **mab**				
(b)		virginiamycin (18)	viridofulvin (16)			
		维吉霉素	绿黄菌素			
(c)		aranotin (21)	arildone (38)	avridine (50)	didanosine (64)	dimepranol (42)
		阿拉诺丁	阿立酮	阿夫立定	去羟肌苷	二甲氨丙醇
		disoxaril (55)	foscarnet sodium (42)	fosfonet sodium (35)	ketoxal (22)	impacarzine (36)
		二噁沙利	膦甲酸钠	膦乙酸钠	凯托沙	英帕卡嗪
		inosine (42)	lodenosine (75)	metisazone (14)	moroxydine (22)	pleconaril (77)
		肌苷	洛德腺苷	美替沙腙	吗啉胍	普来可那立
		tilorone (24)	xenazoic acid (11)			
		替洛隆	珍那佐酸			

-virine	参见 **-vir**
-viroc	参见 **-vir**
-virsen	参见 **-rsen**
-vos	参见 **-fos**
-vudine	参见 **-uridine**
-xaban　-沙班	**blood coagulation factor X_A inhibitors, antithrombotics 血凝固因子 X_A 抑制药类，抗血栓药**

I.2.0.0

(a)		apixaban (93)	betrixaban (98)	darexaban (104)	edoxaban (99)	eribaxaban (98)
		阿哌沙班	贝曲沙班	达利沙班	艾多沙班	艾立沙班
		fidexaban (91)	letaxaban (104)	otamixaban (86)	razaxaban (90)	rivaroxaban (90)
		非德沙班	来他沙班	奥米沙班	雷扎沙班	利伐沙班

-xanox	参见 **-ox/-alox**
-yzine	参见 **-izine**
-zafone　-扎封	**alozafone derivatives 阿氯扎封衍生物类**

C.1.0.0

Z

(a)	alozafone (40)	avizafone (64)	ciprazafone (50)	dinazafone (46)	dulozafone (56)
	阿氯扎封	阿维扎封	环丙扎封	地那扎封	度氯扎封
	lorzafone (48)	oxazafone (45)	rilmazafone (55)		
	氯扎封	羟扎封	利马扎封		

-zepine	参见 **-pin(e)**				
-zolast	参见 **-ast**				

-zolid　-唑胺	**oxazolidinone antibacterials** 噁唑烷酮抗菌药类				
	cadazolid (104)	contezolid (118)	delpazolid (116)	eperezolid (76)	furazolidone (13)
	卡达唑利德	康替唑胺	德帕唑胺	依哌唑胺	呋喃唑酮
	linezolid (76)	posizolid (88)	radezolid (99)	sutezolid(106)	tedizolid (104)
	利奈唑胺	泊西唑利德	雷德唑胺	舒特唑利德	特地唑胺
	vinzolidine (46)				
	长春利定				

-zomib　-佐米	**proteasome inhibitors** 蛋白酶体抑制药类				
L.0.0.0	(USAN: proteozome inhibitors)（USAN：蛋白酶体抑制剂）				
	bortezomib (88)	carfilzomib (97)	delanzomib (105)	ixazomib (104)	marizomib (102)
	硼替佐米	卡非佐米	德兰佐米	伊沙佐米	马利佐米
	oprozomib (107)				
	奥泼佐米				

-zone	参见 **-buzone**				

-zotan　-佐坦	**serotonin 5-HT$_{1A}$ receptor agonists/antagonists acting primarly as neuroprotectors** 主要用作神经保护剂的五羟色胺 5-HT$_{1A}$ 受体激动药/拮抗药				
C.0.0.0	ebalzotan (72)	lecozotan (93)	naluzotan (101)	osemozotan (87)	piclozotan (92)
	艾巴佐坦	来考佐坦	那鲁佐坦	奥莫佐坦	吡氯佐坦
	robalzotan (90)	sarizotan (94)			
	罗巴佐坦	沙立佐坦			

Z

2 化学药物 INN 词干定义

-abine [见 -(ar)abine, -citabine] arabinofuranosyl derivatives; nucleosides antiviral or antineoplastic agents, cytarabine or azacytidine derivatives

呋喃阿拉伯糖基衍生物类；核苷类抗病毒药或抗肿瘤药，阿糖胞苷或阿扎胞苷衍生物类

-ac -酸 anti-inflammatory agents, ibufenac derivatives

抗炎药，布洛芬酸衍生物类

--acetam (见 -racetam) amide type nootrope agents, piracetam derivatives

酰胺型促智药，吡拉西坦衍生物

-actide -克肽 synthetic polypeptides with a corticotropin-like action

具有促肾上腺皮质激素样作用的合成多肽类

-adenant -地南 adenosine receptors antagonists

腺苷受体拮抗药

-adol/-adol- -多/-多- analgesics

镇痛药

-adom -朵 analgesics, tifluadom derivatives

镇痛药，替氟朵衍生物类

-afenone -非农 antiarrhythmics, propafenone derivatives

抗心律失常药，普罗帕酮衍生物类

-afil -非 inhibitors of phosphodiesterase PDE5 with vasodilator action

具有血管舒张作用的磷酸二酯酶 PDE5 抑制药

-aj- -义- antiarrhythmics, ajmaline derivatives

抗心律失常药，印度罗芙木碱衍生物类

-al 醛类 aldehydes

醛类

-aldrate -铝盐 antacids, aluminium salts

抗酸药，铝盐

-alol (见 -olol) aromatic ring —CHOH—CH$_2$—NH—R related to -olols

与 -olols -洛尔相关的芳环 —CHOH—CH$_2$—NH—R

-alox (见 -ox) antacids, aluminium derivatives

抗酸药，铝衍生物

-amivir(见 -vir) -米韦 neuraminidase inhibitors

神经氨酸酶抑制药

-ampanel -帕奈 antagonists of the ionotropic non-NMDA (N-methyl-d-aspartate) glutamate receptors [Namely the AMPA (amino-hydroxymethyl-isoxazole-propionic acid) and/or KA (kainite antagonist) receptors]

离子通道型非 NMDA（N-甲基-D-天冬氨酸）谷氨酸受体 [即 AMPA（氨基羟甲基-异噁唑-丙酸）] 和/或 KA 受体（钾盐镁矾拮抗剂）拮抗药

andr　雄　　　　　　　　　steroids, androgens

甾体类，雄激素类

-anib　-尼布　　　　　　　angiogenesis inhibitors

血管生成抑制药

-anide　-尼特　　　　　　—

-anserin　-色林　　　　　serotonin receptor antagonists (mostly 5-HT$_2$)

5-羟色胺受体拮抗药（主要为 5-HT$_2$）

-antel　-太尔　　　　　　anthelminthics (undefined group)

驱虫药（未定义类别）

-antrone　-蒽醌　　　　　antineoplastics, anthraquinone derivatives

抗肿瘤药，蒽醌衍生物类

-apine[见 -pin(e)]　-平　　tricyclic compounds

三环化合物类

-apt-　　　　　　　　　　aptamers, classical and mirror ones

寡核苷酸适配子，经典的和镜像物

-(ar)abine　-拉滨　　　　arabinofuranosyl derivatives

阿拉伯呋喃糖衍生物类

-arit　-利　　　　　　　　antiarthritic substances, acting like clobuzarit and lobenzarit, (mechanism different from

anti-inflammatory type substances, e.g. -fenamates or -profens)

抗关节炎药物，作用与氯丁扎利和氯苯扎利类似（机制不同于抗炎类型的药物，如

-fenamates -芬那酯类和-profens -洛芬类）

-arol　-香豆素　　　　　anticoagulants, dicoumarol derivatives

抗凝血药，双香豆素衍生物类

-arone　-隆　　　　　　　—

-arotene　-罗汀　　　　　arotinoid derivatives

芳香维甲酸衍生物类

arte-　青蒿（蒿）-　　　antimalarial agents, artemisinin related compounds

抗疟药，与青蒿素相关的化合物类

-ast　-司特　　　　　　　anti-allergic or anti-inflammatory, not acting as anti-histaminics

抗过敏或抗炎药，不是通过抗组胺起作用

-astine　-斯汀　　　　　antihistaminics

抗组胺药

-asvir（见 -vir）　-韦　　antivirals, hepatitis C virus (HCV) NS5A inhibitors

抗病毒药，丙型肝炎病毒（HCV）NS5A 抑制药类

-azam（见 -azepam）　　diazepam derivatives

地西泮衍生物类

-azenil　-西尼　　　　　benzodiazepine receptor antagonists/agonists (benzodiazepine derivatives)

苯二氮䓬受体拮抗药/激动药（苯二氮䓬衍生物类）

-azepam　-西泮　　　　　diazepam derivatives

地西泮衍生物类

-azepide　-西派　　　　　cholecystokinin receptor antagonists, benzodiazepine derivatives

缩胆囊素受体拮抗药，苯二氮䓬类衍生物类

-azocine -佐辛　　　　　　　　　narcotic antagonists/agonists related to 6,7-benzomorphan
　　　　　　　　　　　　　　　　与 6,7-苯并吗喃相关的麻醉性拮抗药/激动药

-azolam (见 -azepam)　　　　　diazepam derivatives
　　　　　　　　　　　　　　　　地西泮衍生物类

-azoline -唑啉　　　　　　　　antihistaminics or local vasoconstrictors, antazoline derivatives
　　　　　　　　　　　　　　　　抗组胺药或局部血管收缩药，安他唑啉衍生物类

-azone (见 -buzone) -宗　　　anti-inflammatory analgesics, phenylbutazone derivatives
　　　　　　　　　　　　　　　　抗炎镇痛药，保泰松衍生物类

-azosin -唑嗪　　　　　　　　　antihypertensive substances, prazosin derivatives
　　　　　　　　　　　　　　　　抗高血压药，哌唑嗪衍生物类

-bactam -巴坦　　　　　　　　　β-lactamase inhibitors
　　　　　　　　　　　　　　　　β-内酰胺酶抑制药

-bamate -氨酯　　　　　　　　　tranquillizers, propanediol and pentanediol derivatives
　　　　　　　　　　　　　　　　安定药、丙二醇和戊二醇衍生物类

barb 巴比　　　　　　　　　　　hypnotics, barbituric acid derivatives
　　　　　　　　　　　　　　　　催眠药，巴比妥酸衍生物类

-becestat (见 -stat) -倍司他　enzyme inhibitors, beta secretase inhibitors
　　　　　　　　　　　　　　　　酶抑制药，β-分泌酶抑制药类

-begron -贝隆　　　　　　　　　β3-adrenoreceptor agonists
　　　　　　　　　　　　　　　　β3-肾上腺素受体激动药

-bendan (见 -dan) -苯旦　　　cardiac stimulants, pimobendan derivatives
　　　　　　　　　　　　　　　　强心药，匹莫苯旦衍生物类

-bendazole -苯达唑　　　　　　anthelminthics, tiabendazole derivatives
　　　　　　　　　　　　　　　　驱虫药，噻苯达唑衍生物类

-bersat -博沙　　　　　　　　　anticonvulsants, benzoylamino-benzpyran derivatives
　　　　　　　　　　　　　　　　抗惊厥药，苯甲酰氨基-苯并吡喃衍生物类

-betasol (见 pred) -倍他索　　prednisone and prednisolone derivatives
　　　　　　　　　　　　　　　　泼尼松和泼尼松龙衍生物类

bol 勃　　　　　　　　　　　　　anabolic steroids
　　　　　　　　　　　　　　　　蛋白同化激素类

-bradine -布雷定　　　　　　　bradycardic agents
　　　　　　　　　　　　　　　　减慢心率药

-brate (见 -fibrate) -贝特　　clofibrate derivatives
　　　　　　　　　　　　　　　　氯贝特衍生物类

-brutinib (见 tinib) -布替尼　agammaglobulinaemia tyrosine kinase (Bruton tyrosine kinase) inhibitors
　　　　　　　　　　　　　　　　丙种球蛋白缺乏症酪氨酸激酶（布鲁顿氏酪氨酸激酶）抑制药类

-bufen -布芬　　　　　　　　　non-steroidal anti-inflammatory agents, arylbutanoic acid derivatives
　　　　　　　　　　　　　　　　非甾体抗炎药，芳基丁酸衍生物类

-bulin -布林　　　　　　　　　antineoplastics; mitotic inhibitor, tubulin binder
　　　　　　　　　　　　　　　　抗肿瘤药；有丝分裂抑制药，微管蛋白结合药

-butazone (见 -buzone)　　　　anti-inflammatory analgesics, phenylbutazone derivatives
-布宗　　　　　　　　　　　　　抗炎镇痛药，保泰松衍生物类

-buvir (见 -vir) -布韦	RNA polymerase (NS5B) inhibitors
	RNA 聚合酶（NS5B）抑制药类
-buzone -布宗	anti-inflammatory analgesics, phenylbutazone derivatives
	抗炎镇痛药，保泰松衍生物类
-caftor -卡托	cystic fibrosis transmembrane regulator (CFTR) protein modulators, correctors, and amplifiers
	囊性纤维化跨膜通道调节蛋白（CFTR）调控药，中和药和增强药
-caine -卡因	local anaesthetics
	局部麻醉药
-cain- -卡-	class I antiarrhythmics, procainamide and lidocaine derivatives
	I 类抗心律失常药，普鲁卡因胺和利多卡因衍生物类
-calcet/-calcet-	calcium-sensing receptors (CaSR) agonists
-卡塞/-卡塞-	钙敏感受体（CaSR）激动药
calci 骨化	vitamin D analogues/derivatives
	维生素 D 类似物/衍生物
-capone -卡朋	catechol-O-methyltransferase (COMT) inhibitors
	儿茶酚-O-甲基转移酶（COMT）抑制药
carbef -碳头孢	antibiotics, carbacephem derivatives
	抗生素，碳头孢烯衍生物类
-carnil (见 -azenil)	benzodiazepine receptor antagonists/agonists (carboline derivatives)
	苯二氮䓬受体拮抗药/激动药（咔啉衍生物类）
-castat (见 -stat) -凯司他	dopamine β-hydroxylase inhibitors
	多巴胺 β-羟化酶抑制药类
-catib -卡替	cathepsin inhibitors
	组织蛋白酶抑制药
-cavir (见 -vir) -卡韦	carbocyclic nucleosides
	碳环核苷类
cef- 头孢-	antibiotics, cefalosporanic acid derivatives
	抗生素，头孢烷酸衍生物类
cell-/cel- 纤维-	cellulose derivatives
	纤维素衍生物类
cell-ate (见 cell-/cel-)	cellulose ester derivatives for substances containing acidic residues
纤维-酯	含有酸性残基的纤维素酯衍生物类
-cellose (见 cell-/cel-)	cellulose ether derivatives
-纤维素	纤维素醚衍生物类
-cerfont -舍封	corticotropin-releasing factor (CRF) receptor antagonists
	促皮质素释放因子（CRF）受体拮抗药
-cetrapib -塞曲匹	cholesteryl ester transfer protein (CETP) inhibitors
	胆固醇酯转移蛋白（CETP）抑制药
-cic -西克	hepatoprotective substances with a carboxylic acid group
	具有羧酸基团的保肝药
-ciclib -西利	cyclin dependant kinase inhibitors
	细胞周期依赖激酶抑制药
-ciclovir (见 -vir)	antivirals, bicyclic heterocycles compounds
-昔洛韦	抗病毒药，双环杂环化合物类

-cidin   -西定 naturally occurring antibiotics (undefined group)

天然存在的抗生素（未确定类别）

-ciguat   -西呱 guanylate cyclase activators and stimulators

鸟苷酸环化酶激活药和刺激药

-cillide (见 -cillin) antibiotics, 6-aminopenicillanic acid derivatives

-西来 抗生素，6-氨基青霉烷酸衍生物类

-cillin   -西林 antibiotics, 6-aminopenicillanic acid derivatives

抗生素，6-氨基青霉烷酸衍生物类

-cillinam (见 -cillin) antibiotics, 6-aminopenicillanic acid derivatives

-西林 抗生素，6-氨基青霉烷酸衍生物类

-cilpine [见 -pin(e)] tricyclic compounds

-环平 三环化合物类

-cisteine (见 -steine) mucolytics, other than bromhexine derivatives

化痰药，除溴己辛衍生物类外

-citabine   -西他滨 nucleosides antiviral or antineoplastic agents, cytarabine or azacitidine derivatives

核苷类抗病毒或抗肿瘤药，阿糖胞苷或阿扎胞苷衍生物类

-citinib (见 -tinib) Janus kinase inhibitors

-昔替尼 Janus 激酶抑制药

-clidine/-clidinium muscarinic receptor agonists/antagonists

-利定 毒蕈碱受体激动药/拮抗药

-clone   -克隆 hypnotic tranquillizers

催眠安定药

-conazole   -康唑 systemic antifungal agents, miconazole derivatives

全身抗真菌药，咪康唑衍生物类

-copan   -可泮 complement receptor antagonists/ complement inhibitors

补体受体拮抗药/补体抑制药

-corat   -考特 glucocorticoid receptor agonists

糖皮质激素受体激动药

cort   可的 corticosteroids, except prednisolone derivatives

肾上腺皮质激素类药物，除泼尼松龙衍生物类之外

-coxib   -昔布 selective cyclo-oxygenase inhibitors

选择性环氧合酶抑制药

-crinat   -利那 diuretics, etacrynic acid derivatives

利尿药，依他尼酸衍生物类

-crine   -吖啶 acridine derivatives

吖啶衍生物类

-cromil   -罗米 antiallergics, cromoglicic acid derivatives

抗过敏药，色甘酸衍生物类

-curium (见 -ium)   -库铵 curare-like substances

箭毒样物质类

-cycline   -环素 antibiotics, protein-synthesis inhibitors, tetracycline derivatives

抗生素，蛋白合成抑制药，四环素衍生物类

-dan	旦	cardiac stimulants, pimobendan derivatives
		强心药，匹莫苯旦衍生物类
-dapsone	-氨苯砜	antimycobacterials, diaminodiphenylsulfone derivatives
		抗菌药，二氨基二苯砜衍生物类
-degib	-德吉	SMO receptor antagonists
		SMO 受体拮抗药
-denoson	-诺生	adenosine A receptor agonists
		腺苷 A 受体激动药
-dil	-地尔	vasodilators
		血管舒张药物
-dilol (见 -dil)	-地洛	vasodilators
		血管舒张药物
-dipine	-地平	calcium channel blockers, nifedipine derivatives
		钙离子通道阻滞药，硝苯地平衍生物类
-domide	-度胺	antineoplastics, thalidomide derivatives
		抗肿瘤药，沙利度胺衍生物类
-dopa	-多巴	dopamine receptor agonists, dopamine derivatives, used as antiparkinsonism/prolactin inhibitors
		多巴胺受体激动药，多巴胺衍生物类，用作抗帕金森病药/催乳素抑制药
-dox (见 -ox/-alox)		antibacterials, quinazoline dioxide derivatives
-多司		抗菌剂，喹唑啉二氧化物的衍生物类
-dralazine	-屈嗪	antihypertensives, hydrazinephthalazine derivatives
		降压药，肼屈嗪酞嗪衍生物类
-drine	-君	sympathomimetics
		拟交感神经药
-dronic acid	-膦酸	calcium metabolism regulator, pharmaceutical aid
		钙代谢调控药，辅助用药
-dustat (见 stat)	-度司他	hypoxia inducible factor (HIF) prolyl hydroxylase inhibitors
		缺氧诱导因子（HIF）脯氨酰羟化酶抑制药类
-dutant(见 -tant)	-度坦	neurokinin NK_2 receptor antagonist
		神经激肽 NK_2 受体拮抗药类
-dyl (见 -dil)	-啶	vasodilators
		血管舒张药
-ectin	-克丁	antiparasitics, ivermectin derivatives
		抗寄生虫药，伊维菌素衍生物类
-elestat (见 -stat)	-来司他	elastase inhibitors
		弹性蛋白酶抑制药类
-emcinal	-西那	erythromycin derivatives lacking antibiotic activity, motilin agonists
		无抗生素活性的红霉素衍生物类，胃动素激动药
-entan	-坦	endothelin receptor antagonists
		内皮素受体拮抗药

erg　麦角　　　　　　　　ergot alkaloid derivatives
　　　　　　　　　　　　麦角生物碱衍生物类

-eridine　-利定　　　　　analgesics, pethidine derivatives
　　　　　　　　　　　　镇痛药，哌替啶衍生物类

-ertinib（见 -tinib）-厄替尼　epidermal growth factor receptor (EGFR) inhibitors
　　　　　　　　　　　　表皮生长因子受体（EGFR）抑制药类

estr　雌　　　　　　　　　estrogens
　　　　　　　　　　　　雌激素类

-etanide（见 -anide）　　diuretics, piretanide derivatives
　-他尼　　　　　　　　　利尿剂，吡咯他尼衍生物类

-ethidine（见 -eridine）　analgesics, pethidine derivatives
　-替啶　　　　　　　　　镇痛药，哌替啶衍生物类

-exine　-克新　　　　　　mucolytic, bromhexine derivatives
　　　　　　　　　　　　化痰药，溴己新衍生物类

-fenacin　-非那新　　　　muscarinic receptor antagonists
　　　　　　　　　　　　毒蕈碱受体拮抗药

-fenamate（见 -fenamic acid）　"fenamic acid" derivatives
-芬那酯　　　　　　　　　"芬那酸"衍生物类

-fenamic acid　-芬那酸　　anti-inflammatory, anthranilic acid derivatives
　　　　　　　　　　　　抗炎药，邻氨基苯甲酸衍生物类

-fenin　-苯宁　　　　　　diagnostic aids; (phenylcarbamoyl)methyl iminodiacetic acid derivatives
　　　　　　　　　　　　诊断辅助剂；（苯胺基甲酰基）甲基亚氨基二乙酸衍生物类

-fenine　-非宁　　　　　　analgesics, glafenine derivatives (subgroup of fenamic acid group)
　　　　　　　　　　　　镇痛药，格拉非宁衍生物类（芬那酸类下的亚类）

-fensine　-芬辛　　　　　noreinephrine, serotonin, dopamine reuptake inhibitors
　　　　　　　　　　　　去甲肾上腺素、5-羟色胺、多巴胺再摄取抑制药类

-fentanil　-芬太尼　　　　opioid receptor agonists, analgesics, fentanyl derivatives
　　　　　　　　　　　　阿片受体激动剂，镇痛药，芬太尼衍生物类

-fentrine　-芬群　　　　　inhibitors of phosphodiesterases
　　　　　　　　　　　　磷酸二酯酶抑制药类

-fexor　-法克索　　　　　farnesoid X receptor agonists
　　　　　　　　　　　　法尼酯 X 受体激动药类

-flban　-非班　　　　　　fibrinogen receptor antagonists (glycoprotein Ⅱb/Ⅲa receptor antagonists)
　　　　　　　　　　　　纤维蛋白原受体拮抗药类（糖蛋白Ⅱb/Ⅲa受体拮抗药类）

-fibrate　-贝特　　　　　clofibrate derivatives, peroxisome proliferator activated receptor-α (PPAR-α) agonists
　　　　　　　　　　　　氯贝特衍生物类，过氧化物酶体增殖物激活受体-α（PPAR-α）激动药

-flapon　-夫拉朋　　　　　5-lipoxygenase-activating protein (FLAP) inhibitors
　　　　　　　　　　　　5-脂氧合酶激活蛋白（FLAP）抑制药类

-flurane　-氟烷　　　　　halogenated compounds used as general inhalation anaesthetics
　　　　　　　　　　　　用作全身吸入麻醉药的卤代化合物

-formin　-双胍　　　　　antihyperglycaemics, phenformin derivatives
　　　　　　　　　　　　降血糖药物，苯乙双胍衍生物类

fos　磷（膦）　　　　　　insecticides, anthelminthics, pesticides etc., phosphorous derivatives
　　　　　　　　　　　　杀虫药、驱虫药、农药等含磷衍生物类

-fosfamide (见 -fos)　　　　　　alkylating agents of the cyclophosphamide group
-磷酰胺　　　　　　　　　　　　环磷酰胺类的烷化剂类

-fosine (见 -fos)　　　　　　　cytostatic
-福新　　　　　　　　　　　　　细胞抑制药

-fovir (见 -vir)　-福韦　　　　phosphonic acid derivatives
　　　　　　　　　　　　　　　膦酸衍生物类

-fradil (见 -dil)　-拉地尔　　　calcium channel blockers acting as vasodilators
　　　　　　　　　　　　　　　用作血管舒张药的钙离子通道阻滞药类

-frine (见 -drine)　-福林　　　sympathomimetic, phenethyl derivatives
　　　　　　　　　　　　　　　拟交感神经药，苯乙胺衍生物类

-fungin　-芬净　　　　　　　　antifungal antibiotics
　　　　　　　　　　　　　　　抗真菌抗生素类

-fylline　-茶碱　　　　　　　　*N*-methylated xanthine derivatives
　　　　　　　　　　　　　　　N-甲基化黄嘌呤衍生物类

gab　加　　　　　　　　　　　　gabamimetic agents
　　　　　　　　　　　　　　　拟氨基丁酸药

gado-　钆-　　　　　　　　　　diagnostic agents, gadolinium derivatives
　　　　　　　　　　　　　　　诊断试剂，钆衍生物类

-gacestat (见 stat)　　　　　　gamma-secretase inhibitors
-加司他　　　　　　　　　　　　γ 分泌酶抑制药类

-gatran　-加群　　　　　　　　thrombin inhibitor, antithrombotic agents
　　　　　　　　　　　　　　　凝血酶抑制药，抗血栓药

-gepant　-吉泮　　　　　　　　calcitonin gene-related peptide receptor antagonists
　　　　　　　　　　　　　　　降钙素基因相关肽受体拮抗药类

gest　孕　　　　　　　　　　　steroids, progestogens
　　　　　　　　　　　　　　　甾体类，孕激素类

-gestr- (见 estr)　-孕-　　　　estrogens
　　　　　　　　　　　　　　　雌激素类

-giline　-吉兰　　　　　　　　monoamine oxydase (MAO)-inhibitors type B
　　　　　　　　　　　　　　　B 型单胺氧化酶（MAO）抑制药

-gillin　-洁林　　　　　　　　antibiotics produced by *Aspergillus* strains
　　　　　　　　　　　　　　　由曲霉菌 *Aspergillus* 株产生的抗生素类

gli　格列　　　　　　　　　　　antihyperglycaemics
　　　　　　　　　　　　　　　降血糖药

-gliflozin (见 gli)　-格列净　　sodium glucose co-transporter inhibitors, phlorizin derivatives
　　　　　　　　　　　　　　　钠离子葡萄糖协同转运蛋白抑制药，根皮苷衍生物类

-gliptin (见 gli)　-格列汀　　　dipeptidyl aminopeptidase-Ⅳ inhibitors
　　　　　　　　　　　　　　　二肽氨基肽酶-Ⅳ抑制药类

-glitazar (见 gli)　-格列扎　　dual peroxisome proliferator activated receptor-α and γ (PPAR- α,γ) agonists
　　　　　　　　　　　　　　　过氧化酶体增生物激活受体-α 和 γ（PPAR-α，γ）双重激动药类

-glitazone (见 gli)　-格列酮　　peroxisome proliferator activating receptor-γ (PPAR-γ) agonists, thiazolidinedione derivatives
　　　　　　　　　　　　　　　过氧化酶体增生物激活受体 γ（PPAR-γ）激动药，噻唑烷二酮衍生物类

-glumide -谷胺   cholecystokinin (CCK) antagonists, antiulcer, anxiolytic agents
缩胆囊素拮抗药类，抗溃疡药，抗焦虑药

-glurant -谷兰   metabotropic glutamate receptor antagonists/ negative allosteric modulators
代谢型谷氨酸受体拮抗药/负性变构调节药类

-glustat (见 -stat) -格司他   enzyme inhibitors, ceramide glucosyltransferase inhibitors
酶抑制药类，酰基鞘氨醇葡糖转移酶抑制药类

-golide -高莱   dopamine receptor agonists, ergoline derivatives
多巴胺受体激动药，麦角林衍生物类

-golix -戈利   gonadotropin releasing hormone (GnRH) antagonists
促性腺激素释放激素（GnRH）拮抗药类

-gosivir (见 -vir) -格斯韦   glucoside inhibitors
葡萄糖苷抑制药类

-grel-/-grel -格雷-/ -格雷   platelet aggregation inhibitors
血小板聚集抑制药类

guan- 胍-   antihypertensives, guanidine derivatives
抗高血压药，胍类衍生物类

-ibine (见 -ribine)   ribofuranyl-derivatives of the "pyrazofurin" type
"吡唑呋喃菌素"类呋喃核糖衍生物类

-icam -康   anti-inflammatory, isoxicam derivatives
抗炎药，伊索昔康衍生物类

-ifene -芬   antiestrogens or estrogen receptor modulators, clomifene and tamoxifen derivatives
抗雌激素或雌激素受体调节药，氯米芬和他莫昔芬衍生物类

-ilide -利特   class Ⅲ antiarrhythmics, sematilide derivatives
Ⅲ 类抗心律失常药，司美利特衍生物类

imex -美司   immunostimulants
免疫增强药

-imibe -麦布   antihyperlipidaemics, acyl CoA: cholesterol acyltransferase (ACAT) inhibitors
降血脂药，酰基 CoA：胆固醇酰基转移酶（ACAT）抑制药类

-imod -莫德   immunomodulators, both stimulant/suppressive and stimulant
免疫调节药类，包括增强药/抑制药和增强药

-imus -莫司   immunosuppressants
免疫抑制药

-ine   alkaloids and organic bases
生物碱和有机碱类

-inostat (见 -stat) -诺司他   histone deacetylase inhibitors
组蛋白去乙酰化酶抑制药类

io- 碘-   iodine-containing contrast media
含碘造影剂

io(d)-/-io- 碘-/-碘-   iodine-containing compounds other than contrast media
除造影剂外的含碘化合物
radiopharmaceuticals, iodine-contained
含有碘的放射性药物

-irudin　-芦定　　　　thrombin inhibitors, hirudin derivatives
凝血酶抑制药，水蛭素衍生物类

-isant　-生　　　　histamine H_3 receptor antagonists, inverse agonists
组胺 H_3 受体拮抗药类，反向激动药

-isomide　-索胺　　　　class I antiarrhythmics, disopyramide derivatives
I 类抗心律失常药，丙吡胺衍生物类

-ium　-铵　　　　quaternary ammonium compounds
季铵化合物类

-ixafor　-沙福　　　　chemokine CXCR4 antagonists
趋化因子 CXCR4 拮抗药类

-ixibat　-昔巴特　　　　ileal bile acid transporter (IBAT)inhibitors, bile acidre absorption inhibitors
回肠胆汁酸转运体（IBAT）抑制药，胆汁酸吸收抑制药类

-izine (-yzine)　-嗪　　　　diphenylmethyl piperazine derivatives
二苯甲基哌嗪衍生物类

-kacin　-卡星　　　　antibiotics, kanamycin and bekanamycin derivatives (obtained from *Streptomyces kanamyceticus*)
抗生素、卡那霉素和卡那霉素 B 衍生物类（从 *Streptomyces kanamyceticus* 中获得）

-kalant　-卡兰　　　　potassium channel blockers
钾离子通道阻滞药类

-kalim　-卡林　　　　potassium channel activators, antihypertensive
钾离子通道激活药类，降压药

-kef-　-克-　　　　enkephalin agonists
脑啡肽激动药类

-kiren　-吉仑　　　　renin inhibitors
肾素抑制药类

-laner　-拉纳　　　　antagonists of GABA (gamma-aminobutyric acid) regulated chloride channels, antiparasitic agents
调节氯化物通道的 GABA（γ-氨基丁酸）拮抗药，抗寄生虫药类

-leuton　-留通　　　　5-lipo-oxygenase inhibitors, anti-inflammatory
5-脂氧合酶抑制药类，抗炎药

-lisib　-利塞　　　　phosphatidylinositol 3-kinase inhibitors, antineoplastics
磷脂酰肌醇 3-激酶抑制药类，抗肿瘤药

-listat (见 -stat)　-利司他　　　　gastrointestinal lipase inhibitors
胃肠脂肪酶抑制药类

-lubant　-芦班　　　　leukotriene B4 receptor antagonists
白三烯 B4 受体拮抗药类

-lukast (见 -ast)　-鲁司特　　　　leukotriene receptor antagonists
白三烯受体拮抗药类

-lutamide　-鲁胺/-他胺　　　　non-steroid antiandrogens
非甾体抗雄激素药类

-mantadine　-金刚胺　　　　adamantane derivatives
金刚烷衍生物类

-mantine(见 -mantadine)	adamantane derivatives
-金刚汀	金刚烷衍生物类
-mantone -金刚酮	adamantane derivatives
	金刚烷衍生物免疫调节药，包括增强药/抑制药和增强药
-mapimod (见 -imod)	mitogen-activated protein (MAP) kinase inhibitors
-马莫德	丝裂原活化蛋白（MAP）激酶抑制药类
-mastat (见 -stat)	matrix metalloproteinase inhibitors
-马司他	基质金属蛋白酶抑制药类
-meline -美林	cholinergic agents (muscarine receptor agonists/ partial antagonists used in the treatment of Alzheimer's disease)
	拟胆碱药类（用于治疗阿尔茨海默症的毒蕈碱受体激动药/部分拮抗药）
mer-/-mer- 汞-/-汞-	mercury-containing drugs, antimicrobial or diuretic (deleted from General Principles in List 28 prop. INN)
	含汞药物、抗菌药或利尿药
-mer -姆	polymers
	聚合物类
-mesine -美森/-美新	sigma receptor ligands
	σ 受体配体
-mestane -美坦	aromatase inhibitors
	芳香化酶抑制药类
-metacin -美辛	anti-inflammatory, indometacin derivatives
	抗炎药，吲哚美辛衍生物类
-met(h)asone (见 pred)	prednisone and prednisolone derivatives
-米松	泼尼松和泼尼松龙衍生物类
-metinib (见 -tinib)	MEK (MAPK# kinase) tyrosine kinase inhibitors
-美替尼	# MAPK: mitogen activated protein kinase
	MEK （MAPK#激酶）酪氨酸激酶抑制药类
	#MAPK：丝裂原活化蛋白激酶
-micin -米星	aminoglycosides, antibiotics obtained from various *Micromonospora*
	氨基糖苷类抗生素，从不同小单孢菌中获得的抗生素
-mifene (见 -ifene) -米芬	antiestrogens, clomifene and tamoxifen derivatives
	抗雌激素药，氯米芬和他莫昔芬衍生物类
-milast (见 -ast) -米司特	phosphodiesterase Ⅳ(PDE Ⅳ) inhibitors
	磷酸二酯酶Ⅳ(PDE Ⅳ) 抑制药类
mito- 米托-	antineoplastics, nucleotoxic agents
	抗肿瘤药，核苷毒性物质类药
-monam -莫南	monobactam antibiotics
	单环内酰胺类抗生素
-morelin (见 -relin)	growth hormone release-stimulating peptides
-莫瑞林	生长激素释放刺激肽类
-mostat (见 -stat)	proteolytic enzyme inhibitors
-莫司他	蛋白水解酶抑制药类

-motine   -莫汀   antivirals, quinoline derivatives
抗病毒药，喹啉衍生物类

-moxin   -莫辛   monoamine oxidase inhibitors, hydrazine derivatives
单胺氧化酶抑制药，肼衍生物类

-mulin   -莫林   antibacterials, pleuromulin derivatives
抗菌药，截短侧耳素衍生物类

-mustine   -莫司汀   antineoplastic, alkylating agents, (β-chloroethyl) amine derivatives
抗肿瘤药物，烷化剂，（β-氯乙基）胺衍生物类

-mycin   -霉素   antibiotics, produced by *Streptomyces* strains (see also -kacin)
抗生素类，由 *Streptomyces* 菌株产生（另见-kasin）

nab   大麻   cannabinoid receptors agonists
大麻素受体激动药类

-nabant   -纳班   cannabinoid receptors antagonists
大麻素受体拮抗药类

nal-   纳-   opioid receptor antagonists/agonists related to normorphine
与去甲吗啡相关的阿片受体拮抗药/激动药类

-navir (见 -vir)   -那韦   Human Immunodeficiency Virus (HIV) protease inhibitors
人免疫缺陷病毒（HIV）蛋白酶抑制药类

-nepag   -奈帕格   prostaglandins receptors agonists, non-prostanoids
前列腺素受体激动药，非前列腺素类化合物类

-nertant (见 -tant)   -纳坦   neurotensin antagonists
神经降压素拮抗药类

-netant (见 -tant)   -奈坦   neurokinin NK_3 and dual NK_3-NK_1 receptor antagonist
神经激肽 NK_3 受体及 NK_3-NK_1 双重受体拮抗药

-nicate (见 nico-)   -烟酯   antihypercholesterolaemic and/or vasodilating nicotinic acid esters
抗高胆固醇血症和/或舒张血管作用的烟酸酯药类

-nicline   -克兰   nicotinic acetylcholine receptor partial agonists / agonists
烟碱样乙酰胆碱受体部分激动药/激动药类

nico-/nic-/ni-   尼可-/尼-/尼-   nicotinic acid or nicotinoyl alcohol derivatives
烟酸或烟酰醇衍生物类

-nidazole   -硝唑   antiprotozoals and radiosensitizers, metronidazole derivatives
抗原虫药和放射增敏药，甲硝唑衍生物类

-nidine (见 -onidine)   antihypertensives, clonidine derivatives
-尼定   抗高血压药，可乐定衍生物类

nifur-   硝呋-   5-nitrofuran derivatives
5-硝基呋喃衍生物类

-nil (见 -azenil)   benzodiazepine receptor antagonists/agonists (benzodiazepine derivatives)
苯二氮䓬受体拮抗药/激动药（苯二氮䓬衍生物类）

nitro-/nitr-/nit-/ni-/-ni- NO_2 - derivatives
硝-/硝-/硝-/尼-/-尼-   硝基衍生物类

-nixin   -尼辛   anti-inflammatory, anilinonicotinic acid derivatives
抗炎药，苯胺烟酸衍生物类

-ol	for alcohols and phenols
	醇和酚类
-olol -洛尔	β-adrenoreceptor antagonists
	β-肾上腺素受体拮抗药类
-olone (见 pred) -隆	steroids other than prednisolone derivatives
	除泼尼松龙衍生物以外的甾体化合物类
-one	ketones
	酮类
-onide -奈德	steroids for topical use, acetal derivatives
	局部使用的甾体缩醛衍生物类
-onidine -乐定	antihypertensives, clonidine derivatives
	降压药，可乐定衍生物类
-onium (见 -ium)-铵	quaternary ammonium compounds
	季铵化合物类
-opamine (见 -dopa) **-巴胺**	dopaminergic agents dopamine derivatives used as cardiac stimulant/antihypertensives/diuretics
	用作强心药/降压药/利尿药的拟多巴胺药物，多巴胺衍生物类
-orex -雷司	anorexics
	减少食欲药
-orexant -雷生	orexin receptor antagonists
	食欲素受体拮抗药类
-orph- (见 orphan) -诺-	opioid receptor antagonists/agonists, morphinan derivates
	阿片受体拮抗药/激动药，吗啡衍生物类
orphan 啡烷	opioid receptor antagonists/agonists, morphinan derivates
	阿片受体拮抗药/激动药，吗啡衍生物类
-ox/-alox	antacids, aluminium derivatives
	铝衍生物的抗酸药类
-oxacin -沙星	antibacterials, nalidixic acid derivatives
	抗菌药，萘啶酸衍生物类
-oxan(e) -克生	benzodioxane derivatives
	苯并二氧六环衍生物类
-oxanide (见 -anide) **-沙奈**	antiparasitics, salicylanilides and analogues
	抗寄生虫药，水杨酰苯胺及其类似物类
-oxef (见 cef-) -氧头孢	antibiotics, oxacefalosporanic acid derivatives
	抗生素，氧头孢烷酸衍生物类
-oxepin (见 -pine) -塞平	tricyclic compounds
	三环化合物类
-oxetine -西汀	serotonin and/or norepinephrine reuptake inhibitors, fluoxetine derivatives
	五羟色胺和/或去甲肾上腺素再摄取抑制药，氟西汀衍生物类
-oxicam (见 -icam) -昔康	anti-inflammatory, isoxicam derivatives
	抗炎药，伊索昔康衍生物类

-oxifene (见 -ifene)　-昔芬　　　　antiestrogens or estrogen receptor modulators, clomifene and tamoxifen derivatives

抗雌激素或雌激素受体调节药，氯米芬和他莫昔芬衍生物类

-oxopine [见 -pin(e)]　-索平　　　tricyclic compounds

三环化合物类

-pafant　-帕泛　　　　　　　　　platelet-activating factor antagonists

血小板活化因子拮抗药类

-pamide　-帕胺　　　　　　　　　diuretics, sulfamoylbenzoic acid derivatives (could be sulfamoylbenzamide)

利尿药，氨磺酰苯甲酸衍生物（或氨磺酰苯甲酰胺）类

-pamil　-帕米　　　　　　　　　calcium channel blocker, verapamil derivatives

钙离子通道阻滞药，维拉帕米衍生物类

-parcin　-帕星　　　　　　　　　glycopeptide antibiotics

糖肽抗生素类

-parib　-帕利　　　　　　　　　poly-ADP-ribose polymerase inhibitors

聚-ADP-核糖聚合酶抑制药类

-parin　-肝素　　　　　　　　　heparin derivatives including low molecular mass heparins

包括低分子量肝素的肝素衍生物类

-parinux (见 -parin)　-肝素　　　synthetic heparinoids

合成肝素类药物

-pendyl (见 -dil)　　　　　　　　vasodilators

-喷地　　　　　　　　　　　　　血管舒张药

-penem　-培南　　　　　　　　　analogues of penicillanic acid antibiotics modified in the five-membered ring

具有五元环的青霉烷酸抗生素类似物类

perfl(u)-　全氟-　　　　　　　　perfluorinated compounds used as blood substitutes and/or diagnostic agents

用作血液替代品和/或诊断试剂的全氟化合物类

-peridol (见 -perone)　　　　　　antipsychotics, haloperidol derivatives

-哌利多　　　　　　　　　　　　抗精神病药，氟哌啶醇衍生物类

-peridone (见 -perone)　　　　　antipsychotics, risperidone derivatives

-哌酮　　　　　　　　　　　　　抗精神病药，利培酮衍生物类

-perone　-哌隆　　　　　　　　　tranquillizers, neuroleptics, 4'-fluoro-4- piperidinobutyrophenone derivatives

安定药，神经安定药，4'-氟-4-哌啶丁酰苯衍生物类

-pidem　-吡坦　　　　　　　　　hypnotics/sedatives, zolpidem derivatives

镇静/催眠药，唑吡坦衍生物类

-pin(e)　-平　　　　　　　　　　tricyclic compounds

三环化合物类

-piprant　-匹仑　　　　　　　　prostaglandin receptors antagonists, non-prostanoids

前列腺素受体拮抗药，非前列腺素类

-piprazole (见 -prazole)　　　　psychotropics, phenylpiperazine derivatives

-哌唑　　　　　　　　　　　　　精神药品，苯基哌嗪衍生物类

-pirone (见 -spirone)　　　　　anxiolytics, buspirone derivatives

抗焦虑药，丁螺环酮衍生物类

-pirox (见 -ox/-alox)　　　　　antimycotic, pyridone derivatives

-吡酮　　　　　　　　　　　　　抗霉菌药，吡啶酮衍生物类

-pitant (见 -tant)　-匹坦
neurokinin NK$_1$ (substance P) receptor antagonist
神经激肽 NK$_1$（P 物质）受体拮抗药类

-plact　-普拉
platelet factor 4 analogues and derivatives
血小板因子 4 类似物和衍生物类

-pladib　-拉地
phospholipase A$_2$ inhibitors
磷脂酶 A$_2$ 抑制药类

-planin　-拉宁
glycopeptide antibacterials (*Actinoplanes* strains)
糖肽抗菌药类（*Actinoplanes* 菌株）

-platin　-铂
antineoplastic agents, platinum derivatives
抗肿瘤药，铂类衍生物类

-plon　-普隆
imidazopyrimidine or pyrazolopyrimidine derivatives, used as anxiolytics, sedatives, hypnotics
咪唑并嘧啶或吡唑并嘧啶衍生物类，用作抗焦虑药、镇静药、催眠药

-porfin　-泊芬
benzoporphyrin derivatives
苯卟啉衍生物类

-poride　-泊来德
Na$^+$/H$^+$ antiport inhibitor
Na$^+$/H$^+$ 反向转运抑制药类

-pramine　-帕明
substances of the imipramine group
丙米嗪类药物

-prazan　-普拉生
proton pump inhibitors, not dependent on acid activation
不依赖酸活化的质子泵抑制药类

-prazole　-拉唑
antiulcer, benzimidazole derivatives
抗溃疡药，苯并咪唑衍生物类

pred　泼
prednisone and prednisolone derivatives
泼尼松和泼尼松龙衍生物类

-prenaline (见 -terol)
-那林
bronchodilators, phenethylamine derivatives
支气管扩张药，苯乙胺衍生物类

-pressin　-加压素
vasopressin analogues
加压素类似物类

-previr (见 -vir)　-瑞韦
Hepatitis Virus C (HVC) protease inhibitors
丙肝病毒（HVC）蛋白酶抑制药类

-pride　-必利
sulpiride derivatives and analogues
舒必利衍生物和类似物类

-pril　-普利
angiotensin-converting enzyme inhibitors
血管紧张素转化酶抑制药类

-prilat (见 -pril)　-普利拉
angiotensin-converting enzyme inhibitors
血管紧张素转化酶抑制药类

-prim　-普林
antibacterials, dihydrofolate reductase (DHFR) inhibitors, trimethoprim derivatives
抗菌药物，二氢叶酸还原酶（DHFR）抑制药，甲氧苄啶衍生物类

-pris-　-司-
steroidal compounds acting on progesterone receptors (excluding -*gest*- compounds)
作用于孕激素受体的甾体化合物类（不包括 -*gest*- 类化合物）

-pristin　-普丁
antibacterials, streptogramins, protein synthesis inhibitors, pristinamycin derivatives
抗菌药，链阳菌素，蛋白质合成抑制药，普那霉素衍生物类

-profen -洛芬	anti-inflammatory agents, ibuprofen derivatives	
	抗炎药，布洛芬衍生物类	
prost 前列素	prostaglandins	
	前列腺素类药	
-prostil (见 **prost**) -前列素	prostaglandins, anti-ulcer	
	前列腺素类药，抗溃疡药	
-quidar -喹达	drugs used in multidrug resistance, quinoline derivatives	
	用于多药耐药的药物，喹啉衍生物类	
-quin(e) -喹	quinoline derivatives	
	喹啉衍生物类	
-quinil (见 **-azenil**) -奎尼	benzodiazepine receptor agonists, also partial or inverse (quinoline derivatives)	
	苯二氮䓬受体激动药，也包括部分激动药或可逆激动药（喹啉衍生物类）	
-racetam -西坦	amide type nootrope agents, piracetam derivatives	
	酰胺类促智药，吡拉西坦衍生物类	
-racil -拉西	uracil type antineoplastics	
	尿嘧啶类抗肿瘤药	
-rafenib -拉非尼	Raf (rapidly accelerated fibrosarcoma) kinase inhibitors	
	Raf（快速加速纤维肉瘤）激酶抑制药类	
-relin -瑞林	pituitary hormone-release stimulating peptides	
	垂体激素释放刺激肽类	
-relix -瑞克	gonadotropin-releasing-hormone (GnRH) inhibitors, peptides	
	促性腺激素释放激素（GnRH）抑制药，多肽类	
-renone -利酮	aldosterone antagonists, spironolactone derivates	
	醛固酮拮抗药，螺内酯衍生物类	
-restat (见 **-stat**) -瑞司他	aldose reductase inhibitors	
	醛糖还原酶抑制药类	
retin 维 A	retinol derivatives	
	视黄醇衍生物类	
-ribine -立宾	ribofuranyl-derivatives of the "pyrazofurin" type	
	"吡唑呋喃菌素"类呋喃核糖衍生物类	
rifa- 利福-	antibiotics, rifamycin derivatives	
	抗生素，利福霉素衍生物类	
-rinone -力农	cardiac stimulants, amrinone derivatives	
	强心药，氨力农衍生物类	
-rixin -立辛	chemokine CXCR receptors antagonists	
	趋化因子 CXCR 受体拮抗药类	
-rizine (见 **-izine**) -利嗪	antihistaminics/cerebral (or peripheral) vasodilators	
	抗组胺药/中枢或外周血管舒张药类	
-rolimus (见 **-imus**) -罗莫司	immunosuppressants, rapamycin derivatives	
	免疫抑制剂，雷帕霉素衍生物类	
-rozole -罗唑	aromatase inhibitors, imidazole-triazole derivatives	
	芳构化酶抑制药，咪唑-三氮唑衍生物类	

-rsen   -生   antisense oligonucleotides

                              反义寡核苷酸类

-rubicin   -柔比星   antineoplastics, daunorubicin derivatives

                              抗肿瘤药，柔红霉素衍生物类

sal   水杨，沙，柳   salicylic acid derivatives

                              水杨酸衍生物类

salazo-   柳氮-   phenylazosalicylic acid derivatives antibacterial

                              苯偶氮水杨酸衍生物类抗菌药

-salan   -沙仑   brominated salicylamide derivatives disinfectant

                              溴代水杨酰胺衍生物类消毒药

-sartan   -沙坦   angiotensin Ⅱ receptor antagonists, antihypertensive (non-peptidic)

                              血管紧张素Ⅱ受体拮抗药，降压药（非肽类）

-semide   -塞米   diuretics, furosemide derivatives

                              利尿剂，呋塞米衍生物类

-serod   -色罗   serotonin receptor antagonists and partial agonists

                              五羟色胺受体拮抗药和部分激动药

-serpine   -舍平   derivatives of *Rauwolfia* alkaloids

                              萝芙木生物碱的衍生物类

-sertib   -色替   serine/threonine kinase inhibitors

                              丝氨酸/苏氨酸激酶抑制药类

-setron   -司琼   serotonin receptor antagonists (5-HT₃) not fitting into other established groups of

                              serotonin receptor antagonists

                              五羟色胺受体（5-HT₃）拮抗药，不适用于其他已有的五羟色胺受体类

-siban   -西班   oxytocin antagonists

                              催产素拮抗药类

-siran   -司兰   small interfering RNA

                              小干扰 RNA 类

-sopine（见 -pine） -索平   tricyclic compounds

                              三环化合物类

-spirone   -螺酮   anxiolytics, buspirone derivatives

                              抗焦虑药，丁螺环酮衍生物类

-stat/-stat-   -司他/-司他-   enzyme inhibitors

                              酶抑制药类

-steine   -司坦   mucolytics, other than bromhexine derivatives

                              化痰药，除溴己新衍生物类外

-ster-   -睾-   androgens/anabolic steroids

                              雄激素/蛋白同化激素类

-steride（见 -ster-）   androgens/anabolic steroids

                              雄激素/合成类固醇类

-stigmine   -斯的明   acetylcholinesterase inhibitors

                              乙酰胆碱酯酶抑制药类

sulfa-   磺胺-   anti-infectives, sulfonamides

                              抗感染药，磺胺类

-sulfan -舒凡	antineoplastic, alkylating agents, methanesulfonates
	抗肿瘤，烷化剂，甲磺酸酯类
-tadine -他定	histamine-H$_1$ receptor antagonists, tricyclic compounds
	组胺 H$_1$ 受体拮抗药，三环化合物类
-tant -坦	neurokinin (tachykinin) receptor antagonists
	神经激肽（速激肽）受体拮抗药类
-tapide -他派	microsomal triglyceride transfer protein (MTP) inhibitors
	微粒体甘油三酯转移蛋白（MTP）抑制药类
-taxel -他赛	antineoplastics, taxane derivatives
	抗肿瘤药，紫杉烷衍生物类
-tecan -替康	antineoplastics, topoisomerase I inhibitors
	抗肿瘤药，拓扑异构酶 I 抑制药类
-tegravir (见 -vir) -替拉韦	HIV integrase inhibitors
	HIV 整合酶抑制药类
-tepa -替派	antineoplastics, thiotepa derivatives
	抗肿瘤药，噻替派衍生物类
-tepine (见 -pine)	tricyclic compounds
-替平	三环化合物类
-terol -特罗	bronchodilators, phenethylamine derivatives
	支气管扩张药，苯乙胺衍生物类
-terone -特龙	antiandrogens
	抗雄激素药类
-thiouracil (见 -racil)	uracil derivatives used as thyroid antagonists
-硫氧嘧啶	用作甲状腺拮抗药的尿嘧啶衍生物类
-tiazem -硫草	calcium channel blockers, diltiazem derivatives
	钙离子通道阻滞药，地尔硫草衍生物类
-tibant -替班特	bradykinin receptor antagonists
	缓激肽受体拮抗药类
-tidine -替丁	histamine-H$_2$-receptor antagonists, cimetidine derivatives
	组胺 H$_2$ 受体拮抗药，西咪替丁衍生物类
-tilide (见 -ilide) -利特	class III antiarrhythmics, sematilide derivatives
	III类抗心律失常药，司美利特衍生物类
-tiline (见 -triptyline)	antidepressants, dibenzo[a,d]cycloheptane or cyclopheptene derivatives
-替林	抗抑郁药，二苯并[a,d]环庚烷或环庚烯衍生物类
-tinib -替尼	tyrosine kinase inhibitors
	酪氨酸激酶抑制药类
-tirelin (见 -relin) -替瑞林	thyrotropin releasing hormone analogues
	促甲状腺激素释放激素类似物类
-tirom(-) -替罗(-)	antihyperlidaemic; thyromimetic derivatives
	降血脂药；拟甲状腺素衍生物类
-tizide -噻嗪	diuretics, chlorothiazide derivatives
	利尿药，氯噻嗪衍生物类

-tocin -缩宫素	oxytocin derivatives	
	催产素衍生物类	
-toclax -托克拉	B-cell lymphoma 2 (Bcl-2)inhibitors, antineoplastics	
	B 细胞淋巴瘤 2（Bcl-2）抑制药类，抗肿瘤药	
-toin -妥英	antiepileptics, hydantoin derivatives	
	抗癫痫药，乙内酰脲衍生物类	
-tolimod (见 -imod)	toll-like receptors (TLR) agonists	
-托莫德	Toll 样受体（TLR）激动药类	
-traline -曲林	serotonin reuptake inhibitors	
	5-羟色胺再摄取抑制药类	
-trexate -曲沙	folic acid analogues	
	叶酸类似物类	
-trexed -曲塞	antineoplastics; thymidylate synthetase inhibitors	
	抗肿瘤药；胸苷酸合成酶抑制药类	
-tricin -曲星	antibiotics, polyene derivatives	
	抗生素，多烯衍生物类	
-trigine -曲近	sodium channel blockers, signal transduction modulators	
	钠离子通道阻滞药，信号转导调节剂类	
-tril/-trilat -曲/-曲拉	endopeptidase inhibitors	
	肽键内切酶抑制药类	
-triptan -曲坦	serotonin (5HT₁) receptor agonists, sumatriptan derivatives	
	5-羟色胺（5HT₁）受体激动药，舒马曲坦衍生物类	
-triptyline -（曲）替林	antidepressants, dibenzo[a,d]cycloheptane or cyclopheptene derivatives	
	抗抑郁药，二苯并[a,d]环庚烷或环庚烯衍生物类	
-troban -曲班	thromboxane A₂-receptor antagonists, antithrombotic agents	
	血栓素 A₂ 受体拮抗药类，抗血栓药	
-trodast (见 -ast) -曲司特	thromboxane A₂-receptor antagonists, antiasthmatics	
	血栓素 A₂ 受体拮抗药类，平喘药	
trop 托	atropine derivatives	
	阿托品衍生物类	
-ur (见 -uridine) -尿	uridine derivatives used as antiviral agents and as antineoplastics	
	用作抗病毒和抗肿瘤的尿苷衍生物类	
-uridine -尿苷	uridine derivatives used as antiviral agents and as antineoplastics	
	用作抗病毒和抗肿瘤的尿苷衍生物类	
-vaptan -伐坦	vasopressin receptor antagonists	
	加压素受体拮抗药类	
-vastatin (见 -stat) -他汀	antihyperlipidaemic substances, HMG CoA reductase inhibitors	
	降血脂药，HMG CoA 还原酶抑制药类	
-verine -维林	spasmolytics with a papaverine-like action	
	有罂粟碱样作用的解痉药类	
vin-/-vin- 长春-/-长春-	vinca alkaloids	
	长春花生物碱类	

-vir   -韦   antivirals (undefined group)

抗病毒药（未定义类别）

-virine（见 vir）   -韦林   non-nucleoside reverse transcriptase inhibitors (NNRTI)

非核苷类逆转录酶抑制药类（NNRTI）

-viroc（见 -vir）   -韦罗   CCR5 (Chemokine CC motif receptor 5) receptor antagonists

CCR5（趋化因子 CC 基序受体 5）受体拮抗药类

-virsen   -韦生   antisense oligonucleotides

反义寡核苷酸类

-vos（见 fos）   -磷   insecticides, anthelminthics, pesticides etc., phosphorus derivatives

杀虫药、驱虫药、农药等磷衍生物类

-vudine（见 -uridine）   uridine derivatives used as antiviral agents and as antineoplastics

-夫定   用作抗病毒和抗肿瘤的尿苷衍生物类

-xaban   -沙班   blood coagulation factor X_A inhibitors, antithrombotics

凝血因子 X_A 抑制药类，抗血栓药

-xanox（见 -ox/-alox）   anti-allergics, tixanox group

-咕诺   抗过敏药，替咕诺类

-yzine（见 -izine）   -嗪   diphenylmethyl piperazine derivatives

二苯甲基哌嗪衍生物类

-zafone   -扎封   alozafone derivatives

阿氯扎封衍生物类

-zepine [见 -pin(e)]   -西平   tricyclic compounds

三环化合物类

-zolast（见 -ast）   -唑司特   leukotriene biosynthesis inhibitors

白三烯生物合成抑制药类

-zolid   -唑胺   oxazolidinone antibacterials

噁唑烷酮抗菌药类

-zomib   -佐米   proteasome inhibitors

蛋白酶体抑制药类

-zone（见 -buzone）   -宗   anti-inflammatory analgesics, phenylbutazone derivatives

抗炎镇痛药，保泰松衍生物类

-zotan   -佐坦   5-HT$_{1A}$ receptor agonists / antagonists acting primarily as neuroprotectors

主要用作神经保护剂的 5-HT$_{1A}$ 受体激动药/拮抗药

3 INN 词干的分类及其相应的实例与定义

A000	**CNS DEPRESSANTS** 中枢神经系统抑制药		
A100	**General anaesthetics** 全身麻醉药		
A110	General anaesthetics, volatile 全身麻醉药，挥发性	*-flurane* -氟烷	halogenated compounds used as general inhalation anaesthetics 用作全身吸入麻醉药的卤代化合物类
A120	General anaesthetics, other 全身麻醉药，其他		
A200	**Hypnotics-sedatives** 催眠药-镇静药		
A210	Barbiturates 巴比妥类	*barb* 巴比	hypnotics, barbituric acid derivatives 催眠药，巴比妥酸衍生物类
A220	Hypnotic sedatives, other 催眠镇静药，其他	*-clone* 克隆	hypnotic tranquillizers 催眠安定药
		-plon -普隆	imidazopyrimidine or pyrazolopyrimidine derivatives, used as anxiolytics, sedatives, hypnotics 咪唑并嘧啶或吡唑并嘧啶衍生物类，用作抗焦虑药、镇静药、催眠药
A240	Chloral derivatives, hypnotic sedatives 氯醛衍生物类，催眠镇静药		
A300	**Centrally acting voluntary muscle tonemodifying drugs** 中枢作用随意肌张力调节药		
A310	Antiepileptics 抗癫痫药	*-bersat* -博沙	anticonvulsants, benzoylamino benzpyran derivatives 抗惊厥约，苯甲酰氨基-苯并吡喃衍生物类
A311	Hydantoins, Antiepileptics 乙内酰脲类，抗癫痫药	*-toin* -妥英	antiepileptics, hydantoin derivatives 抗癫痫药，乙内酰脲衍生物类
A312	Acetylureas, Antiepileptics 乙酰脲类，抗癫痫药		
A313	Oxazolidinediones, Antiepileptics 噁唑烷双酮类，抗癫痫药		
A314	Succinimides, Antiepileptics 琥珀酰亚胺类，抗癫痫药		
A315	Barbiturates, Antiepileptics 巴比妥类，抗癫痫药		

A316	Antiepileptics, other
	抗癫痫药，其他
A320	Central anticholinergics
	中枢抗胆碱药
A330	Centrally acting voluntary-muscle relaxants
	中枢作用随意肌松弛药
A400	**Analgesics and antipyretics** (please see AA code here below)
	镇痛药和解热药（见下方 AA 编码）
A500	**Antivertigo drugs**
	抗晕眩药

AA- ANALGESICS AND ANTIPYRETICS*

* The stems here below have been extracted from the A-CNS depressant category since not all analgesics are CNS depressants. In this context, a subcategory "AA- Analgesics and antipyretics" has been created to better reflect this information.

AA- 镇痛药和解热药*

*在下方出现的一些词干系源自于 A-中枢神经系统抑制药类的，但是并不是所有镇痛药都是中枢神经系统抑制药。据此，创建了一个亚类"AA- 镇痛药和解热药"来更好地体现这一信息。

A400	**Analgesics**		
	镇痛药		
A410	Opioids	*-adol* or *-adol-*	Analgesics
	阿片类药物	-多或-多-	镇痛药
		-azocine	narcotic antagonists/agonists related to 6,7-benzomorphan
		-佐辛	与 6,7-苯并吗喃相关的麻醉性拮抗药/激动药
		-eridine	analgesics, pethidine derivatives
		-利定	镇痛药，哌替啶衍生物类
		-ethidine	见 -eridine
		-fentanil	opioid receptor agonists, analgesics, fentanyl derivatives
		-芬太尼	阿片受体激动药，镇痛药，芬太尼衍生物类
		nal-	opioid receptor antagonists/agonists related to normorphine
		纳-	与去甲吗啡相关的阿片受体拮抗药/激动药
		orphan	opioid receptor antagonists/agonists, morphinan derivates; -orphine, -orphinol, -orphone
		啡烷	阿片受体拮抗药/激动药，吗啡衍生物类；-诺啡，-吗啡醇，吗啡酮
A420	Analgesics - Antipyretics	*-ac*	anti-inflammatory agents, ibufenac derivatives
	镇痛药-解热药	-酸	抗炎药，布洛芬衍生物类
		-adol or *-adol-*	Analgesics
		-多或-多-	镇痛药

		-arit -利	antiarthritic substances, acting like clobuzarit and lobenzarit (mechanism different from anti-inflammatory type substances, e.g. -fenamates or -profens) 抗关节炎药, 作用与氯丁扎利和氯苯扎利类似（机制不同于抗炎类型的药物, 如-fenamates -芬那酯类和-profens -洛芬类）
		-bufen -布芬	non-steroidal anti-inflammatory agents, arylbutanoic acid derivatives 非甾体抗炎药, 芳基丁酸衍生物类
		-butazone -布宗	-buzone: anti-inflammatory analgesics, phenylbutazone derivatives -布宗：抗炎镇痛药, 苯基丁氮酮衍生物类
		-buzone -布宗	anti-inflammatory analgesics, phenylbutazone derivatives 抗炎镇痛药, 保泰松衍生物类
		-coxib -昔布	selective cyclo-oxygenase inhibitors 选择性环氧合酶抑制药
		-fenamate -芬那酯	"-fenamic acid" derivatives "-芬那酸" 衍生物类
		-fenamic acid -芬那酸	anti-inflammatory, anthranilic acid derivatives 抗炎药, 邻氨基苯甲酸衍生物类
		-icam -康	anti-inflammatory, isoxicam derivatives 抗炎药物, 伊索昔康衍生物类
		-metacin -美辛	anti-inflammatory, indomethacin derivatives 抗炎药物, 吲哚美辛衍生物类
		-nixin -尼辛	anti-inflammatory, anilinonicotinic acid derivatives 抗炎药, 苯胺烟酸衍生物类
		-profen -洛芬	anti-inflammatory agents, ibuprofen derivatives 抗炎药, 布洛芬衍生物类
A430	Analgesics, other 镇痛药, 其他	*-adom* -朵	analgesics, tifluadom derivatives 镇痛药, 替氟朵衍生物类
		-fenine, *phenin* -非宁, 芬宁	analgesics, glafenine derivatives (subgroup of fenamic acid group) 镇痛药, 格拉非宁衍生物类（芬那酸类下的亚类）
A440	Central antiemetics 中枢止吐药		

B000	**CNS STIMULANTS** 中枢神经系统兴奋药		
		-ampanel -帕奈	antagonists of the ionotropic non-NMDA (*N*-methyl-d-aspartate) glutamate receptors [Namely the AMPA (amino-hydroxymethyl isoxazole-propionic acid) and/or KA (kainite antagonist) receptors] 离子通道型非 NMDA（N-甲基 D-天冬氨酸）谷氨酸受体〔即 AMPA（氨基羟甲基-异噁唑-丙酸）〕和（或）KA 受体（钾盐镁矾拮抗剂）的拮抗药
B100	**Analeptics** 苏醒药	*-fylline* -茶碱	*N*-methylated xanthine derivatives N-甲基黄嘌呤衍生物类
		-racetam -西坦	amide type nootrope agents, piracetam derivatives 酰胺类促智药，吡拉西坦衍生物类
		vin- (and *-vin-*) 长春-和-长春-	vinca alkaloids 长春花生物碱类
B200	**Opioid receptor antagonists** 阿片受体拮抗药	*nal-* 纳-	narcotic antagonists/agonists related to normorphine 与去甲吗啡相关的麻醉性拮抗药/激动药
		orphan 啡烷	opioid receptor antagonists/agonists, morphinan derivates 阿片受体拮抗药/激动药，吗啡衍生物类
B300	**Benzodiazepine receptor antagonists** 苯二氮䓬受体拮抗药		
C000	**PSYCHOPHARMACOLOGICS** 精神病药物学		
		-glurant -谷兰	metabotropic glutamate receptor antagonists/negative allosteric modulators 代谢型谷氨酸受体拮抗药/负性变构调节药
		-isant -生	histamine H$_3$ receptor antagonists 组胺 H$_3$ 受体拮抗药
		-orexant -雷生	orexin receptor antagonists 食欲素受体拮抗药
		-piprazole -哌唑	psychotropics, phenylpiperazine derivatives *(future use is discouraged due to conflict with the stem -prazole)* 精神药品，苯基哌嗪衍生物类（由于和词干 -prazole 冲突未来将较少使用）
		-pride -必利	sulpiride derivatives 舒必利衍生物类

		-racetam	amide type nootrope agents, piracetam derivatives
		-西坦	酰胺类促智药，吡拉西坦衍生物类
		-triptan	serotonin (5-HT$_1$) receptor agonists, sumatriptan derivatives
		-曲坦	五羟色胺（5-HT$_1$）受体激动药，舒马曲坦衍生物类
		-zotan	serotonin 5-HT$_{1A}$ receptor agonists/antagonists acting primarily as neuroprotectors
		-佐坦	主要用作神经保护药的五羟色胺 5-HT$_{1A}$ 受体激动药/拮抗药
C100	Anxiolytic sedatives 抗焦虑镇静药	-azenil	benzodiazepine receptor antagonists/agonists (benzodiazepine derivatives)
		-西尼	苯二氮䓬受体拮抗药/激动药（苯二氮䓬衍生物类）
		-azepam	diazepam derivatives
		-西泮	地西泮衍生物类
		-bamate	tranquillizers, propanediol and pentanediol derivatives
		-氨酯	安定药，丙二醇和戊二醇衍生物类
		-carnil	benzodiazepine receptor antagonists/agonists (carboline derivatives)
		-卡尔	苯二氮䓬受体拮抗药/激动药（咔啉衍生物类）
		-peridone	see -perone: antipsychotics, risperidone derivatives
		-哌酮	参见-哌隆：抗精神病药，利培酮衍生物类
		-perone	tranquillizers, neuroleptics, 4'-fluoro-4-piperidino-butyrophenone derivatives
		-哌隆	镇静药，神经松弛剂，4'-氟-4-哌啶丁酰苯衍生物类
		-pidem	hypnotics/sedatives, zolpidem derivatives
		-吡坦	镇静/催眠药，唑吡坦衍生物类
		-plon	imidazopyrimidine or pyrazolopyrimidine derivatives, used as anxiolytics, sedatives, hypnotics
		-普隆	咪唑并嘧啶或吡唑并嘧啶衍生物类，用作抗焦虑药、镇静药、催眠药
		-quinil	benzodiazepine receptor agonists also partial or inverse (quinoline derivatives), see -azenil
		-奎尼	苯二氮䓬受体激动药，也包括部分激动药、可逆激动药（喹啉衍生物类），参见-azenil
		-spirone	anxiolytics, buspirone derivatives
		-螺酮	抗焦虑药，丁螺环酮衍生物类
		-zafone	alozafone derivatives
		-扎封	阿氯扎封衍生物类

C200	**Antipsychotics (neuroleptics)** 抗精神病药（神经安定药）	*-perone* -哌隆	tranquillizers, neuroleptics, 4'-fluoro-4-piperidi nobutyrophenone derivatives; *-peridol*: antipsychotics, haloperidol derivatives; *-peridone*: antipsychotics, risperidone derivatives 安定药，神经安定药，4'-氟-4-哌啶丁酰苯衍生物类；*-peridol* -哌利多: 抗精神病药，氟哌啶醇衍生物类；*-peridone* -哌酮: 抗精神病药，利培酮衍生物类
C210	Brain amine depleters 降脑胺药		
C220	Central adrenoreceptor antagonists 中枢肾上腺素能受体拮抗药		
C300	**Antidepressants** **抗抑郁药**	*-fensine* -芬辛	norepinephrine, serotonin, dopamine reuptake inhibitors 去甲肾上腺素、5-羟色胺、多巴胺再摄取抑制药
		-oxetine -西汀	serotonin and/or norepinephrine reuptake inhibitors, fluoxetine derivatives 五羟色胺和/或去甲肾上腺素重摄取抑制药，氟西汀衍生物类
		-traline -曲林	serotonin reuptake inhibitors 5-羟色胺再摄取抑制药
C310	MAO inhibitors 单胺氧化酶抑制药	*-giline* -吉兰	MAO-inhibitors type B B 型单胺氧化酶（MAO）抑制药
		-moxin -莫辛	monoamine oxidase inhibitors, hydrazine derivatives 单胺氧化酶抑制药，肼衍生物类
C320	Tricyclic antidepressants 三环抑郁药	*-pin(e)* -平	tricyclic compounds; *dipine*: see *-dipine*; *-zepine*: antidepressant/neuroleptic; C.0.0.0 *-apine*: psychoactive; A.3.1.0 *cilpine*: antiepileptic; *-oxepin*, *-oxopine*, *-sopine*, *-tepine* 三环化合物类；*dipine* 地平: 参见 *-dipine* -地平；*-zepine* -西平: 抗抑郁药/抗精神病药；C.0.0.0 *-apine* -平: 精神类；A.3.1.0 *cilpine* 环平: 抗癫痫药；*-oxepin* -塞平，*-oxopine* -索平，*-sopine* -索平，*-tepine* -替平
		-pramine -帕明	substances of the imipramine group 丙米嗪类药物
		-triptyline -（曲）替林	antidepressants, dibenzo[a,d] cycloheptane or cyclopheptene derivatives 抗抑郁药，二苯并[a,d]环庚烷或环庚烯衍生物类
C330	Tetracyclic antidepressants 四环抗抑郁药		

C340	Bicyclic antidepressants		
	双环抗抑郁药		
C400	**Indirect releasers of catecholamines**		
	儿茶酚胺的间接释放药		
C500	**Psychodysleptics (hallucinogens)**		
	致幻药		
C600	**CNS metabolites**		
	中枢神经系统代谢物		
C700	**Serotonin receptor antagonists**	*-anserin*	serotonin receptor antagonists (mostly 5-HT$_2$)
	5-羟色胺受体拮抗药	-色林	5-羟色胺受体拮抗药（主要为 5-HT$_2$）
		erg	ergot alkaloid derivatives
		麦角	麦角生物碱衍生物类
		-setron	serotonin receptor antagonists (5-HT3) not ftting into other established groups of serotonin receptor antagonists, see *-anserin*
		-司琼	五羟色胺受体（5-HT$_3$）拮抗药，不适用于其他已有的五羟色胺受体类，参见*-anserin*

E000	**DRUGS ACTING AT SYNAPTIC AND NEUROEFFECTOR JUNCTIONAL SITES** 作用于突触和神经效应器连接部位的药物		
		gab	gabamimetic agents
		加	拟氨基丁酸药
		-nabant	cannabinoid receptors antagonists
		-纳班	大麻素受体拮抗药
	Local anaesthetics	*-caine*	local anaesthetics
	局部麻醉药物	-卡因	局部麻醉药物
E100	**Cholinergic agents**	*-meline*	cholinergic agents (muscarinic receptor agonists/ partial antagonists used in the treatment of Alzheimer's disease)
	拟胆碱药	-美林	拟胆碱药（用于阿尔兹海默症治疗的毒蕈碱受体激动药/部分拮抗药）
		-clidine/-clidinium	muscarinic receptor agonists/antagonists
		-利定	毒蕈碱受体激动药/拮抗药
E110	Dopaminergic receptor agonists	*-dopa*	dopamine receptor agonists, dopamine derivatives, used as antiparkinsonism/prolactin inhibitors
	多巴胺受体激动药	-多巴	多巴胺受体激动药，多巴胺衍生物类，用作抗帕金森病药/催乳素抑制药
		-golide	dopamine receptor agonists, ergoline derivatives
		-高莱	多巴胺受体激动药，麦角林衍生物类
E111	Muscarinic receptor agonists		
	毒蕈碱受体激动药		

INN 词干的分类及其相应的实例与定义

E112	Nicotinic receptor agonists	*-nicline*	nicotinic acetylcholine receptor partial agonists/
	烟碱受体激动药	-克兰	agonists
			烟碱样乙酰胆碱受体部分激动药/激动药
E120	Anticholinesterase agents	*-stigmine*	anticholinesterases
	抗胆碱酯酶药物	-斯的明	乙酰胆碱酯酶抑制药
E200	**Cholinergic antagonists**	*trop*	atropine derivatives
	胆碱拮抗药	托	阿托品衍生物类
E210	Peripheral cholinergic antagonists		
	外周胆碱拮抗药		
E220	Ganglionic antagonists		
	神经节拮抗药		
E300	**Neuromuscular blocking agents**	*-curium*	curare-like substance; see *-ium*
	神经肌肉阻滞药	-库铵	箭毒样药物；参见 *-ium*
		-ium	quaternary ammonium compounds; *-curium*:
		-铵	curare-like substances; *-onium*
			季铵化合物类；*-curium* -库铵：箭毒样药物；
			-onium -铵
E400	**Adrenergic agents**	*-azoline*	antihistaminics or local vasoconstrictors, antazoline
	拟肾上腺素药	-唑啉	derivatives
			抗组胺药和局部血管收缩药，安他唑啉衍生
			物类
		-drine	sympathomimetics; -frine: sympathomimetic,
		-君	phenethyl derivatives
			拟交感神经药；*-frine* -福林：拟交感神经药，
			苯乙胺衍生物
		-frine	sympathomimetic, phenethyl derivatives
		-福林	拟交感神经药，苯乙胺衍生物类
		-terol	bronchodilators, phenethylamine derivatives
		-特罗	[previously *-prenaline* or *-terenol*]
			支气管扩张药，苯乙胺衍生物类
			[先前为 *-prenaline* -那林 或 *-terenol* -特瑞醇]
E410	Beta adrenoreceptor agonists		
	β-肾上腺素受体激动药		
E420	Alpha adrenoreceptor agonists		
	α-肾上腺素受体激动药		
E500	**Adrenoreceptor antagonists**		
	肾上腺素受体拮抗药		
E510	Alpha adrenoreceptor antagonists	*-oxan(e)*	benzodioxane derivatives
	α-肾上腺素受体拮抗药	-克生	苯并二氧六环衍生物类
E520	Beta adrenoreceptor antagonists	*-alol*	aromatic ring —CHOH—CH$_2$—NH—R related
	β-肾上腺素受体拮抗药	-洛尔	to *-olols* 与*-olols*-洛尔相关的芳环 —CHOH—
			CH$_2$—NH—R

		-olol -洛尔	beta-adrenoreceptor antagonists; -alol: aromatic ring —CH—CH₂—NH—R related to -olols β-肾上腺素能受体拮抗药；-alol -洛尔：与 -olols-洛尔相关的芳环—CH—CH₂—NH—R
E530	Catecholamines false transmitters 儿茶酚胺类假神经递质		
E540	Adrenergic neurone blocking agents 肾上腺素能神经元阻滞药	-serpine -舍平	derivatives of *Rauwolfa* alkaloids 萝芙木碱衍生物类
F000	**AGENTS ACTING ON SMOOTH MUSCLES** 作用于平滑肌的药物		
F100	**Spasmolytics, general** 解痉药物，全身	-verine -维林	spasmolytics with a papaverine-like action 有罂粟碱样作用的解痉药
F200	**Vasodilators** 血管舒张药物	-afil -非	inhibitors of PDE5 with vasodilator action 具有血管舒张作用的磷酸二酯酶 PDE5 抑制药
		-ciguat -西呱	guanylate cyclase activators and stimulators 鸟苷酸环化酶激活药和刺激药
		-dil -地尔	vasodilators 血管舒张药
		-entan -坦	endothelin receptor antagonists 内皮素受体拮抗药
F210	Coronary vasodilators, also calcium channel blockers 冠状动脉血管舒张药，也称为钙离子通道阻滞药	-dipine -地平	calcium channel blockers, nifedipine derivatives 钙离子通道阻滞药，硝苯地平衍生物类
		-fradil -拉地尔	calcium channel blockers acting as vasodilators 用作血管舒张药的钙离子通道阻滞药
		-pamil -帕米	calcium channel blockers, verapamil derivatives 钙离子通道阻滞药，维拉帕米衍生物类
		-tiazem -硫草	calcium channel blockers, diltiazem derivatives 钙离子通道阻滞药，地尔硫草衍生物类
F220	Peripheral vasodilators 外周血管舒张药物	-nicate -烟酯	antihypercholesterolaemic and/or vasodilating nicotinic acid esters 抗高血脂和/或舒张血管的烟酸酯类药物
F300	**Smooth muscle stimulants** 平滑肌兴奋剂		
F310	Vasoconstrictor agents 血管收缩药		
F400	**Agents acting on the uterus** 作用于子宫的药物	erg 麦角	ergot alkaloid derivatives 麦角生物碱衍生物类
G000	**HISTAMINE AND ANTIHISTAMINICS** 组胺和抗组胺药物		
G100	**Histamine and histamine-like drugs** 组胺和组胺样药物		

INN 词干的分类及其相应的实例与定义

G200	**Antihistaminics**	*-astine*	antihistaminics
	抗组胺药物	-斯汀	抗组胺药物
G210	Histamine H$_1$-receptor antagonists	*-tadine*	histamine-H$_1$ receptor antagonists, tricyclic compounds
	组胺 H$_1$ 受体拮抗药	-他定	组胺 H$_1$ 受体拮抗药，三环化合物类
G220	Histamine H$_2$-receptor antagonists	*-tidine*	histamine-H$_2$-receptor antagonists, cimetidine derivatives
	组胺 H$_2$ 受体拮抗药	-替丁	组胺 H$_2$ 受体拮抗药，西咪替丁衍生物类
G230	Histamine H$_3$-receptor antagonists		
	组胺 H$_3$ 受体拮抗药		
G300	**Histamine metabolism agents**		
	组胺代谢药物		
H000	**CARDIOVASCULAR AGENTS**		
	心血管药物		
		-bradine	bradycardic agents
		-布雷定	减慢心率药物
		-denoson	adenosine A receptor agonists
		-诺生	腺苷 A 受体激动药
		-vaptan	vasopressin receptor antagonists
		-伐坦	加压素受体拮抗药
H100	**Cardiac glycosides and drugs with similar action**	*-dan*	cardiac stimulants, pimobendane derivatives
	强心糖苷和具有类似作用的药物	-旦	强心药，匹莫苯旦衍生物类
		-rinone	cardiac stimulants, amrinone derivatives
		-力农	强心药，氨力农衍生物类
H200	**Antiarrhythmics**	*-afenone*	antiarrhythmics, propafenone derivatives
	抗心律失常药	-非农	抗心律失常药，普罗帕酮衍生物类
		-aj-	antiarrhythmics, ajmaline derivatives
		-义-	抗心律失常药，印度罗芙木碱衍生物类
		-cain-	Class I antiarrhythmics, procainamide and lidocaine derivatives (antifbrillants with local anaesthetic activity)
		-卡-	I 类抗心律失常药，普鲁卡因胺和利多卡因衍生物类（有局麻活性的抗纤颤药物）
		-ilide	Class III antiarrhythmics, sematilide derivatives
		-利特	III 类抗心律失常药，司美利特衍生物类
		-isomide	class I antiarrhythmics, disopyramide derivatives
		-索胺	I 类抗心律失常药，丙吡胺衍生物类
		-kalant	potassium channel blockers
		-卡兰	钾离子通道阻滞药

H300	**Antihypertensives**	-azosin	antihypertensive substances, prazosin derivatives
	抗高血压药	-唑嗪	抗高血压药物，哌唑嗪衍生物类
		-dralazine	antihypertensives, hydrazinephthalazine derivatives
		-屈嗪	降压药，肼屈嗪酞嗪衍生物类
		guan-	antihypertensives, guanidine derivatives
		胍-	抗高血压药，胍类衍生物类
		-kalim	potassium channel activators, antihypertensive
		-卡林	钾离子通道激活药，降压药
		-kiren	renin inhibitors
		-吉仑	肾素抑制药
		-(o)nidine	antihypertensives, clonidine derivatives
		-尼定	抗高血压药，可乐定衍生物类
		-pril(at)	angiotensin-converting enzyme inhibitors
		-普利（拉）	血管紧张素转化酶抑制药
		-sartan	angiotensin Ⅱ receptor antagonists, antihypertensive (non-peptidic)
		-沙坦	血管紧张素 Ⅱ 受体拮抗药，抗高血压药（非肽类）

H400	**Antihyperlipidaemic drugs**	-fibrate	clofibrate derivatives, peroxisome proliferator activated receptor-α (PPAR-α) agonists
	降血脂药	-贝特	氯贝特衍生物类，过氧化物酶体增殖物激活受体-α（PPAR-α）激动药
		-cetrapib	cholesteryl ester transfer protein (CETP) inhibitors
		-塞曲匹	胆固醇酯转运蛋白（CETP）抑制药
		-nicate	antihypercholesterolaemic and/or vasodilating nicotinic acid esters
		-烟酯	抗高胆固醇血症和/或舒张血管的烟酸酯类
		-tapide	microsomal triglyceride transfer protein (MTP) inhibitors
		-他派	微粒体甘油三酯转运蛋白（MTP）抑制药
		-vastatin	see *stat*; antihyperlipidaemic substances, HMG CoA reductase inhibitors
		-他汀	参见-*stat*；降血脂药，HMG CoA 还原酶抑制药

H500	**Antivaricose drugs**
	抗静脉曲张药

H510	Sclerosing drugs
	硬化性药物

H600	**Capillary-active drugs, haemostyptics**
	毛细血管活性药物，止血药

H700	**Calcium channel blockers**
	钙离子通道阻滞药

INN 词干的分类及其相应的实例与定义

H800   **Agents influencing the renin-angiotensin system**
影响肾素-血管紧张素系统的药物

H810   Angiotensin converting enzyme inhibitors
血管紧张素转换酶抑制药

H820   Angiotensin receptor antagonists
血管紧张素受体拮抗药

I000   **BLOOD AND AGENTS ACTING ON THE HAEMOPOIETIC SYSTEM (EXCL.CYTOSTATICS)**
血液和对造血系统起作用的药物(不包括细胞抑制药)

I100   **Antianaemic agents**
抗贫血药

I110   Iron preparations
铁制剂

I120   Haematinics, other (Vit. B_{12}, folic acid, etc.)
补血药，其他（维生素 B_{12}，叶酸等）

I130   Miscellaneous antianaemic agents
各种各样的抗贫血药

I200	**Agents influencing blood coagulation** 影响血液凝固的药物	-cog 	(-)eptacog: blood coagulation Ⅶ, (-) octocog: blood factor Ⅷ, (-)nonacog: blood factor Ⅸ (-)eptacog 依他凝血素：凝血因子Ⅶ, (-) octocog 辛凝血素：血液因子Ⅷ, (-)nonacog 诺凝血素：血液因子Ⅸ
		-cogin -可近	blood coagulation cascade inhibitors 凝血级联系统抑制药
		-fiban -非班	fibrinogen receptor antagonists (glycoprotein Ⅱb/Ⅲa receptor antagonists) 纤维蛋白原受体拮抗药（糖蛋白Ⅱb/Ⅲa受体拮抗药）
		-gatran -加群	thrombin inhibitor, antithrombotic agents 凝血酶抑制药，抗血栓药
		-parin -肝素	heparin derivatives including low molecular mass heparins 包括低分子量肝素的肝素衍生物类
I210	Anticoagulants 抗凝血药物	-arol -香豆素	anticoagulants, dicoumarol derivatives 抗凝血药物，双香豆素衍生物类
		-grel- or -grel -格雷-或-格雷	platelet aggregation inhibitors 血小板聚集抑制药
		-irudin -芦定	hirudin derivatives 水蛭素衍生物类
		-pafant -帕泛	platelet-activating factor antagonists 血小板活化因子拮抗药

		-troban -曲班	thromboxane A$_2$-receptor antagonists; antithrombotic agents 血栓素 A$_2$ 受体拮抗药；抗血栓药
I220	Prothrombin inhibitors 凝血酶抑制药		
I230	Prothrombin synthesis inhibitors 疑血酶合成抑制药		
I240	Anticoagulant inhibitors 抗凝血抑制药		
I250	Agents affecting fibrinolysis 影响纤溶的药物		
I260	Coagulation promoting agents 促凝血药		
I261	Blood clotting factors 凝血因子药		
I300	**Blood proteins and their fractions** **血液蛋白质及其组分**	-poetin -促红素	erythropoietin type blood factors 红细胞生成素类血液因子
I310	Blood substitutes (macromolecular) 血液替代品（大分子）		
I400	**Platelet-function regulators** **血小板功能调节药**		
I500	**Colony stimulating factors** **集落刺激因子**	-stim -司亭	colony stimulating factors: -distim: combination of two different types of CSF; -gramostim: granulocyte macrophage colony stimulating factor (GM-CSF) type substances; -grastim: granulocyte colony stimulatory factor (G-CSF) type substances; -mostim: macrophage stimulating factors (M-CSF) type substances; -plestim: interleukin-3 analogues and derivatives 集落刺激因子：-distim -地司亭：两种不同类型的集落刺激因子联用；-gramostim 格司亭：粒细胞巨噬细胞集落刺激因子（GM-CSF）类药物；-grastim -格司亭：粒细胞集落刺激因子（G-CSF）类药物；-mostim -莫司亭：巨噬细胞集落刺激因子（M-CSF）类药物；-plestim -来司亭：白介素 3 类似物和衍生物类
	Granulocyte stimulating factors 粒细胞刺激因子	-grastim -格司亭	参见 -stim
	Macrophage stimulating factor 巨噬细胞刺激因子	-mostim -莫司亭	macrophage stimulating factors (M-CSF) type substances; see -stim 巨噬细胞集落刺激因子（M-CSF）类；参见-stim

J000	**AGENTS INFLUENCING THE GASTROINTESTINAL TRACT** 影响胃肠道的药物		
		-emcinal -西那	erythromycin derivatives lacking antibiotic activity, motilin agonists 无抗生素活性的红霉素衍生物类，胃动素激动药
		-glumide -谷胺	cholecystokinine antagonists, antiulcer, anxiolytic agents 缩胆囊素拮抗药，抗溃疡，抗焦虑药
		-prazan -普拉生	proton pump inhibitors, not dependen ton acid activation 不依赖酸活化的质子泵抑制药
		-prazole -拉唑	antiulcer, benzimidazole derivatives 抗溃疡药，苯并咪唑衍生物类
		-serod -色罗	serotonin receptor antagonists and partial agonists 5-羟色胺受体拮抗药和部分激动药
J100	**Drugs acting on gastrointestinal system** 作用于胃肠系统的药物	*-azepide* -西派	cholecystokinin receptor antagonists 缩胆囊素受体拮抗药
		-pride -必利	sulpiride derivatives 舒必利衍生物类
J120	Choleretics (and hepatoprotective agents) 利胆药（和保肝药）	*-cic* -西克	hepatoprotective substances with a carboxylic acid group 具有羧酸基团的保肝药
J130	Digestive enzymes 消化酶		
J200	**Emetics** 催吐药		
J300	**Hepato-protective agents** 保肝药		
J400	**Gastro-intestinal anti-infectives (see S000)** 胃肠抗感染药物（见 S000）		
J500	**Antidiarrhoeals** 止泻药		
K000	**AGENTS INFLUENCING THE RESPIRATORY TRACT AND ANTIALLERGICS** 影响呼吸道和抗过敏的药物		
		-ast -司特	antiallergics or anti-inflammatory, not acting as antihistaminics; *-lukast*:leukotriene receptor antagonist; *-milast*: phosphodiesterase Ⅳ (PDE Ⅳ) inhibitors; *-trodast*: thromboxane A_2 receptor antagonists, antiasthmatics; *-zolast*: leukotriene biosynthesis inhibitors 抗过敏或抗炎，不是通过抗组胺起作用；*-lukast* -鲁司特：白三烯受体拮抗药；*-milast* -米司特：磷酸二酯酶Ⅳ（PDE Ⅳ）抑制药；*-trodast* -曲司特：血栓素 A_2 受体拮抗药，平喘药，*-zolast* -唑司特：白三烯生物合成抑制药

-cromil	antiallergics, cromoglicic acid derivatives
-罗米	抗过敏药物，色甘酸衍生物类
-exine	mucolytic, bromhexine derivatives
-克新	化痰药物，溴己新衍生物类
-fentrine	inhibitors of phosphodiesterases
-芬群	磷酸二酯酶抑制药
-lukast	leukotriene receptor antagonists, see -ast
-鲁司特	白三烯受体拮抗药，参见 -ast
-steine	mucolytics, other than bromhexine derivatives
-司坦	化痰药，除溴己新衍生物类外
-trodast	thromboxane A_2 receptor antagonists, antiasthmatics; see -ast
-曲司特	血栓素 A_2 受体拮抗药，平喘药；参见-ast
-xanox	antiallergic respiratory tract drugs, xanoxic acid derivatives
-呫诺	呼吸道抗过敏药，呫诺酸衍生物类

K100   Antitussives
         镇咳药

K110   Antitussives-central
         中枢性镇咳药

K120   Antitussives-peripheral
         外周性镇咳药

K200   Expectorants
         祛痰药

L000   CYTOTOXICS, TARGETED THERAPIES AND HORMONES IN CANCER THERAPY
         肿瘤治疗的细胞毒药物，靶向治疗药物和激素类药物

-anib	angiogenesis inhibitors
-尼布	血管生成抑制药
-antrone	antineoplastics, anthraquinone derivatives
-蒽醌	抗肿瘤药，蒽醌衍生物类
-(ar)abine	arabinofuranosyl derivatives
-拉滨	阿拉伯呋喃糖衍生物类
-bulin	antineoplastics; mitotic inhibitors, tubulin binders
-布林	抗肿瘤药；有丝分裂抑制药，微管蛋白结合药
-degib	SMO receptor antagonists
-德吉	SMO 受体拮抗药
-dotin	synthetic derivatives of dolastatin series
-多丁	多拉司他汀系列的合成衍生物类
-mestane	aromatase inhibitors
-美坦	芳香化酶抑制药
mito-	antineoplastics, nucleotoxic agents
米托-	抗肿瘤药，核苷毒性物质类药

-platin	antineoplastic agents, platinum derivatives
-铂	抗肿瘤药，铂类衍生物类
-quidar	drugs used in multidrug resistance; quinoline derivatives
-喹达	用于多药耐药的药物；喹啉类衍生物类
-racil	uracil type antineoplastics
-拉西	尿嘧啶类抗肿瘤药
-rafenib	Raf (rapidly accelerated fbrosarcoma) kinase inhibitors
-拉非尼	Raf（快速加速纤维肉瘤）激酶抑制药
-ribine	ribofuranil-derivatives of the "pyrazofurin" type
-立宾	"吡唑呋喃菌素"类呋喃核糖衍生物
-rozole	aromatase inhibitors, imidazole-triazole derivatives
-罗唑	芳构酶抑制药，咪唑-三氮唑衍生物类
-sertib	serine/threonine kinase inhibitors
-色替	丝氨酸/苏氨酸激酶抑制药
-tansine	maytansinoid derivatives, antineoplastics
-坦新	美登木素生物碱衍生物类，抗肿瘤药
-taxel	antineoplastics; taxane derivatives
-他赛	抗肿瘤药，紫杉烷衍生物类
-tecan	antineoplastics, topoisomerase I inhibitors
-替康	抗肿瘤药，拓扑异构酶 I 抑制药
-tinib	tyrosine kinase inhibitors
-替尼	酪氨酸激酶抑制药
-trexed	antineoplastics, thymidylate synthetase inhibitors
-曲塞	抗肿瘤药，胸苷酸合成酶抑制药

L100 Immunosuppressants
免疫抑制药

L200 Alkylating agents
烷化剂

-mustine	antineoplastic, alkylating agents, (beta-chloroethyl) amine derivatives
-莫司汀	抗肿瘤药，烷化剂，（β-氯乙基）胺衍生物类
-sulfan	antineoplastic, alkylating agents, methanesulfonates
-舒凡	抗肿瘤药，烷化剂，甲磺酸酯类
-tepa	antineoplastics, thiotepa derivatives
-替派	抗肿瘤药，塞替派衍生物类

L300 Radioisotopes (except diagnostics)
放射性同位素（诊断试剂除外）

L310 Radioisotopes-systemic
全身放射性同位素

L320 Radioisotopes-locally applied
局部使用的放射性同位素

L400	**Antineoplastics - antimetabolites** 抗肿瘤药物-抗代谢物	*-abine* -阿滨	see *-arabine, -citabine* 参见 *-arabine, -citabine*
		-citabine -西他滨	nucleosides antiviral or antineoplastic agents, cytarabine or azacytidine derivatives 核苷类抗病毒或抗肿瘤药，阿糖胞苷或阿扎胞苷衍生物类
		-trexate -曲沙	folic acid analogues 叶酸类似物
		-uridine -尿苷	uridine derivatives used as antiviral agents and as antineoplastics; also *-udine* 用作抗病毒和抗肿瘤的尿苷衍生物类；同 *-udine*
L410	Ornithine decarboxylase inhibitors 鸟氨酸脱羧酶抑制药		
L500	**Antineoplastics-natural products (incl. antibiotics)** 抗肿瘤药物-天然产品(包括抗生素)	*-rubicin* -柔比星	antineoplastics, daunorubicin derivatives 抗肿瘤药，柔红霉素衍生物
		vin- or *-vin-* 长春- 和 -长春-	vinca alkaloids 长春花生物碱类
L600	**Antineoplastics-sex hormone analogues and inhibitors** 抗肿瘤药-性激素类似物和抑制药		
L610	Aromatase inhibitors 芳香化酶抑制药		
L620	Luteinizing hormone-releasing hormone agonists 促黄体激素释放激素激动药		
M000	**METABOLISM AND NUTRITION (EXCL. WATER AND MINERAL METABOLISM)** 代谢和营养药(除水和矿物代谢之外)		
		-stat (or *-stat-*) -司他或-司他-	enzyme inhibitors; *-lipastat*: pancreatic lipase inhibitors; *-restat* or *-restat-*: aldose-reducing inhibitors; *-vastatin*: antihyperlipidaemic substances, HMG CoA reductase inhibitors 酶抑制药；*-lipastat* -利司他：胰脂肪酶抑制药；*-restat* or *-restat-* -瑞司他或-瑞司他-：醛糖还原酶抑制药；*-vastatin* -他汀：降血脂药，HMG CoA 还原酶抑制药
M100	**Anorectics** 食欲抑制药	*-orex* -雷司	anorectics 减少食欲药物
M200	**Dietetics and antiadipositas drugs** 饮食和抗肥胖药物		
M210	Bulk forming drugs 粪便成形药		

M300	**Agents influencing lipid and fat metabolism** 影响脂质和脂肪代谢的药物	*-imibe* -麦布	antihyperlipidaemics, acyl CoA: cholesterol acyltransferase (ACAT) inhibitors 抗高血脂药，酰基辅酶 A：胆固醇酰基转移酶（ACAT）抑制药
		-listat	see *-stat*
			参见 *-stat*
M310	Antiatherosclerosis agents 抗动脉粥样硬化药		
M320	Lipotropic agents 抗脂肪肝药		
M321		*-begron* -贝隆	β_3-adrenoreceptor agonists β_3-肾上腺素受体激动药
M330	Lipogenesis inducing agents 脂肪合成诱导药		
M400	**Agents influencing protein metabolism** 影响蛋白质代谢的药物		
M410	Anabolic steroids 蛋白同化激素	*bol* 勃	anabolic steroids 蛋白同化激素
M420	Catabolic agents 分解代谢药物		
M430	Amino acids 氨基酸		
M500	**Agents influencing carbohydrate metabolism** 影响碳水化合物代谢的药物	*-restat* (or *-restat-*) -瑞司他或-瑞司他-	see *-stat*; aldose-reductase inhibitors 参见-*stat*；醛糖还原酶抑制药
M510	Insulins 胰岛素		
M520	Oral antidiabetics-islet mediated 口服抗糖尿病药物-胰岛介导的	*-formin* -双胍	antihyperglycaemics, phenformin derivatives 降血糖药，苯乙双胍衍生物类
		gli-, -gli- 格列-, -格列-	previously *gly*; antihyperglycaemics 先前为 *gly*-；降血糖药
		-gliptin -格列汀	dipeptidyl aminopeptidase-Ⅳ inhibitors 二肽氨基肽酶Ⅳ抑制药
		-glitazar -格列扎	dual peroxisome proliferator activated receptors-α and γ (PPAR-α,γ) agonists 过氧化酶体增生物激活受体-α 和 γ (PPAR-α，γ) 双重激动药
		-glitazone -格列酮	peroxisome proliferator activating receptor-γ (PPAR) agonists, thiazolidinedione derivatives 过氧化酶体增生物激活受体 γ （PPAR-γ）激动药，噻唑烷二酮衍生物类
M530	Oral antidiabetics-extra pancreatic 口服抗糖尿病药物-胰腺外	*gli* 格列	antihyperglycaemics 降血糖药

编号	英文/中文	词干	定义
M540	Gluconeogenesis influencing agents 影响糖异生的药物		
M600	**Agents influencing uric acid metabolism** **影响尿酸代谢的药物**		
M610	Uricosurics 泌尿外科		
M620	Uric acid synthesis inhibitors 尿酸合成抑制药		
M630	Agents influencing oxalic acid metabolism 影响草酸代谢的药物		
M700	**Thyroid and antithyroids** **甲状腺和抗甲状腺**		
M710	Thyroid and thyroid hormones 甲状腺和甲状腺激素		
M720	Thyroid stimulators 甲状腺刺激药		
M730	Antithyroids 抗甲状腺药物	*-thiouracil* -硫氧嘧啶	uracil derivatives used as thyroid antagonists 用作甲状腺拮抗药的尿嘧啶衍生物类
M740	Radioactive iodine agents (for therapy) 放射性碘剂（用于治疗）		
M800	**Enzymes** **酶**		
M810	Enzyme inhibitors 酶抑制药		
M820	Enzyme stimulators 酶刺激药		
N000	**AGENTS INFLUENCING WATER AND MINERAL METABOLISM** **影响水和矿物代谢的药物**		
N100	**Diuretics** **利尿药**		
N110	Carbonic anhydrase inhibitors 碳酸酐酶抑制药	*-semide* -塞米	diuretics, furosemide derivatives 利尿药，呋塞米衍生物类
N120	Saluretics 利尿药	*-anide* -尼特	N.1.2.0 *-etanide*: diuretics, piretanide derivatives; S.3.0.0 *-oxanide*: antiparasitic, salicylanilides and analogues N.1.2.0 *-etanide* -他尼：利尿药，吡咯他尼衍生物；S.3.0.0-*oxanide* -沙奈：抗寄生虫药物，水杨酰苯胺及其类似物
		-etanide 他尼	diuretics, piretanide derivatives; see *-anide* 利尿药，吡咯他尼衍生物类；参见 *-anide*

		-pamide	diuretics, sulfamoylbenzoic acid derivatives (could be sulfamoylbenzamide)
		-帕胺	利尿药，氨磺酰苯甲酸衍生物类（或氨磺酰苯甲酰胺）
N121	Thiazide derivatives	*-tizide*	diuretics, chlorothiazide derivatives
	噻嗪类衍生物类	-噻嗪	利尿药，氯噻嗪衍生物类
N122	Ethacrynic acid derivatives	*-crinat*	diuretics, etacrynic acid derivatives
	乙基丙烯酸衍生物类	-利那	利尿药，依他尼酸衍生物类
N123	Chlortalidone derivatives		
	氯噻酮衍生物类		
N129	Saluretics, other		
	利尿药，其他		
N130	Mercurial diuretics	*mer-* (or *-mer-*)	mercury-containing drugs, antimicrobial or diuretic [*mer* and *-mer-* can be used for any type of substances and are no longer restricted to use in INNs for mercury-containing drugs; *-mer*: polymers]
	汞利尿药	汞-（或 -汞-）	含汞药物，抗菌药或利尿药 [mer-和-mer-可用于任何类型的药物，在 INN 中已不再局限于用于含汞药物；-姆：聚合物]
N170	Purines and other diuretics		
	嘌呤和其他利尿药		
N180	Aldosterone inhibitors	*-renone*	aldosterone antagonists, spironolactone derivates
	醛固酮抑制药	-利酮	醛固酮拮抗药，螺内酯衍生物类
N200	**Acidifers**		
	酸化药		
N400	**Saline cathartics**		
	盐类泻药		
N500	**Alkalizers**		
	碱化药		
N510	Parenteral alkalizer solutions		
	肠外碱溶液		
N520	Oral antacids	*-aldrate*	antacids, aluminium salts
	口服抗酸	-铝盐	抗酸药物，铝盐
		-alox	see *-ox*
			参见-ox
N600	**Fluid and electrolyte replacement therapy**		
	液体和电解质替代治疗		
N610	Electrolyte and carbohydrate solutions		
	电解质和碳水化合物溶液		
N700	**Mineral salts**		
	矿物盐		
N710	Ion exchange resins		
	离子交换树脂		

N800	Vitamin D group and calcium metabolism drugs 维生素 D 类及钙代谢药物	*calci* 骨化	Vitamin D analogues/derivatives 维生素 D 类似物/衍生物类
		-dronic acid -膦酸	calcium metabolism regulator, pharmaceutical aid 钙代谢调节约，辅助用药
P000	**VITAMINS** 维生素		
P100	Vitamin A 维生素 A	*-arotene* -罗汀	arotinoid derivatives 芳香维甲酸衍生物
		retin 维 A	retinol derivatives 视黄醇衍生物
P200	Vitamin B$_1$ 维生素 B$_1$		
P300	Vitamin B$_2$ 维生素 B$_2$		
P400	Vitamin B$_6$ 维生素 B$_6$		
P500	Vitamin C 维生素 C		
P600	Vitamin E 维生素 E		
P700	Nicotinic acid derivatives 烟酸衍生物	*nic-* 尼-	nicotinic acid or nicotinoyl alcohol derivatives 烟酸和烟酰醇衍生物类
P800	Vitamins, other 维生素类，其他		
Q000	**HORMONES OR HORMONE RELEASE-STIMULATING PEPTIDES** 激素或激素释放刺激肽		
		-morelin -莫瑞林	see *-relin*; pituitary hormone release-stimulating peptides 参见 *-relin*；垂体激素释放刺激肽
		prost 前列素	prostaglandins; *-prostil*: prostaglandins, anti-ulcer 前列腺素类药；*-prostil* -前列素：前列腺素类药，抗溃疡
		-relin -瑞林	pituitary hormone-release stimulating peptides: *-morelin*: growth hormone release-stimulating peptides; *-tirelin*: thyrotropin releasing hormone analogues 垂体激素释放刺激肽类：*-morelin* -莫瑞林：生长激素释放刺激肽类；*-tirelin* -替瑞林：促甲状腺激素释放激素类似物
		som- 生长素-	growth hormone derivatives 生长激素衍生物类
		-tirelin -替瑞林	see *-relin*; thyrotropin releasing hormone analogues 参见 *-relin*；促甲状腺激素释放激素类似物

Q100	**Hypophysis hormones** **垂体激素**		
Q110	Hypophysis anterior lobe 垂体前叶		
Q111	Hypophysis anterior lobe hormones 垂体前叶激素	*-actide* 克肽	synthetic polypeptides with a corticotropin-like action 具有促肾上腺皮质激素样作用的合成多肽类
Q112	Hypophysis anterior lobe inhibitors 垂体前叶抑制药		
Q120	Hypophysis posterior lobe (incl. other oxytocics) 垂体后叶（包括其他催产素）	*-pressin* -加压素 *-tocin* -缩宫素	vasoconstrictors, vasopressin derivatives 血管收缩药，加压素衍生物类 oxytocin derivatives 催产素衍生物类
Q200	**Sex hormones and analogues** **性激素和类似物**	*-pris-* -司-	steroidal compounds acting on progesterone receptors (excluding-*gest*-compounds) 作用于孕激素受体的甾体化合物（不包括-*gest*-类化合物）
Q210	Estrogens, also interceptive contraceptive agents e.g. epostane 雌激素，也是抗早孕避孕药，如环氧司坦	*estr* 雌 *-ifene* -芬	estrogens 雌激素 antiestrogens or estrogen receptor modulators, *clomifene* and *tamoxifen* derivatives 抗雌激素药物或雌激素受体调节药，氯米芬和他莫昔芬衍生物类
Q220	Progestogens 孕酮	*gest* 孕	steroids, progestogens 甾体药物，孕激素类
Q230	Androgens 雄激素	*andr* or-*stan*-or-*ster* 雄或-司坦或-睾 *-ster-* -睾-	steroids, androgens 甾体类，雄激素类 androgens/anabolic steroids: *-testosterone, -sterone, -ster-, -gesterone, -sterone, sterol, ster, -(a) steride* 雄激素/蛋白同化激素：*-testosterone* -睾酮，*-sterone* -睾酮，*-ster-* -睾-，*-gesterone* -孕酮，*-sterone* -固酮，*sterol* 固醇，*ster* 司特，*-(a) steride* -雄胺
Q231	Androgens 雄激素	*-terone* -特龙	antiandrogens 抗雄激素药物
Q240	Gonadotrophins and gonadotrophin secretion stimulating drugs 促性腺激素和促性腺激素分泌刺激药物		
Q241	Antigonadotrophins 抗促性腺激素类		
Q300	**Adrenocortical hormones and analogues** **肾上腺皮质激素和类似物**	*cort* 可的 *-olone* -隆	corticosteroids, except prednisolone derivatives 肾上腺皮质激素类药，除泼尼松龙衍生物之外 steroids other than prednisolone derivatives 甾体化合物（非泼尼松龙衍生物类）

		-onide	steroids for topical use, acetal derivatives
		-奈德	局部使用的甾体缩醛衍生物类
Q310	Mineralosteroids 盐皮质激素		
Q320	Mineralosteroid antagonists 盐皮质激素拮抗药		
Q330	Glucosteroids 糖皮质激素	*pred* 泼	prednisone and prednisolone derivatives; *-methasone* or *-metasone*, *-betasol*, *-olone* 泼尼松和泼尼松龙衍生物类；*-methasone* -米松或 *-metasone*-米松，*-betasol*-倍他索，*-olone* -隆
Q340	Glucosteroids antagonists 糖皮质激素拮抗药		
S000	**ANTI-INFECTIVES AND DRUGS ACTING ON IMMUNITY** 抗感染药物和作用于免疫系统的药物		
S100	**Ectoparasiticides** 体外杀寄生虫药		
S200	**Antiseptics and disinfectants** 防腐药和消毒药		
S210	Antiseptics (excl. heavy metal antiseptics) 防腐药（不包括重金属防腐药）	*-nifur-* -硝呋-	5-nitrofuran derivatives 5-硝基呋喃衍生物类
S220	Heavy metal antiseptics 重金属防腐药	*-mer-* -汞-	mercury-containing drugs, antimicrobial or diuretic [*mer-* and-*mer-* can be used for any type of substances and are no longer restricted to use in INNs for mercury containing drugs] 含汞药物，抗菌药或利尿药[*mer-*和-*mer-*可用于任何类型的药物,在 INN 中已不再局限于用于含汞药]
S230	Detergent antiseptics 洗涤剂防腐药		
S300	**Chemotherapeutics of parasitic diseases** 寄生虫病的化疗	*-ectin* -克丁 *-oxanide* -沙奈	antiparasitics, ivermectin derivatives 抗寄生虫药，伊维菌素衍生物类 antiparasitics, salicylanilides and analogues; see *-anide* 抗寄生虫药，水杨酰苯胺及其类似物；参见 *-anide*
S310	Anthelminthics (excl. antinematode agents) 驱肠虫药（不包括抗线虫药）	*-antel* -太尔 *-bendazole* -苯达唑 *-fos (-vos)* -磷（膦）	anthelminthics (undefned group) 驱虫药（未定义类别） anthelminthics, tiabendazole derivatives 驱虫药，噻苯达唑衍生物类 insecticides, anthelmintics, pesticides etc., phosphorous derivatives 杀虫药、驱虫药、农药等含磷衍生物类

		-fos- or *fos-* 磷-或膦-	various pharmacological categories belonging to *-fos* (other than above) 含有*-fos* 的各种药物（除以上含磷衍生物类的杀虫药、驱虫药、农药以外）
S320	Antinematode agents 抗线虫药		
S330	Antiprotozoal agents (incl. all arsphenamines) 抗原虫药（包括所有的胂凡纳明）	*arte-* 青蒿（蒿）-	antimalarial agents, artemisinin related compounds 抗疟疾药，与青蒿素相关的化合物类
		-nidazole -硝唑	antiprotozoals and radiosensitizers, metronidazole derivatives 抗原虫药和放射增敏药，甲硝唑衍生物类
S400	**Chemotherapeutics of fungal diseases** **真菌病的化学治疗**	*-conazole* -康唑	systemic antifungal agents, miconazole derivatives 全身抗真菌药物，咪康唑衍生物类
S410	Antifungal agents 抗真菌药		
S420	Fungicides 杀真菌药		
S430	Antifungal antibiotics 抗真菌抗生素		
S500	**Antibiotics, antibacterial and antiviral agents** **抗生素，抗菌和抗病毒药物**	*-planin* -拉宁	glycopeptide antibacterials (*Actinoplanes* strains) 糖肽抗菌药（*Actinoplanes* 菌株）
S510	Sulfonamides 磺胺类药物	*sulfa-* 磺胺-	anti-infectives, sulfonamides 抗感染药物，磺酰胺类
S520	Antimycobacterials 抗菌药	*-dapsone* -氨苯砜	antimycobacterials, diaminodiphenylsulfone derivatives 抗菌药，二氨基二苯砜衍生物类
		-pirox -吡酮	see *-ox* 参见 *-ox*
S530	Antiviral 抗病毒	*-arabine* -拉滨	arabinofuranosyl derivatives 呋喃阿拉伯糖衍生物类
		-motine 莫汀	antivirals, quinoline derivatives 抗病毒药，喹啉衍生物类
		-ribine 立宾	ribofuranil-derivatives of the *pyrazofurin* type "吡唑呋喃菌素" 类呋喃核糖衍生物类
		-uridine -尿苷	uridine derivatives used as antiviral agents and as antineoplastics; *-udine* 用作抗病毒和抗肿瘤的尿苷衍生物；*-udine*
		vir 韦	antivirals (undefned group): *-amivir*, *-cavir, -ciclovir, -fovir, -gosivir, -navir, -virsen* … 抗病毒药（未定义类别）:*-amivir* -米韦，*-cavir* -卡韦，*-ciclovir* -昔洛韦，*-fovir* -福韦，*-gosivir* -格斯韦，*-navir* -那韦，*-virsen* -韦生…

S550	Antibacterial/other 抗菌/其他	-citabine -西他滨	nucleosides antiviral or antineoplastic agents, cytarabine or azacytidine derivatives 核苷类抗病毒或抗肿瘤药，阿糖胞苷或阿扎胞苷衍生物类
		-oxacin -沙星	antibacterials, nalidixic acid derivatives 抗菌药，萘啶酸衍生物类
		-prim -普林	antibacterials, dihydrofolate reductase (DHFR) inhibitors, trimethoprim derivatives 抗菌药，二氢叶酸还原酶（DHFR）抑制药，甲氧苄啶衍生物类
S600	**Antibiotics (except antineoplastic antibiotics)** **抗生素（抗肿瘤抗生素除外）**	-cidin -西定	naturally occurring antibiotics (undefned group) 天然存在的抗生素（未确定类别）
		-fungin -芬净	antifungal antibiotics 抗真菌抗生素
		-gillin -洁林	antibiotics produced by *Aspergillus* strains 由曲霉菌 *Aspergillus* 株产生的抗生素
		-monam -莫南	monobactam antibiotics 单环内酰胺类抗生素
		-mycin -霉	antibiotics, produced by *Streptomyces* strains (see also -kacin) 抗生素，由 *Streptomyces* 菌株产生（参见-kacin）
		-parcin -帕星	for glycopeptide antibiotics 用于糖肽抗生素
		-penem -培南	analogues of penicillanic acid antibiotics modifed in the fve-membered ring 具有五元环的青霉烷酸抗生素类似物
		-pristin -普丁	antibacterials, streptogramins, protein-synthesis inhibitors, pristinamycin derivatives 抗菌药，链阳菌素，蛋白质合成抑制药，普那霉素衍生物类
S610	Antibiotics acting on the bacterial cell wall 作用于细菌细胞壁的抗生素	-carbef -碳头孢	antibiotics, carbacephem derivatives 抗生素，碳头孢烯衍生物类
		cef- 头孢-	antibiotics, cefalosporanic acid derivatives 抗生素，头孢烷酸衍生物类
		-cillin -西林	antibiotics, 6-aminopenicillanic acid derivatives 抗生素，6-氨基青霉烷酸衍生物类
		-oxef -氧头孢	see cef-; antibiotics, oxacefalosporanic acid derivatives 参见 cef-；抗生素，头孢烷酸衍生物类
S620	Antibiotics affecting cell membrane and with detergent effect 影响细胞膜并具有清洁作用的抗生素	-tricin -曲星	antibiotics, polyene derivatives 抗生素，多烯衍生物类

S630	Antibiotics affecting protein synthesis 影响蛋白质合成的抗生素	-cycline -环素	antibiotics, protein-synthesis inhibitors, tetracycline derivatives 抗生素，蛋白合成抑制药，四环素衍生物类
		-kacin -卡星	antibiotics, kanamycin and bekanamycin derivatives (obtained from *Streptomyces kanamyceticus*); S.6.5.0: *-micin*: aminoglycosides, antibiotics obtained from various *Micromonospora* 抗生素，卡那霉素和卡那霉素 B 衍生物（由 *Streptomyces kanamyceticus* 菌属获得）；S.6.5.0: *-micin* -米星：氨基糖苷类抗生素，从不同小单孢菌中获得的抗生素
		-zolid -唑胺	Oxazolidinone antibacterials 噁唑烷酮抗菌药
S640	Antibiotics affecting nucleic acid metabolism 影响核酸代谢的抗生素	rifa- 利福-	antibiotics, rifamycin derivatives 抗生素，利福霉素衍生物类
S650	Antibiotics-action unclassifed (including β-lactamase inhibitors) 未分类的具有抗生素作用药物（包括 β-内酰胺酶抑制药）	-bactam -巴坦	β-lactamase inhibitors β-内酰胺酶抑制药
		-micin -米星	see *-kacin*; aminoglycosides, antibiotics obtained from various *Micromonospora* 参见 *-kacin*；氨基糖苷类抗生素，从各种小单孢菌获得的抗生素
S700	**Immunomodulators and immunostimulants (incl. gamma globulins)** **免疫调节药和免疫增强药(包括 γ 球蛋白)**	-cept -西普	receptor molecules or membranes ligands, native, modifed or synthetic 受体分子或膜配体，内源性、修饰或合成
		imex 美司	immunostimulants 免疫增强药
		-imod -莫德	immunomodulators, both stimulant/suppressive and stimulant 免疫调节药，包括增强药/抑制药和增强药
		-imus -莫司	immunosuppressants (other than antineoplastics) 免疫抑制药（除抗肿瘤药物）
		-kin -白介素	interleukin type substances: -nakin, -leukin, -trakin, -exakin, -octakin, -decakin, -elvekin, -dodekin, tredekin, -octadekin 白介素类药物：-nakin, -leukin, -trakin, -exakin, -octakin, -decakin, -elvekin, -dodekin, tredekin, -octadekin
		-kinra -白滞素	interleukin-receptors antagonists: - nakinra, -trakinra 白介素受体拮抗药：- *nakinra* -那白滞素，-*trakinra* -曲白滞素
		-mab -单抗	monoclonal antibodies 单克隆抗体

S710	Interferons and immunomodulators
	干扰素和免疫调节药

T000	**LOCALLY ACTING AGENTS (INCL. DERMATOLOGIC AND INTERNALLY USED DRUGS)**
	局部作用药物(包括皮肤科和内服药)

T100	**Locally acting externally-applied agents**
	外用的局部作用药物
T110	Vasodilators (external)-rubefaciens
	血管扩张药（外部）-发红药

T200	**Locally acting internally-applied agents**
	内服的局部作用药物
T210	Adsorbents, astringents
	吸附药，收敛药
T220	Lubricant cathartics
	润滑性泻药
T230	Irritant cathartics
	刺激性泻药
T240	Gastro-intestinal anti-infectives, non-resorbed
	胃肠道抗感染药，非复吸收的
T250	Saponins
	皂素
T260	Detergents
	洗涤药

T300	**Intravaginal contraceptives**
	阴道内避孕药

U000	**MISCELLANEOUS DRUGS**
	其他类药物

-ermin: growth factors; -dermin: epidermal growth factors; -fermin: fbrino-blast growth factors; -nermin: tumour necrosis factor; -sermin: insulin-like growth factors

-ermin -明：生长因子；-dermin -德明：表皮生长因子；-fermin -夫明：纤维细胞生长因子；-nermin -纳明：肿瘤坏死因子；-sermin -舍明：胰岛素样生长因子

		gado-	diagnostic agents, gadolinium derivatives
		钆-	诊断试剂，钆衍生物类
U100	**Diagnostic aids**	-fenin	diagnostic aids; (phenyl-carbamoyl) methyl iminodiacetic acid derivatives
	诊断辅助试剂	-苯宁	辅助诊断试剂；（苯胺基甲酰基）甲基亚氨基二乙酸衍生物类
U110	Radiocontrast media	io-	iodine-containing contrast media
	造影剂	碘-	含碘造影剂

U110		*iod-* or *-io-*	iodine-containing compounds other than contrast media
		碘-/-碘-	造影剂以外的含碘化合物
U120	Diagnostic aids, other		
	诊断辅助试剂，其他		
U130	Diagnostic radioisotopes		
	诊断性放射性同位素		
U200	**Chelating agents, detoxicants, etc.**	*-xetan*	Chelating agents
	螯合药、解毒药等	-曲西	螯合药
U210	Alcohol deterrents		
	戒酒药		
U300	**Anti-inflammatory agents**	*-lubant*	leukotriene B4 receptor antagonists
	抗炎药	-芦班	白三烯 B4 受体拮抗药
U310	Non-antipyretic antirheumatics		
	非解热性抗风湿药		
U320	Anti-inflammatory agents, other		
	抗炎药，其他		
U400	**Pharmaceutical adjuncts**	*cell-* or *cel-*	cellulose derivatives; (*cell-ate* and *-cellose*)
	药用辅料	纤维-	纤维素衍生物类；（纤维-酯和-纤维素）
		-dronic acid	calcium metabolism regulator, pharmaceutical aid
		-膦酸	钙代谢调节药，辅助用药

V000	**UNCLASSIFIED PHARMACOLOGICAL MECHANISMS**
	非药理学机制分类
V100	**Intrauterine contraceptive device**
	宫内避孕器
V200	**Medicinal plants**
	药用植物
V300	**Homoeopathic preparations**
	顺势疗法制剂

W000	**ENZYMES AND VARIOUS**
	酶和相关药物

	-ase	enzymes; *-dismase, -teplase, -uplase*
	-酶	酶；*-dismase*-地普酶, *-teplase*-替普酶, *-uplase*-普酶
	-pladib	phospholipase A$_2$ inhibitors
	-拉地	磷脂酶 A$_2$ 抑制药
	-stat	enzyme inhibitors
	-司他	酶抑制药

Y000	**VETERINARY DRUGS**
	兽药

| | *-nidazole* | antiprotozoals and radiosensitizers, metronidazole derivatives |
| | -硝唑 | 抗原虫药和放射增敏药，甲硝唑衍生物类 |

Z000	**GENE and cell THERAPY SUBSTANCES**
	基因和细胞治疗药物

-cel	cell therapy substances
-赛	细胞治疗药物
-gene	gene therapy substances, please refer to Annex 4
-基	基因治疗药物，另见 Annex 4

4 化学药物 INN 词干中英文索引

A

-abine [参见 -(ar)abine 和-citabine]

-ac	-酸
-acetam (参见 -racetam)	
-actide	-克肽
-adenant	-地南
-adol/-adol-	-多/-多-
-adom	-朵
-afenone	-非农
-afil	-非
-aj-	-义-
-al	醛类
-aldrate	-铝盐
-alol (参见 -olol)	
-alox (参见 -ox)	
-amivir (参见 -vir)	
-ampanel	-帕奈
andr	雄
-anib	-尼布
-anide	-尼特
-anserin	-色林
-antel	-太尔
-antrone	-蒽醌
-apine [参见 -pin(e)]	
-apt-	寡核苷酸适配子
-(ar)abine	-拉滨
-arit	-利
-arol	-香豆素
-arone	-隆
-arotene	-罗汀
arte-	青蒿（蒿）
-ast	-司特
-astine	-斯汀
-asvir (参见 -vir)	
-azam (参见 -azepam)	
-azenil	-西尼

-azepam	-西泮
-azepide	-西派
-azocine	-佐辛
-azolam (参见 -azepam)	
-azoline	-唑啉
-azone (参见 -buzone)	
-azosin	-唑嗪

B

-bactam	-巴坦
-bamate	-氨酯
barb	巴比
-becestat (参见 -stat)	
-begron	-贝隆
-bendan (参见 -dan)	
-bendazole	-苯达唑
-bersat	-博沙
-betasol (参见 pred)	
bol	勃
-bradine	-布雷定
-brate (参见 -fibrate)	
-brutinib (参见 -tinib)	
-bufen	-布芬
-bulin	-布林
-butazone (参见 -buzone)	
-buvir (参见 -vir)	
-buzone	-布宗

C

-caftor	-卡托
-caine	-卡因
-cain-	-卡-
-calcet/-calcet-	-卡塞/-卡塞-
calci	骨化
-capone	-卡朋
-carbef	-碳头孢

-carnil (参见 -azenil)

-castat (参见 -stat)

-catib -卡替

-cavir (参见 -vir)

cef- 头孢-

-cerfont -舍封

-cel -纤维

cell-/cel- 纤维-

-cell-ate (参见 cell-/cel-)

-cellose (参见 cell-/cel-)

-cetrapib -塞曲匹

-cic -西克

-ciclib -西利

-ciclovir (参见 -vir)

-cidin -西定

-ciguat -西呱

-cillide (参见 -cillin)

-cillin -西林

-cillinam (参见 -cillin)

-cilpine [参见 -pin(e)]

-cisteine (参见 -steine)

-citabine -西他滨

-citinib (参见 -tinib)

-clidine/-clidinium -利定

-clone -克隆

-conazole -康唑

-copan -可泮

-corat -考特

cort 可的

-coxib -考昔/-昔布

-crinat -利那

-crine -吖啶

-cromil -罗米

-curium (参见 -ium)

-cycline -环素

D

-dan -旦

-dapsone -氨苯砜

-degib -德吉

-denoson -诺生

-dil -地尔

-dilol (参见 -dil)

-dipine -地平

-domide -度胺

-dopa -多巴

-dotril (参见 -tril/-trilat)

-dox (参见 -ox/-alox)

-dralazine -屈嗪

-drine -君

-dronic acid -膦酸

-dustat (参见 -stat)

-dutant (参见 -tant)

-dyl (参见 -dil)

E

-ectin -克丁

-elestat (参见 -stat)

-emcinal -西那

-entan -坦

erg 麦角

-eridine -利定

-ertinib (参见 -tinib)

estr 雌

-etanide (参见 -anide)

-ethidine (参见 -eridine)

-exine -克新

F

-fenacin -非那新

-fenamate (参见 -fenamic acid)

-fenamic acid -芬那酸

-fenin -苯宁

-fenine -非宁

-fensine -芬辛

-fentanil -芬太尼

-fentrine -芬群

-fexor -法克索

-fiban -非班

-fibrate -贝特

-flapon -夫拉朋

-flurane -氟烷

-formin -双胍

-fos	-磷（膦）
-fosfamide (参见 -fos)	
-fosine (参见 -fos)	
-fovir (参见 -vir)	
-fradil (参见 -dil)	-拉地尔
-frine (参见 -drine)	
-fungin	-芬净
-fylline	-茶碱

G

gab	加
-gacestat (参见 -stat)	
gado-	钆
-gatran	-加群
-gepant	-吉泮
gest	孕
-gestr- (参见 estr)	
-giline	-吉兰
-gillin	-洁林
gli	格列
-gliflozin (参见 gli)	-格列净
-gliptin (参见 gli)	-格列汀
-glitazar (参见 gli)	-格列扎
-glitazone (参见 gli)	-格列酮
-glumide	-谷胺
-glurant	-谷兰
-glustat (参见 -stat)	
-golide	-高莱
-golix	-戈利
-gosivir (参见 -vir)	
-grel-/-grel	-格雷-/-格雷
guan-	胍-

I

-ibine (参见 -ribine)	
-icam	-康
-ifene	-芬
-ilide	-利特
imex	-美司
-imibe	-麦布

-imod	-莫德
-imus	-莫司
-ine	生物碱和有机碱
-inostat (参见 -stat)	
io-	碘-
io(d)-/-io-	碘-/-碘-
-irudin	-芦定
-isant	-生
-isomide	-索胺
-ium	-铵
-ixafor	-沙福
-ixibat	-昔巴特
-izine	-嗪

K

-kacin	-卡星
-kalant	-卡兰
-kalim	-卡林
-kef-	-可-
-kiren	-吉仑

L

-laner	-拉纳
-leuton	-留通
-lisib	-利塞
-listat (参见 -stat)	
-lubant	-芦班
-lukast (参见 -ast)	
-lutamide	-鲁胺
-lutril (参见 -tril/-trilat)	

M

-mantadine	-金刚胺
-mantine (参见 -mantadine)	
-mantone (参见 -mantadine)	
-mapimod (参见 -imod)	
-mastat (参见 -stat)	
-meline	-美林
mer-/-mer-	汞-/-汞-

-piprazole (参见 -prazole)

-pirone (参见 -spirone)

-pirox (参见 -ox/-alox)

-pitant (参见 -tant)

-plact	-普拉
-pladib	-拉地
-planin	-拉宁
-platin	-铂
-plon	-普隆
-porfin	-泊芬
-poride	-泊来德
-pramine	-帕明
-prazan	-普拉生
-prazole	-拉唑
pred	泼

-prenaline (参见 -terol)

-pressin	-加压素

-previr (参见 -vir)

-pride	-必利
-pril	-普利

-prilat (参见 -pril)

-prim	-普林
-pris-	司-
-pristin	-普丁
-profen	-洛芬
prost	前列素

-prostil (参见 prost)

Q

-quidar	-喹达
-quin(e)	-喹

-quinil (参见 -azenil)

R

-racetam	-西坦
-racil	-拉西
-rafenib	-拉非尼
-relin	-瑞林
-relix	-瑞克
-renone	-利酮

-restat (参见 -stat)

retin	维 A
-ribine	-立宾
rifa-	利福-
-rinone	-力农
-rixin	-立辛

-rizine (参见 -izine)

-rolimus (参见 -imus)

-rozole	-罗唑
-rsen	
-rubicin	-柔比星

S

sal	水杨，沙，柳

salazo- (参见 sal)

-salazine/-salazide (参见 sal)

-salan (参见 sal)

-sartan	-沙坦
-semide	-塞米
-serod	-色罗
-serpine	-舍平
-sertib	-色替
-setron	-司琼
-siban	-西班
-siran	-司兰

-sopine [参见 -pin(e)]

-spirone	-螺酮
-stat/-stat-	-司他/-司他-
-steine	-司坦
-ster-	雄激素/蛋白同化激素

-steride (参见 -ster-)

-stigmine	-斯的明
sulfa-	磺胺-
-sulfan	-舒凡

T

-tadine	-他定
-tant	-坦

-tapide	-他派
-taxel	-他赛
-tecan	-替康
-tegravir (参见 -vir)	
-tepa	-替派
-tepine [参见 -pin(e)]	
-terol	特罗
-terone	特龙
-thiouracil (参见 -racil)	
-tiazem	-硫草
-tibant	-替班特
-tidine	-替丁
-tiline (参见 -triptyline)	
-tinib	-替尼
-tirelin (参见 -relin)	
-tirom(-)	-替罗(-)
-tizide	-噻嗪
-tocin	-缩宫素
-toclax	-托克拉
-toin	-妥英
-tolimod (参见 -imod)	
-traline	-曲林
-trexate	-曲沙
-trexed	-曲塞
-tricin	-曲星
-trigine	-曲近
-tril/-trilat	-曲/-曲拉
-triptan	-曲坦
-triptyline	-（曲）替林
-troban	-曲班
-trodast (参见 -ast)	
trop	托

U

-uridine	-尿苷

V

-vaptan	-伐坦
-vastatin (参见 -stat)	
-verine	-维林
vin-/-vin-	长春-/-长春-
-vir	-韦
-virine (参见 -vir)	
-viroc (参见 -vir)	
-virsen (参见 -rsen)	-韦生
-vos (参见 -fos)	
-vudine (参见 -uridine)	

X

-xaban	-沙班
-xanox (参见 -ox/-alox)	

Y

-yzine (参见 -izine)	

Z

-zafone	-扎封
-zepine [参见 -pin(e)]	
-zolast (参见 -ast)	
-zolid	-唑胺
-zomib	-佐米
-zotan	-佐坦